MANUEL

D'HYGIÈNE PUBLIQUE

ET INDUSTRIELLE

2029-80. — Corbeil, typ. et stér. Crété.

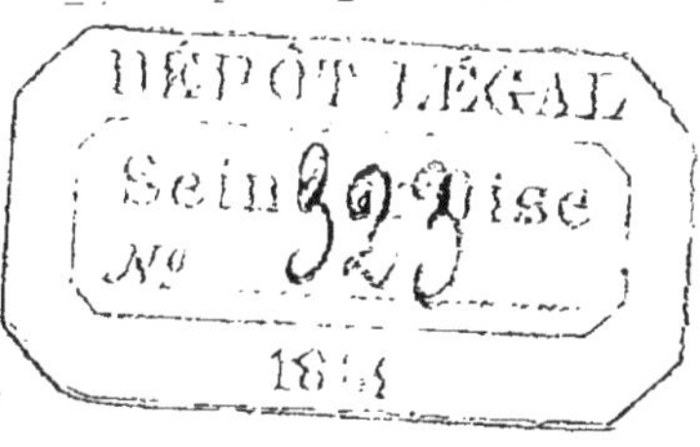

MANUEL D'HYGIÈNE PUBLIQUE ET INDUSTRIELLE

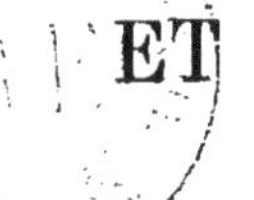

OU

RÉSUMÉ PRATIQUE

DES ATTRIBUTIONS

DES MEMBRES DES CONSEILS D'HYGIÈNE

PAR

EDMOND DUPUY

Pharmacien de 1re classe, Ancien interne des hôpitaux de Paris,
Président de la Société de Pharmacie de la Charente,
Membre du Conseil d'Hygiène,
Inspecteur des pharmacies de l'arrondissement de Cognac, Avocat.

PARIS

ADRIEN DELAHAYE ET ÉMILE LECROSNIER, ÉDITEURS

PLACE DE L'ÉCOLE-DE-MÉDECINE

1881

A MONSIEUR A. CHATIN

MEMBRE DE L'INSTITUT
DIRECTEUR DE L'ÉCOLE SUPÉRIEURE DE PHARMACIE DE PARIS
MEMBRE DE L'ACADÉMIE DE MÉDECINE ET DU CONSEIL SUPÉRIEUR
DE L'INSTRUCTION PUBLIQUE, ETC., ETC.
OFFICIER DE LA LÉGION D'HONNEUR

HOMMAGE DE PROFONDE RECONNAISSANCE

ET DE RESPECTUEUX DÉVOUEMENT

ED. DUPUY.

PRÉFACE

Lorsque la pensée m'est venue d'écrire cet ouvrage, mon unique but était de fournir aux membres des conseils d'hygiène un guide qui leur facilitât l'exercice de leurs délicates et importantes fonctions.

Mais, dès que ma tâche a été commencée, je me suis aperçu que, pour éclairer entièrement les membres de ces conseils, il fallait absolument entrer dans des détails et donner des explications qui nécessitaient un examen complet de toutes les grandes questions de l'hygiène.

C'est ainsi que ce livre, qui ne devait d'abord être qu'une simple brochure, est devenu, par l'importance du sujet, un véritable traité d'hygiène publique et industrielle, ainsi qu'on pourra s'en convaincre en lisant la table analytique des matières.

Nous osons espérer que son utilité sera appréciée : 1° par les préfets, sous-préfets et maires chargés par la loi de veiller au maintien de la salubrité publique et de présider les commissions d'hygiène des départements, des arrondissements et des communes ; 2° par les membres des conseils d'hygiène qui y trouveront un résumé exact, complet et méthodique de toutes les attributions qui leur ont été conférées par le décret de 1848 ; 3° par les médecins, pharmaciens, industriels, etc., désireux de s'initier, dans un livre élémentaire, aux grands problèmes de la science hygiénique, avant d'en aborder l'étude dans les savants traités de nos maîtres modernes.

MANUEL

D'HYGIÈNE PUBLIQUE

ET INDUSTRIELLE

ORGANISATION DES CONSEILS D'HYGIÈNE PUBLIQUE ET DE SALUBRITÉ

Les conseils d'hygiène publique et de salubrité sont des conseils composés d'hommes possédant des connaissances spéciales, et ayant pour mission de veiller à tout ce qui intéresse la salubrité et d'éclairer l'administration, dans toutes les questions relatives à la santé publique.

On distingue trois classes de conseils ayant chacune une organisation particulière :

1° Conseils d'hygiène publique et de salubrité des départements ;

2° Conseils d'hygiène publique et de salubrité du département de la Seine ;

3° Comité consultatif d'hygiène publique de France.

1re CLASSE. — *Conseils d'hygiène publique et de salubrité des départements.* — Ces conseils ont été organisés d'une manière régulière et générale par le décret du 18 décembre 1848, ainsi conçu :

Décret du 18 décembre 1848, portant création des Conseils d'hygiène publique et de salubrité.

Le président du conseil des ministres, chargé du pouvoir exécutif, sur le rapport du ministre de l'agriculture et du commerce ; le conseil d'État entendu, arrête :

TITRE Ier. — DES INSTITUTIONS D'HYGIÈNE PUBLIQUE ET DE LEUR ORGANISATION.

Art. 1er. — Dans chaque arrondissement, il y aura un conseil d'hygiène publique et de salubrité.

Le nombre des membres de ce conseil sera de sept au moins et de quinze au plus.

Un tableau, dressé par le ministre de l'agriculture et du commerce, réglera le nombre des membres et le mode de composition de chaque conseil.

Art. 2. — Les membres du conseil d'hygiène d'arrondissement seront nommés pour quatre ans par le préfet et renouvelés par moitié tous les deux ans.

Art. 3. — Des commissions d'hygiène publique pourront être instituées dans les chefs-lieux de canton par un arrêté spécial du préfet, après avoir consulté le conseil d'arrondissement.

Art. 4. — Il y aura au chef-lieu de la préfecture un conseil d'hygiène publique et de salubrité du département.

Les membres de ce conseil seront nommés pour quatre ans par le préfet et renouvelés par moitié tous les deux ans.

Un tableau, dressé par le ministre de l'agriculture et

du commerce, réglera le nombre des membres et le mode de composition de chaque conseil.

Ce nombre sera de sept au moins et de quinze au plus.

Il réunira les attributions des conseils d'hygiène d'arrondissement aux attributions particulières qui sont énumérées à l'art. 12.

Art. 5. — Les conseils d'hygiène seront présidés par le préfet ou le sous-préfet, et les commissions de canton par le maire du chef-lieu.

Chaque conseil élira un vice-président et un secrétaire, qui seront renouvelés tous les deux ans.

Art. 6. — Les conseils d'hygiène et les commissions se réuniront au moins une fois tous les trois mois, et chaque fois qu'ils seront convoqués par l'autorité.

Art. 7. — Les membres des commissions d'hygiène de canton pourront être appelés aux séances du conseil d'hygiène d'arrondissement ; ils ont voix consultative.

Art. 8. — Tout membre des conseils ou des commissions de canton qui, sans motifs d'excuses approuvés par le préfet, aura manqué de se rendre à trois convocations consécutives, sera considéré comme démissionnaire.

TITRE II. — Attributions des conseils et des commissions d'hygiène publique.

Art. 9. — Les conseils d'hygiène d'arrondissement sont chargés de l'examen des questions relatives à l'hygiène publique de l'arrondissement qui leur seront renvoyées par le préfet et le sous-préfet. Ils peuvent être spécialement consultés sur les objets suivants :

1° L'assainissement des localités et des habitations ;

2° Les mesures à prendre pour prévenir et combattre les maladies endémiques, épidémiques et transmissibles ;

3° Les épizooties et les maladies des animaux ;

4° La propagation de la vaccine ;

5° L'organisation et la distribution des secours médicaux aux malades indigents ;

6° Les moyens d'améliorer les conditions sanitaires des populations industrielles et agricoles ;

7° La salubrité des ateliers, écoles, hôpitaux, maisons d'aliénés, établissements de bienfaisance, casernes, arsenaux, prisons, dépôts de mendicité, asiles, etc. ;

8° Les questions relatives aux enfants trouvés ;

9° La qualité des aliments, boissons, condiments et médicaments livrés au commerce ;

10° L'amélioration des établissements d'eaux minérales appartenant à l'État, aux départements, aux communes et aux particuliers, et les moyens d'en rendre l'usage accessible aux malades pauvres ;

11° Les demandes en autorisation, translation ou révocation des établissements dangereux, insalubres ou incommodes ;

12° Les grands travaux d'utilité publique, constructions d'édifices, écoles, prisons, casernes, ports, canaux, réservoirs, fontaines, halles, établissements des marchés, routoirs, égouts, cimetières, la voirie, etc., sous le rapport de l'hygiène publique.

Art. 10. — Les conseils d'hygiène publique d'arrondissement réuniront et coordonneront les documents relatifs à la mortalité et à ses causes, à la topographie et à la statistique de l'arrondissement, en ce qui touche la salubrité publique.

Ils adresseront régulièrement ces pièces au préfet, qui en transmettra une copie au ministre du commerce.

Art. 11. — Les travaux des conseils de l'arrondissement seront envoyés au préfet.

Art. 12. — Le conseil d'hygiène publique et de salubrité du département aura pour mission de donner son avis :

1° Sur toutes les questions d'hygiène publique qui lui seront renvoyées par le préfet ;

2° Sur les questions communes à plusieurs arrondissements ou relatives au département tout entier.

Il sera chargé de centraliser et coordonner, sur le renvoi du préfet, les travaux des conseils d'arrondissement.

Ce rapport sera immédiatement transmis par le préfet, avec les pièces à l'appui, au ministre du commerce.

Art. 13. — La ville de Paris sera l'objet de dispositions spéciales.

Art. 14. — Le ministre de l'agriculture et du commerce est chargé de l'exécution du présent arrêté.

E. CAVAIGNAC.

Le Ministre de l'agriculture et du commerce,

TOURRET.

Arrêté du 15 février 1849, qui détermine la composition des conseils d'hygiène publique et de salubrité.

Le ministre de l'agriculture et du commerce ;

Vu les articles 1er et 4 de l'arrêté du chef du pouvoir exécutif en date du 18 décembre 1848 sur l'organisation des conseils d'hygiène publique et de salubrité, arrête :

Art. 1er. — Le nombre des membres des conseils d'hygiène et de salubrité, tant de département que d'arrondissement, sera fixé conformément au tableau annexé au présent arrêté.

Art. 2. — Le nombre des médecins, pharmaciens ou chimistes et vétérinaires, est fixé, pour chaque conseil, dans la proportion suivante :

NOMBRE des MEMBRES.	MÉDECINS Docteurs en médecine. Chirurgiens et Officiers de santé.	PHARMACIENS ou CHIMISTES.	VÉTÉRINAIRES.
10	4	2	1
12	5	3	1
15	6	4	2

Les autres membres seront pris, soit parmi les notables agriculteurs, commerçants ou industriels, soit parmi les hommes qui, à raison de leurs fonctions ou de leurs travaux habituels, sont appelés à s'occuper des questions d'hygiène.

Art. 3. — L'ingénieur des mines, l'ingénieur des ponts et chaussées, l'officier du génie chargé du casernement, ou, à son défaut, l'intendant ou le sous-intendant militaire, l'architecte du département, les chefs de division ou de bureau de la préfecture dans les attributions desquels se trouveront la salubrité, la voirie et les hôpitaux, pourront, dans le cas où ils ne feraient pas partie du conseil d'hygiène publique et de salubrité de leur résidence, être appelés à assister aux délibérations de ce conseil avec voix consultative.

Art. 4. — Dans les cantons où il n'aura pas été établi de commissions d'hygiène publique, des correspondants pourront être nommés par le préfet, sur la proposition du conseil d'arrondissement.

Art. 5. — Les préfets des départements sont chargés, chacun en ce qui le concerne, de l'exécution du présent arrêté.

Signé : L. BUFFET.

Nous voyons que l'organisation opérée par le décret de 1848 prend son point de départ dans l'arrondissement considéré comme une sorte d'unité administrative. En conséquence, elle a créé, dans chaque chef-lieu d'arrondissement, sous le nom de *Conseil d'hygiène et de salubrité*, un corps spécial chargé de tout ce qui concerne l'*hygiène publique*. Ce conseil est en communication avec les plus petites subdivisions du territoire, au moyen de *commissions de canton ou de délégués* qui l'éclairent sur tous les objets rentrant dans ses attributions. D'un autre côté, il communique, par l'intermédiaire du sous-préfet, avec un conseil supérieur siégeant au chef-lieu du département, lequel est appelé à donner son avis sur toutes les questions qui intéressent : 1° l'arrondissement dont il fait partie ; 2° plusieurs arrondissements à la fois ; 3° enfin le département tout entier.

De cette manière, l'administration peut en même temps connaître, jusque dans les moindres détails, les affaires concernant les plus petites localités, saisir l'ensemble des besoins et la situation hygiénique de tout le département.

2e CLASSE. — *Conseil d'hygiène publique et de salubrité du département de la Seine.* — Le département de la Seine possède un conseil d'hygiène publique et de salubrité organisé d'une manière particulière, conformément à l'article 13 du décret de 1848, ainsi conçu : « *La ville de Paris sera l'objet de dispositions spéciales.* »

L'exception faite en faveur du département de la Seine avait un double motif : 1° d'une part, l'existence déjà fort ancienne, à Paris, d'un conseil de salubrité ayant rendu d'éminents services ; 2° d'une autre part, les conditions tout à fait particulières que présente l'administration de la ville de Paris et du département de la Seine, quand on la compare à celle des autres départements.

C'est sur la proposition de M. C.-L. Cadet-Gassicourt, que M. Dubois, premier préfet de police, réunit en corps sous le titre de *Conseil de salubrité*, les savants (tous professeurs de l'École de pharmacie), aux lumières desquels il avait habituellement recours dans les affaires qui intéressaient l'hygiène publique. Ce conseil, composé à son origine de quatre membres, n'eut d'abord dans ses attributions que l'examen des boissons falsifiées, des manufactures ou ateliers insalubres, des épizooties, et enfin la visite des prisons et la direction des secours publics.

Plus tard, par un décret de 1807, le nombre des membres du conseil fut porté à sept ; et ses attributions, étendues en même temps, embrassèrent bientôt toute l'hygiène publique. Elles comprenaient l'examen des halles et marchés, des cimetières, des tueries, des voiries, des chantiers d'équarrissage, amphithéâtres de dissections, fosses d'aisances, vidanges, curage des égouts et des puits, bains publics, dépôt d'eaux minérales ; la visite des prisons, les secours à donner aux noyés et aux asphyxiés, les épidémies, la statistique médicale ; les tableaux de mortalité; les recherches pour assainir les ateliers et les lieux publics, prévenir ou combattre les inondations, perfectionner les procédés industriels qui peuvent compromettre la salubrité; la répression du charlatanisme; la détermination des meilleurs modes de chauffage, d'éclairage, de nettoiement et d'évacuation des boues, enfin l'analyse des remèdes saisis, des vases suspects et des boissons falsifiées.

Cette organisation du Conseil de salubrité de la Seine a reçu quelques modifications par des arrêtés successifs, notamment du 22 décembre 1828, du 24 décembre 1832, du 1er mars 1838, du 28 février 1844, mais elle a été définitivement fixée par le décret du 15 décembre 1851. Ce décret a comblé la lacune que laissait subsister, pour la ville de Paris, l'arrêté du 18 décembre 1848; mais l'organisation qui en fut la conséquence diffère, en beaucoup de points essentiels, de celle qui est en vigueur dans les départements. Nous empruntons au rapport général des travaux du Conseil d'hygiène publique et de salubrité du département de la Seine, rédigé par M. Adolphe Trébuchet, les raisons que le conseil fit valoir, par l'organe de M. le Dr Guérard, quand il fut consulté sur les mesures qui pouvaient être plus particulièrement applicables à Paris et dans le département de la Seine.

« Paris est subdivisé en vingt mairies portant aussi le nom d'arrondissements; mais on commettrait une grave erreur, si on les assimilait aux subdivisions des départements portant la même désignation.

« Celles-ci ont, en effet, une organisation administrative complète, depuis le sous-préfet qui y représente l'autorité supérieure, jusqu'au moindre agent d'exécution.

1.

« A Paris, au contraire, il n'y a dans les arrondissements aucun représentant de l'autorité centrale. Les fonctions de maires elles-mêmes y sont plus restreintes que dans les départements, la plupart des attributions municipales ayant été conférées par la loi aux deux préfets (préfet de police, préfet de la Seine) qui les exercent pour les 20 arrondissements municipaux considérés collectivement comme une seule commune.

« Si, faisant abstraction de la législalion actuelle, on se borne à considérer la question en elle-même, et si on cherche à faire l'application du décret de 1848, on voit se révéler des différences qui ne permettent pas d'appliquer aux subdivisions de la capitale l'organisation des conseils d'hygiène, telle qu'elle a été conçue et exécutée pour les autres arrondissements départementaux.

« Pour les arrondissements, en effet, la plupart des affaires sur lesquelles les conseils ont à donner un avis sont purement locales, n'ont qu'un intérêt restreint qui ne dépasse pas les limites de l'arrondissement ou même de la commune. La question débattue dans l'un de ces arrondissements est le plus souvent étrangère à ceux qui l'avoisinent, c'est l'établissement d'une fabrique, la construction d'une salle d'asile, d'un marché, d'un hôpital, le dessèchement d'une mare, etc. Le conseil d'arrondissement est donc tout à fait compétent et en position de donner un avis utile, impartial, éclairé, parce qu'il est sur les lieux, qu'il connaît bien l'état des choses, qu'il peut apprécier tous les intérêts se rattachant à l'affaire soumise à son examen.

« Il en est tout autrement à Paris, où les arrondissements se trouvent renfermés dans l'enceinte d'une même ville. Notons même ici que le département de la Seine tout entier ne présente que 47,000 hectares de superficie, c'est-à-dire à peine le tiers de celle d'un seul arrondissement départemental.

« A Paris, donc, les communications sont faciles, presque instantanées : on n'a plus à se préoccuper de l'isolement des arrondissements entre eux, de la distance qui les sépare du chef-lieu, raison déterminante de la création de conseils spéciaux dans chaque arrondissement.

« Nous ne retrouvons plus ici cette distinction possible des intérêts, qui permet de résoudre séparément chaque affaire.

« Dans la capitale, les deux côtés d'une même rue appartiennent souvent à deux arrondissements différents, et il serait difficile d'imaginer une question de salubrité un peu importante qui n'intéressât qu'un seul arrondissement. Nous ne parlons pas d'épidémies, de maladies contagieuses, questions qui touchent à toute la population ; mais le simple percement d'une rue, la création d'un égout, d'une place publique, d'un marché, intéressent souvent deux, trois ou quatre arrondissements et, parfois, la cité tout entière. Une cheminée de machine à vapeur peut être placée de manière à porter l'incommodité sur des habitations appartenant à plusieurs arrondissements. En résumé, il ressort de l'esprit même du décret, comme de la législation existante, comme de la force des choses, que la ville de Paris ne peut avoir qu'un seul conseil de salubrité, comme elle n'a qu'un conseil municipal, qu'une seule administration municipale.

« Cette solidarité, cette connexité, qui rattachent inévitablement les uns aux autres les divers arrondissements de Paris, qui ne permet pas de traiter isolément les affaires de chacun d'eux, et qui oblige d'en confier l'examen à une administration unique, placée de manière à apprécier tous les côtés de la question, et à tenir la balance égale entre tous les intérêts, cette solidarité se fait encore sentir entre les arrondissements ruraux et la capitale. Les rapports de ces derniers avec Paris, pour être moins intimes, ne sont ni moins fréquents ni moins importants ; ils touchent d'ailleurs, en général, à des intérêts de premier ordre.

« Nous avons tous présentes à l'esprit ces nombreuses affaires, qui occupent si souvent, et depuis si longtemps, le Conseil de salubrité, et qui se rattachent à l'emploi des résidus et immondices de Paris, conséquence inévitable de toute grande agglomération. Il suffira de citer les voiries de Montfaucon et de Bondy, l'établissement du dépotoir de la Villette, du clos d'équarrissage d'Aubervilliers, les dépôts de sang provenant des abattoirs, etc.

« L'écoulement des eaux dans la commune de la banlieue contiguë à Paris fait naître aussi, et dans un intérêt commun, beaucoup de projets et de travaux. Les questions d'épidémies, d'épizooties, de maladies contagieuses ne pourraient non plus, quand elles apparaissent dans les arrondissements ruraux, être considérées comme des questions purement locales.

« Les communications avec Paris sont si fréquentes et si nombreuses, qu'il n'y a pour ainsi dire, au dedans comme au dehors de l'enceinte de cette ville, qu'une seule et même population, à laquelle des mesures uniformes doivent être appliquées simultanément.

« Ces principes ont dominé la rédaction du décret du 15 décembre 1851. Il a voulu que les vingt arrondissements de Paris et ceux de Sceaux et de Saint-

Denis formassent, au point de vue de la salubrité, un tout qu'il n'eût pas été possible de fractionner, sans briser le lien naturel qui en unit toutes les parties. Il a maintenu l'unité de vue et d'action qui a présidé jusqu'ici aux travaux du conseil de salubrité, en lui donnant toutes les attributions des conseils d'arrondissements des départements. Les commissions établies dans le ressort de la préfecture, en vertu du décret de 1851, ne peuvent donc soulever aucun conflit, *puisqu'elles agissent sous l'autorité du conseil;* mais elles sont pour lui fort utiles. »

C'est en s'inspirant de ces considérations que M. le ministre de l'agriculture et du commerce, Lefebvre-Duruflé, présenta le 15 décembre 1851, au président de la République, un rapport à la suite duquel fut rendu le décret du 15 décembre 1851, organisant le Conseil d'hygiène publique et de salubrité du département de la Seine. Nous croyons utile de reproduire dans leur ordre chronologique les différents arrêts et décrets, établissant, modifiant ou confirmant l'organisation et les attributions du Conseil d'hygiène publique et de salubrité du département de la Seine.

1° *Arrêté du* 18 *messidor an VIII* (6 juillet 1802).

Art. 1. — Il y aura auprès de la préfecture de police un conseil de salubrité, chargé de la visite, de l'examen et des rapports concernant les boissons, les épizooties, ainsi que les manufactures, ateliers et autres établissements du même genre, existant ou qui seront formés par la suite, tant à Paris que dans les communes rurales du département de la Seine et dans celles de Saint-Cloud, Sèvres et Meudon.

Art. 2. — Ce conseil sera composé de quatre membres choisis parmi des chimistes et autres personnes ayant des connaissances relatives aux objets soumis à l'examen de ce conseil.

Art. 3. — A compter du 1er vendémiaire prochain, les membres du Conseil de salubrité recevront chacun une somme de 900 francs par année, à titre d'indemnité, sur la simple quittance de celui d'entre eux qu'ils désigneront à cet effet, et payable par quartier, de trois mois en trois mois.

Art. 4. — Le conseiller d'État, préfet de police, nomme membres du conseil les citoyens Deyeux, Parmentier, Huzard et Cadet-Gassicourt.

Signé : DUBOIS.

2° *Arrêté du* 6 *octobre* 1807.

Le conseiller d'État, chargé du 3e arrondissement de l'empire, préfet de police, et l'un des commandants de la Légion d'honneur.

Vu les articles 23 et 1er du gouvernement des 12 messidor an VIII, et 3 brumaire an IX, qui chargent le préfet de police d'assurer la salubrité de la ville de Paris et des communes rurales du ressort de la préfecture de police, en prenant des mesures pour prévenir et arrêter les épidémies, les épizooties, les maladies contagieuses, en faisant observer les règlements sur les inhumations, en faisant enfouir les cadavres d'animaux morts, surveiller les vétérinaires, la construction, entretien et vidange des fosses d'aisances, en faisant surveiller les échaudoirs, fondoirs, salles de dissection et la basse geôle, en empêchant d'établir dans l'intérieur de Paris des ateliers, manufactures, laboratoires ou maisons de santé qui pourraient nuire à la salubrité ;

Vu l'arrêté du 18 messidor an X, qui établit auprès de la préfecture de police un conseil de salubrité, et le charge d'examiner tout ce qui concerne les divers points d'attributions ci-dessus désignées, et de lui donner son avis sur les mesures à prendre pour prévenir ou faire cesser les inconvénients ;

Vu les rapports adressés sur tous ces objets au préfet de police par MM. Deyeux, Parmentier et Huzard, membres de l'Institut, Thouret, directeur de l'École de médecine, et Cadet-Gassicourt, pharmacien ordinaire de Sa Majesté l'empereur et roi, membres actuels du Conseil de salubrité, depuis l'époque de leur nomination jusqu'à ce jour, et le tableau des améliorations obtenues du concours de leurs lumières et de leur dévouement ;

Considérant que, pour faire jouir la ville de Paris et les communes rurales du ressort de la préfecture de police de tous les avantages de cette bienfaisante institution, il est nésessaire de lui donner un nouveau degré de développement ;

Arrête :

Art. 1er. — Le Conseil de salubrité établi par la préfecture de police sera, à compter de ce jour, composé de sept membres au lieu de cinq.

Art. 2. — M. le docteur Leroux (Jean-Jacques), professeur de clinique interne, et M. Dupuytren, chef des travaux anatomiques à l'École de médecine, sont nommés membres de ce conseil.

Il leur sera adressé une ampliation du présent arrêté.

Le conseiller d'État, préfet, comte de l'Empire,

Signé : DUBOIS.

3° *Arrêté du 26 octobre* 1807.

Le conseiller d'État, etc. ;

Vu le procès-verbal dressé par les membres du Conseil de salubrité, le 20 octobre présent mois, par lequel ont été nommés : M. Parmentier, aux fonctions de président ; M. Deyeux, à celles de président adjoint ; et M. Cadet à celles de secrétaire ;

Arrête ce qui suit :

Art. 1er. — Les nominations de MM. Parmentier, Deyeux et Cadet aux fonctions qui leur ont été respectivement dévolues par le procès-verbal du 20 octobre présent mois sont approuvées.

Art. 2. — Les membres composant le bureau du Conseil de salubrité seront rééligibles.

L'exercice de leurs fonctions durera une année, et le renouvellement se fera au mois de janvier.

Néanmoins, le bureau actuel ne sera renouvelé qu'au mois de janvier 1809.

Art. 3. — Le président ou président adjoint fera toutes les convocations que les affaires du conseil exigeront.

Il réglera les délibérations et signera les procès-verbaux des assemblées.

Il fera la distribution des travaux entre tous les membres.

Art. 4. — Le secrétaire sera chargé : 1° de la correspondance du conseil ; 2° de la rédaction des procès-verbaux d'assemblée ; 3° de la classification et de l'enregistrement des rapports.

Art. 5. — Le conseil s'assemblera au moins deux fois par mois, dans la salle des archives de la préfecture, pour discuter les affaires qui lui seront renvoyées et donner aux manufacturiers, fabricants et autres individus quelconques, les conseils de pratique dont ils auront besoin.

Chaque membre recevra un jeton pour droit de présence.

Art. 6. — Il pourra convoquer auprès de lui les chefs

intérieurs et extérieurs de la préfecture, lorsqu'il aura besoin de leur demander des renseignements.

Art. 7. — Le secrétaire en chef de la préfecture mettra à la disposition du secrétaire du conseil le nombre d'employés qui lui seront nécessaires.

Art. 8. — Le conseil tiendra deux registres : l'un sur lequel seront portés les délibérations et les arrêtés particuliers du préfet : l'autre qui contiendra par extrait tous les rapports divisés par ordre de matière.

Art. 9. — Le conseil fera deux fois par an la visite des boîtes de secours pour les noyés et asphyxiés, et quatre fois par an celles des prisons.

Art. 10. — Tous les ans, au mois de décembre, le conseil présentera au préfet un compte des travaux de l'année et des améliorations obtenues dans les différentes parties du service de salubrité.

Il joindra à ce rapport général un aperçu des travaux et des recherches à faire pour détruire les abus existants.

Art. 11. — En cas de vacance d'une place dans le Conseil de salubrité, le conseil présentera trois candidats au préfet.

Art. 12. — Une expédition du présent arrêté sera adressée à chacun des membres du conseil.

Le conseiller d'État, préfet de police,
Signé : DUBOIS.

4° *Arrêté du* 24 *décembre* 1832.

Nous, conseiller d'État, préfet de police,

Vu les arrêtés de nos prédécesseurs, en date des 6 juillet 1802 et 22 décembre 1828, portant organisation du Conseil de salubrité établi près la préfecture de police. Considérant que, contrairement aux dispositions de ces règlements, le Conseil de salubrité a reçu successivement une extension qui ne se trouve pas justifiée par les besoins du service, et qui nuit, au contraire, à la rapidité des travaux et à l'unité de principes dans l'étude et à la discussion des affaires ; qu'il importe, en conséquence, de rétablir ce conseil sur des bases qui répondent au but de cette institution;

Arrêtons ce qui suit :

Art. 1er. — Le Conseil de salubrité établi près la préfecture de police sera composé de douze membres titulaires, de six membres adjoints et d'un nombre indéterminé de membres honoraires.

Art. 2. — Les membres titulaires toucheront une indemnité de 1,200 francs.

Les membres adjoints et les membres honoraires ne toucheront aucun traitement.

Art. 3. — Les membres titulaires du Conseil de salubrité seront à l'avenir nommés par nous, sur une liste de trois candidats qui nous seront présentés par le Conseil de salubrité, et parmi lesquels devront toujours figurer deux adjoints.

Les nominations aux fonctions d'adjoints seront également faites par nous, sur la présentation de trois candidats qui seront choisis par le Conseil de salubrité. Les nominations seront soumises à l'approbation de M. le ministre du commerce et des travaux publics.

Art. 4. — Nul ne pourra à l'avenir être nommé membre honoraire du conseil, s'il n'en a fait partie en qualité de titulaire.

Sont exceptés toutefois de cette disposition, le doyen de l'École de médecine, les professeurs d'hygiène publique et de médecine légale à la Faculté de médecine, qui sont de droit, mais en cette qualité seulement, membres honoraires du Conseil de salubrité

Art. 5. — Le préfet de police est président-né du Conseil de salubrité.

Le vice-président du conseil et le secrétaire seront nommés par le préfet de police, sur une liste de trois candidats choisis à la majorité absolue des suffrages. Ces nominations devront être renouvelées tous les ans.

Art. 6. — Le conseil de salubrité nous adressera des rapports annuels de ses travaux. Ces rapports seront imprimés.

Signé : GISQUET.

5° *Arrêté du* 1er *mars* 1838.

Nous, conseiller d'État, préfet de police,

Vu les arrêtés de nos prédécesseurs, en date des 6 juillet 1802 et 22 décembre 1828, et notamment celui du 24 décembre 1832, portant organisation du Conseil de salubrité établi près la préfecture de police ;

Considérant que l'organisation entièrement médicale du Conseil de salubrité ne répond pas d'une manière complète au but de cette institution ; que s'il importe de maintenir dans les limites actuelles le nombre de membres titulaires et de membres adjoints, il devient d'un autre côté nécessaire d'appeler au conseil des personnes qui, à raison de la spécialité de leurs fonctions, peuvent y apporter de nouvelles lumières et hâter la conclusion des affaires qui lui sont soumises ; que sous ce rapport il y a lieu d'étendre les exceptions portées sur l'article 4 de l'arrêté précité du 24 décembre 1832 ;

Arrêtons ce qui suit :

Art. 1er. — L'article 4 de l'arrêté précité du 24 décembre 1832 est modifié ainsi qu'il suit :

Nul ne pourra à l'avenir être nommé membre honoraire du Conseil de salubrité, s'il n'en a fait partie en qualité de titulaire.

Sont exceptés toutefois de cette disposition : le doyen de l'École de médecine, le directeur de l'École de pharmacie, les professeurs d'hygiène publique et de médecine légale à la Faculté de médecine, l'ingénieur en chef, directeur du pavé de Paris, l'ingénieur en chef, directeur des eaux de Paris, l'architecte commissaire de la petite voirie, le chef de la 2e division et le chef du bureau sanitaire (4e bureau, 2e division) de notre préfecture.

Les titulaires des fonctions ci-dessus désignées sont de droit, mais en leur qualité seulement, membres honoraires du Conseil de salubrité.

Art. 2. — Les fonctions de membres honoraires du Conseil de salubrité seront en tous points les mêmes que celles des autres membres.

Art. 3. — Le présent arrêté sera soumis à l'approbation de Son Excellence M. le ministre des travaux publics, de l'agriculture et du commerce.

Le conseiller d'État, préfet de police,

Signé : G. DELESSERT.

6° *Arrêté du* 28 *février* 1844.

Vu, etc. ;

Considérant que le Conseil de salubrité est souvent appelé à connaître des questions qui intéressent les hôpitaux militaires, les casernes et la santé des soldats, ou qui ont de l'analogie avec ces divers services ; que dès lors il est important pour ces travaux qu'un membre du Conseil de santé des armées y prenne part et y apporte le résultat des nombreuses observations recueillies par les officiers de santé de l'armée ;

Vu la lettre qui nous a été écrite à cet égard, le 8 de ce mois, par Son Excellence M. le maréchal président du conseil, ministre de la guerre;

Arrêtons ce qui suit :

Art. 1er. — Un des membres du Conseil de santé sera de droit, mais en cette qualité seulement, membre honoraire du Conseil de salubrité.

Art. 2. — Le présent arrêté sera soumis à l'approbation de Son Excellence M. le ministre de l'agriculture.

7° *Décret du* 15 *décembre* 1851.

Le président de la République ;

Sur le rapport du ministre de l'agriculture et du commerce ;

Vu l'article 13 de l'arrêté du chef du pouvoir exécutif, en date du 18 décembre 1848, relatif à l'institution des conseils de salubrité et d'hygiène publique ;

Vu la loi du 13 avril 1850, concernant l'assainissement des logements insalubres ;

Vu l'avis du préfet de police, en date du 23 janvier 1851 ;

Le comité consultatif d'hygiène publique entendu ;

Décrète :

Art. 1er. — Le Conseil de salubrité établi près la préfecture de police conserve son organisation actuelle, il prendra le titre de Conseil d'hygiène publique et de salubrité du département de la Seine.

La nomination des membres du Conseil d'hygiène publique et de salubrité continuera d'être faite par le préfet de police, et d'être soumise à l'approbation du ministre de l'agriculture et du commerce.

Art. 2. — Il sera chargé en cette qualité, et dans tout le ressort de la préfecture de police, des attributions déterminées par les articles 9, 10 et 12 de l'arrêté du 18 décembre 1848.

Art. 3. — Il sera établi dans chacun des arrondissements de la ville de Paris, et dans chacun des arrondissements de Sceaux et de Saint-Denis, une commission d'hygiène et de salubrité composée de neuf membres, et présidée à Paris par le maire de l'arrondissement, et dans chacun des arrondissements ruraux par le sous-préfet.

Les membres de ces commissions seront nommés par le préfet de police sur une liste de trois candidats présentés pour chaque place par le maire de l'arrondissement, à Paris; par les sous-préfets de Sceaux et de Saint-Denis, dans les arrondissements ruraux.

Les candidats seront choisis parmi les habitants notables de l'arrondissement. Dans chaque commission, il y aura toujours deux médecins au moins, un pharmacien, un vétérinaire reçu dans les écoles spéciales, un architecte, un ingénieur. S'il n'y a pas de candidats dans ces trois dernières professions, les choix devront porter de préférence sur les mécaniciens, directeurs d'usines ou de manufactures.

Les membres des commissions d'hygiène publique du département de la Seine sont nommés pour six ans et renouvelés par tiers tous les deux ans. Les membres sortants peuvent être réélus.

Il sera établi pour les trois communes de Saint-Cloud, Sèvres et Meudon, annexées au ressort de la préfecture de police par l'arrêté du 3 brumaire an IX, une commission centrale d'hygiène et de salubrité, qui sera présidée par le plus âgé des maires de ces communes, et dont le siège sera au lieu de la résidence du président. Toutes les dispositions qui précèdent seront, du reste, applicables à cette commission.

Art. 4. — La commission dont il est question au dernier paragraphe de l'article précédent et chacune des commissions d'hygiène d'arrondissement éliront un vice-président et un secrétaire qui seront renouvelés tous les deux ans.

Le préfet de police pourra, lorsqu'il le jugera utile, déléguer un des membres du Conseil d'hygiène publique du département auprès de chacune desdites commissions, pour prendre part à ses délibérations avec voix consultative.

Art. 5. — Les commissions d'hygiène publique et de salubrité se réuniront au moins une fois par mois à la mairie ou au chef-lieu de la sous-préfecture, ou pour ce qui concerne la commission centrale des communes de Saint-Cloud, Sèvres et Meudon, à la mairie de la résidence de son président, et elles seront convoquées extraordinairement toutes les fois que l'exigeront les besoins du service.

Art. 6. — Les commissions d'hygiène recueilleront toutes les informations qui peuvent intéresser la santé publique dans l'étendue de leur circonscription.

Elles appellent l'attention du préfet de police sur les causes d'insalubrité qui peuvent exister dans leurs arrondissements respectifs, et elles donnent leur avis sur les moyens de les faire disparaître.

Elles peuvent être consultées, d'après l'avis du Conseil d'hygiène publique et de salubrité du département, sur les mesures et dans les cas déterminés par l'article 9 de l'arrêté du gouvernement du 18 décembre 1848.

Elles concourent à l'exécution de la loi du 13 avril 1850, relative à l'assainissement des logements insalubres, soit en provoquant, lorsqu'il y a lieu, dans les arrondissements ruraux, la nomination des commissions spéciales qui peuvent être créées par les conseils municipaux en vertu de l'article 1er de ladite loi, soit en signalant aux commissions déjà instituées les logements dont elles auraient reconnu l'insalubrité.

En cas de maladies épidémiques, elles seront appelées à prendre part à l'exécution des mesures extraordinaires qui peuvent être ordonnées pour combattre les maladies ou pour procurer de prompts secours aux personnes qui en seraient atteintes.

Art. 7. — Les commissions d'hygiène publique et de salubrité réuniront les documents relatifs à la mortalité et à ses causes, à la topographie et à la statistique de l'arrondissement, en ce qui concerne la salubrité.

Ces documents seront transmis au préfet de police et communiqués au Conseil d'hygiène publique, qui est chargé de les coordonner, de les faire compléter, s'il y a lieu, et de les résumer dans des rapports dont la forme et le mode de publication seront ultérieurement déterminés.

Art. 8. — Le Conseil d'hygiène et de salubrité du département de la Seine fera, chaque mois, sur l'ensemble de ses travaux et sur l'ensemble des travaux des commissions d'arrondissement, un rapport général qui sera transmis par le préfet de police au ministre de l'agriculture et du commerce.

Art. 9. — Le ministre de l'agriculture et du commerce est chargé de l'exécution du présent arrêté.

Signé: LOUIS-NAPOLÉON BONAPARTE.

En résumé, le Conseil d'hygiène publique et de salubrité de la Seine se compose de quinze membres titulaires recevant un traitement annuel de 1,200 francs, de six membres adjoints, de membres honoraires et de membres appelés en raison de leurs fonctions et qui sont : le doyen, le professeur d'hygiène et le professeur de médecine légale de la faculté de Paris, un membre du Conseil de santé des armées, le directeur de l'École supérieure de pharmacie, le secrétaire général de la préfecture de police, l'inspecteur général des ponts et chaussées, directeur du service municipal, l'ingénieur en chef du département de la Seine, l'ingénieur en chef des services du département, le chef de la deuxième division et le chef du premier bureau à la préfecture de police, l'architecte commissaire de la petite voirie. Il se réunit deux fois par mois à la préfecture de police, et ses attributions déterminées par les articles 9, 10 et 12 de l'arrêté du 18 décembre 1848 sont identiques à celles des conseils d'hygiène et de salubrité des départements (1).

3e CLASSE. — *Comité consultatif d'hygiène publique de France.* — Le comité consultatif d'hygiène publique de France est un comité placé près du ministre de l'agriculture et du commerce, auquel sont adressés tous les travaux des conseils départementaux et des conseils de salubrité de la Seine. Il a pour mission spéciale de coordonner tous les travaux fournis par ces conseils, de manière à préparer les réformes législatives en ce qui concerne l'hygiène publique, et à mettre, sous ce rapport, nos lois en harmonie avec les progrès des populations et les besoins de la science.

L'organisation du Comité consultatif a été établie, modifiée et complétée par les décrets suivants dont nous reproduisons le texte :

(1) Un décret, en date du 5 janvier 1861, rendu sur la proposition du ministre de l'agriculture, du commerce et des travaux publics, porte qu'à l'avenir le Conseil d'hygiène publique et de salubrité du département de la Seine n'aura plus de membres adjoints, et que le nombre des membres titulaires sera porté de quinze à vingt-un.

1° *Décret qui établit près du ministère de l'agriculture et du commerce un comité consultatif d'hygiène publique* (*du* 10 *août* 1848).

Le président du conseil des ministres chargé du pouvoir exécutif, sur le rapport du ministre de l'agriculture et du commerce, arrête :

Art. 1er. — Il est établi près du ministère de l'agriculture et du commerce un comité consultatif d'hygiène publique. Ce comité est chargé de l'étude et de l'examen de toutes les questions qui lui sont renvoyées par le ministre en ce qui concerne :

Les quarantaines et les services qu'y s'y rattachent;

Les mesures à prendre pour prévenir et combattre les épidémies, et pour améliorer les conditions sanitaires des populations manufacturières et agricoles;

La propagation de la vaccine;

L'amélioration des établissements thermaux, et les moyens d'en rendre l'usage de plus en plus accessible aux malades pauvres ou peu aisés;

Les titres des candidats aux places de médecins inspecteurs des eaux minérales;

L'institution et l'organisation des conseils et des commissions de salubrité;

La police médicale et pharmaceutique;

La salubrité des ateliers.

Le Comité d'hygiène publique indique au ministre de l'agriculture et du commerce les questions à soumettre à l'Académie nationale de médecine.

Art. 2. — Le Comité consultatif d'hygiène publique est composé de sept membres, dont quatre docteurs en médecine et d'un secrétaire ayant voix consultative. Ils sont nommés par le ministre de l'agriculture et du commerce.

En cas de vacance, la nomination sera faite sur une liste de trois candidats, présentée par le comité.

Art. 3. — Les membres du comité se réuniront une fois au moins par semaine, sous la présidence de l'un d'entre eux désigné par le ministre. Ils auront droit à des jetons de présence, d'une valeur de 15 francs.

Pourront assister, avec voix délibérative, aux séances du comité, pour l'examen des questions relatives aux mesures à prendre contre les maladies pestilentielles :

1° Le chef de la direction commerciale au département des affaires étrangères ;

2° Un des membres du Conseil de santé de la guerre ;

3° L'inspecteur général du Service de santé de la marine ;

4° Un des membres du Conseil d'administration des douanes ;

5° Le chef de service de l'administration des postes, chargé de la direction des paquebots.

Art. 4. — Dans tous les cas, le chef de la division du commerce intérieur, et le chef de bureau de la police sanitaire et industrielle, sont autorisés à assister aux délibérations du comité.

Art. 5. — Le Conseil supérieur de santé, institué par l'article 55 de l'ordonnance du 7 août 1832, est supprimé.

Art. 6. — Le ministre de l'agriculture et du commerce est chargé de l'exécution du présent arrêté.

EUG. CAVAIGNAC.

Le ministre de l'agriculture et du commerce,

TOURRET.

2° *Décret qui modifie l'organisation du comité consultatif d'hygiène publique* (1er février 1851).

Le président de la République, sur le rapport du ministre de l'agriculture et du commerce,

Vu l'arrêté du chef du pouvoir exécutif en date du 10 août 1848 qui établit un comité consultatif d'hygiène publique près du ministère de l'agriculture et du commerce, décrète :

Art. 1er. — Le Comité consultatif d'hygiène publique sera composé à l'avenir de neuf membres, dont quatre docteurs en médecine, un ingénieur civil et un architecte. Ils sont nommés par le ministre de l'agriculture et du commerce.

Un secrétaire ayant voix consultative sera attaché audit conseil.

En cas de vacance, la nomination des nouveaux membres sera faite sur une liste de trois candidats présentés par le comité.

Le président et le secrétaire sont nommés directement par le ministre.

Pourront assister avec voix délibérative aux séances du comité :

1° Le chef de la direction commerciale au département des affaires étrangères ;

2° Un des membres du Conseil de santé des armées ;

3° L'inspecteur général du Service de santé de la marine ;

4° Un des membres du Conseil d'administration des douanes ;

5° Le chef de service de l'administration des postes chargé de la direction des paquebots ;

6° Le directeur général de l'administration de l'assistance publique.

L'article 2 et le deuxième paragraphe de l'article 3 de l'arrêté du 10 août 1848 sont rapportés.

Art. 2. — Le ministre de l'agriculture et du commerce est chargé de l'exécution du présent décret.

LOUIS-NAPOLÉON BONAPARTE.

Le ministre de l'agriculture et du commerce.

DUMAS.

3° *Décret du 23 octobre 1856 complétant l'organisation du Comité consultatif d'hygiène publique.*

Sur le rapport de notre ministre secrétaire d'État au département de l'agriculture, du commerce et des travaux publics, vu l'arrêté en date du 10 août 1848, du chef du pouvoir exécutif, établissant un comité consultatif d'hygiène publique près du ministère de l'agriculture et du commerce ; vu les décrets présidentiels, en date des 1er février et 2 décembre 1850, qui apportent à l'arrêté ci-dessus diverses modifications ;

Avons décrété et décrétons ce qui suit :

Art. 1er. — Le Comité consultatif d'hygiène publique, institué près du ministère de l'agriculture, du commerce et des travaux publics, est chargé de l'étude et de l'examen de toutes les questions qui lui sont renvoyées par le ministre, spécialement en ce qui concerne : les quarantaines et les services qui s'y rattachent ; les mesures à prendre pour prévenir et combattre les épidémies et pour améliorer les conditions sanitaires des populations manufacturières et agricoles ; la propagation de la vaccine ; l'amélioration des établissements thermaux et les moyens d'en rendre l'usage de plus en plus accessible aux malades pauvres ou peu aisés ; les titres des candidats aux places de médecin inspecteur des eaux minérales ; l'institution et l'organisation des conseils et des commissions de salubrité ; la police médicale et pharmaceutique ; la salubrité des ateliers. Le Comité d'hygiène publique indique au ministère les questions à soumettre à l'Académie impériale de médecine.

Art. 2. — Le Comité consultatif d'hygiène publique est composé de dix membres, dont quatre docteurs en médecine, un ingénieur des ponts et chaussées ou des mines, un architecte ou un chimiste. Un secrétaire ayant voix consultative est attaché au comité. Un auditeur à notre conseil d'État peut être attaché au secrétariat du comité.

Art. 3. — Les membres du comité sont nommés par le ministre de l'agriculture, du commerce et des travaux publics. En cas de vacance, la nomination est faite sur une liste de trois candidats présentés par le comité. Le président et le secrétaire sont nommés directement par le ministre.

Art. 4. — Le comité se réunit une fois au moins par semaine. L'ordre et le mode de ses délibérations sont réglés par des arrêtés du ministre ; les membres présents ont droit, pour chaque séance, à des jetons dont la valeur est fixée par arrêté du ministre.

Art. 5. — Les membres du comité ne pourront faire partie, à l'avenir, d'aucun autre conseil ou commission de salubrité ou d'hygiène publique, soit de département, soit d'arrondissement.

Art. 6. — Peuvent assister, avec voix délibérative, aux séances du comité : 1° le chef de la direction commerciale au département des affaires étrangères ; 2° l'inspecteur du service de santé militaire ; 3° l'inspecteur général du service de santé de la marine ; 4° un des membres du conseil d'administration des douanes ; 5° le chef de service de l'administration des postes chargé de la direction des paquebots; 6° le directeur de l'administration générale de l'assistance publique ; 7° le secrétaire perpétuel de l'Académie impériale de médecine.

Art. 7. — Le secrétaire général du ministère de l'agriculture, du commerce et des travaux publics et le chef de la division du commerce intérieur assistent également avec voix délibérative aux séances du comité. Le chef du bureau de la police sanitaire et industrielle y assiste avec voix consultative. Le ministre peut en outre autoriser à assister, avec voix délibérative ou consultative d'une manière permanente ou temporaire aux séances du comité, les fonctionnaires dépendant de son administration dont les attributions sont en rapport avec les questions de la compétence du comité.

Art. 8. — Les fonctionnaires autorisés en vertu de l'article 6 ci-dessus à assister avec voix délibérative aux séances du comité, participent comme les membres titulaires à la rédaction des listes de candidats à dresser, en cas de vacances, conformément au second paragraphe de l'article 3.

Art. 9. — Notre ministre secrétaire d'État au département de l'agriculture, du commerce et des travaux publics, est chargé de l'exécution du présent décret qui sera inséré au *Bulletin des lois*.

Signé : NAPOLÉON.

Le ministre de l'agriculture, du commerce et des travaux publics,

Signé : E. ROUHER.

4° *Arrêté ministériel du 22 novembre 1856, portant règlement pour la constitution intérieure du Comité consultatif d'hygiène publique.*

Vu le décret impérial du 23 octobre 1856, relatif au Comité consultatif d'hygiène publique ; vu spécialement l'article 4 de ce décret ainsi conçu :

« Le comité se réunit au moins une fois par semaine ; l'ordre et le mode de ses délibérations sont réglés par des arrêtés du ministre ; les membres présents ont droit, pour chaque séance, à des jetons dont la valeur est fixée par arrêté du ministre. »

Vu l'avis du chef de la division du commerce intérieur ; Sur la proposition du secrétaire général, arrête ce qui suit :

Art. 1er. — Les dossiers des affaires sur lesquelles le comité consultatif d'hygiène publique est appelé à délibérer sont adressés par le ministre au président du comité.

Art. 2. — Le président les fait inscrire au fur et à mesure de leur arrivée sur un registre spécial, divisé en cases portant chacune un numéro d'ordre. L'enregistrement indique sommairement la date de l'envoi du ministre, celle de l'entrée, le numéro du registre sous lequel les pièces sont classées et la nature de l'affaire.

Art. 3. — Le président renvoie l'affaire suivant sa nature et son importance, soit directement à la délibération du comité, soit préalablement à l'examen d'un membre ou d'une commission chargée d'en faire l'objet d'un rapport. Lorsque le membre ou la commission délégués ont terminé leur travail, ils en donnent avis au président qui fait porter l'affaire à l'ordre du jour du comité.

Art. 4. — Les affaires sont, autant que possible, examinées dans l'ordre de leur arrivée au secrétariat du comité. L'ordre du jour de chaque séance, après avoir été arrêté par le président, est lithographié par les soins du secrétaire et envoyé à chacun des membres du comité au plus tard la veille de la séance.

Art. 5. — Le comité ne peut délibérer valablement que lorsque le nombre des membres titulaires présents est de six au moins. Les questions sont résolues à la majorité des voix; en cas de partage, la voix du président est prépondérante.

Art. 6. — Le secrétaire tient une note exacte des membres présents à chaque séance, il rédige le procès-verbal, il en donne lecture à l'ouverture de la séance suivante.

Art. 7. — Les délibérations du comité sont transcrites par les soins du secrétaire sur un registre spécial. Des extraits, pour chaque affaire, des délibérations du comité, signés du président et du secrétaire, sont envoyés au ministre par le président. Mention est faite sur le registre énoncé à l'article 2 et dans une colonne à ce destinée de la date de la sortie de chaque affaire.

Art. 8. — A la fin de chaque mois, le président adresse au ministre un tableau indiquant le nombre des affaires sur lesquelles le conseil a émis un avis pendant le cours de ce mois, et le nombre de celles qui restent à examiner.

Art. 9. — La valeur des jetons attribués aux membres titulaires du comité, pour chacune des séances auxquelles ils assistent, est fixée à 15 francs.

Art. 10. — Les membres honoraires du comité sont convoqués comme les membres titulaires aux cérémonies publiques et aux réceptions officielles. Ils participent aux délibérations du comité, lorsqu'ils y sont spécialement convoqués par le ministre.

Signé : E. ROUHER.

5° *Decret fixant les attributions et la composition du Comité consultatif d'hygiène publique; — arrêtés annexés constituant le comité; — nommant un secrétaire honoraire du comité.*

Le président de la République française,

Sur le rapport du ministre de l'agriculture et du commerce;

Vu l'arrêté du chef du pouvoir exécutif, en date du 10 août 1848, établissant un comité consultatif d'hygiène publique près du ministère de l'agriculture et du commerce;

Vu les décrets, en date du 1er février et du 2 décembre 1850, qui apportent à l'arrêté ci-dessus diverses modifications;

Vu les décrets, en date des 23 octobre 1856 et 5 novembre 1869, relatifs à l'organisation du comité consultatif d'hygiène publique;

Vu le décret, en date du 15 février 1879, relatif au mode de nomination des membres du comité;

Décrète :

Art. 1er. — Le Comité consultatif d'hygiène publique, institué près du ministère de l'agriculture et du commerce, est chargé de l'étude et de l'examen de toutes les questions qui lui sont renvoyées par le ministre, spécialement en ce qui concerne :

Les quarantaines et les services qui s'y rattachent;

Les mesures à prendre pour prévenir et combattre les épidémies et pour améliorer les conditions sanitaires des populations manufacturières et agricoles;

La propagation de la vaccine;

L'amélioration des établissements thermaux et le moyen d'en rendre l'usage de plus en plus accessible aux malades pauvres ou peu aisés;

Les titres des candidats aux places de médecins inspecteurs des eaux minérales;

L'institution de l'organisation des conseils et des commissions de salubrité;

La police médicale et pharmaceutique;

La salubrité des ateliers.

Le comité indique au ministre les questions à soumettre à l'Académie de médecine.

Art. 2. — Le comité consultatif d'hygiène publique est composé de vingt membres. Sont de droit membres du comité :

1° Le directeur des consulats et affaires commerciales au ministère des affaires étrangères;

2° Le président du Conseil de santé militaire;

3° L'inspecteur général, président du Conseil supérieur de santé de la marine;

4° Le directeur général des douanes;

5° Le directeur de l'administration générale de l'assistance publique;

6° Le directeur du commerce intérieur au ministère de l'agriculture et du commerce;

7° L'inspecteur général des services militaires;

8° L'inspecteur général des écoles vétérinaires;

9° L'architecte inspecteur des services extérieurs du ministère de l'agriculture et du commerce.

Le ministre nomme directement les autres membres, dont huit au moins sont pris parmi les docteurs en médecine.

Art. 3. — Le président, choisi parmi les membres du comité, est nommé pour un an par le ministre.

Art. 4. — Un secrétaire, ayant voix consultative, est attaché au comité. Il est nommé par le ministre.

Art. 5. — Le ministre peut autoriser à assister, avec voix délibérative ou consultative, d'une manière permanente ou temporaire, aux séances du comité, les fonctionnaires dépendant ou non de son administration et dont les fonctions sont en rapport avec les questions de la compétence du comité.

Art. 6. — Le ministre peut nommer membres honoraires du comité les personnes qui en ont fait partie pendant dix ans au moins.

Les membres honoraires participent aux délibérations du comité, lorsqu'ils y sont spécialement convoqués par le ministre.

Art. 7. — Le comité se réunit en séance ordinaire une fois par semaine.

Art. 8. — Les membres du comité présents aux séances ordinaires ont droit, pour chaque séance, à des jetons dont la valeur est fixée par arrêté du ministre.

Le secrétaire du comité ne reçoit pas de jetons de présence : il touche une indemnité annuelle qui est fixée par arrêté du ministre.

Art. 9. — Les membres du conseil ne pourront faire partie d'aucun autre conseil ou commission de salubrité ou d'hygiène publique, soit de départements, soit d'arrondissement.

Art. 10. — Les décrets susvisés, des 23 octobre 1856 et 5 novembre 1869, sont rapportés.

Art. 11. — Le ministre de l'agriculture et du commerce est chargé de l'exécution du présent arrêté, qui sera inséré au *Bulletin des lois*.

Fait à Mont-sous-Vaudrey, le 7 octobre 1879.

JULES GRÉVY.

Par le président de la République,

Le Ministre de l'agriculture et du commerce,

P. TIRARD.

ATTRIBUTIONS DES CONSEILS D'HYGIÈNE.

Les attributions des conseils d'hygiène publique et de salubrité sont déterminées par l'art. 9 du décret du 18 décembre 1848, divisé en douze paragraphes qu'il convient d'examiner successivement.

CHAPITRE Ier

ASSAINISSEMENT DES LOCALITÉS ET DES HABITATIONS.

Définition. — L'assainissement des localités et des habitations consiste dans la recherche et l'emploi méthodique des moyens propres à faire disparaître les causes d'insalubrité très diverses, qui peuvent exister d'une manière fixe ou accidentelle, dans les différentes localités et dans les habitations privées et agglomérées.

Des localités. — Il est assez difficile de donner une définition bien exacte de ce qu'on doit entendre par localité ; mais, cependant, on peut dire qu'une localité est la région circonscrite d'un pays dans laquelle l'homme vit, se multiplie et meurt.

Les localités exercent sur l'homme une influence physiologique et une influence pathologique très marquées. La première se révèle par les différences d'organisation et de fonctions, si souvent signalées, entre les habitants des vallées et ceux des montagnes, entre les riverains des marais et les cultivateurs des plaines fertiles et bien cultivées. La seconde se manifeste, soit par la forme que revêtent les mêmes maladies dans les différents lieux, soit par l'existence des épidémies dont les causes sont ordinairement locales et permanentes.

Les localités ayant sur les hommes une action aussi puissante, il est nécessaire de connaître les influences naturelles ou accidentelles qui peuvent modifier leurs conditions de salubrité.

Pour apprécier les caractères hygiéniques d'une localité, il faut tenir compte de l'exposition, de la météorologie, de la structure du sol et de sa culture, de l'hydrologie, des influences de proximité et des qualités de l'air de cette localité.

Examinons rapidement ces différents éléments.

Exposition. — L'exposition modifie la température, l'action des vents et la fertilité des localités. Ainsi, la température des pays situés au nord est peu variable, modérée en été, mais rigoureuse en hiver ; celle des contrées du midi est très variable et subit des fluctuations aux différentes heures du jour et de la nuit. Dans les lieux tournés à l'est, les brouillards et l'humidité du matin se dissipent rapidement, ceux placés à l'ouest subissent la radiation tardive du soleil, laquelle atteint son maximum vers trois heures du soir.

Suivant son exposition, une localité reçoit tel ou tel vent, de telle sorte qu'on peut dire que chaque pays possède des vents qui lui sont particulièrement habituels. Enfin, par son influence sur la direction des cours d'eaux, et le mode d'irrigation, l'exposition contribue à rendre une terre stérile ou féconde.

Météorologie. — Les phénomènes météorologiques ont une influence très marquée sur les localités; il faut donc, pour en apprécier la salubrité, établir la moyenne des jours de sérénité, de brouillards, de pluie, de neige, de gelée, de température moyenne de chaque saison; et pour cela, il convient de faire une série prolongée d'observations barométriques, thermométriques et hygrométriques.

Structure géologique du sol et sa culture. — La structure géologique du sol, l'état de sa surface nue, couverte d'une végétation spontanée ou bien d'une culture plus ou moins riche, sont encore des éléments dont il faut tenir compte, car ils modifient d'une manière sensible les conditions hygiéniques des localités. On examinera, par conséquent, si le terrain est argileux, calcaire, siliceux, sablonneux, etc., si les produits qu'il donne sont favorables à l'alimentation publique, si les cultures en usage ne communiquent pas au sol une influence délétère.

Hydrologie. — L'hydrologie est également un élément de topographie essentiel à connaître. Il convient d'examiner l'origine, la nature et la qualité des eaux qui coulent dans une localité. Il importe aussi d'étudier la pente des cours d'eaux, leurs divisions et leurs embranchements, et de déterminer, d'après la structure et la configuration du sol, un système favorable pour l'écoulement des eaux pluviales.

Influences de proximité. — Les montagnes, les forêts, les cours d'eaux, les établissements industriels, peuvent aussi, par leur proximité, exercer sur l'hygiène des localités une influence particulière qui doit être prise en sérieuse considération. Le voisinage des montagnes modifie profondément le climat des localités. Les forêts abritent les contrées qui les avoisinent contre la violence de certains vents ; et dans quelques cas même, elles les protègent contre les effluves des marais.

Les fleuves et les rivières présentent pour les localités riveraines des avantages divers, mais ils offrent les inconvénients suivants : 1° leur atmosphère est humide, et, par suite, bonne conductrice des émanations nuisibles ; 2° le débordement et le retrait de leurs eaux laissent des dépôts fangeux, qui sous l'influence de l'air et du soleil deviennent souvent la source de foyers d'infection, et produisent quelquefois des endémies caractéristiques. Les établissements industriels peuvent également, par les odeurs infectes, les vapeurs, les gaz, les poussières et les eaux qu'ils répandent, compromettre ou altérer la salubrité des localités près desquelles ils se trouvent situés.

Qualités de l'air. — Il faut enfin étudier avec le plus grand soin les qualités de l'air qui peuvent, pour chaque localité, varier avec les diverses circonstances que nous venons de passer en revue. Ainsi, une vaste surface de marais, la multiplicité des grandes fabriques, l'entassement des populations, versent dans le milieu local des principes étrangers qu'il est indispensable de déterminer.

Après avoir signalé les causes qui influent sur l'hygiène des localités, nous allons dire quelques mots des méthodes qu'il convient d'employer pour combattre celles qui lui sont nuisibles.

Il est des causes contre lesquelles il est impossible de lutter; mais, si l'homme habitant une localité est soumis à des influences insurmontables, s'il ne peut changer l'exposition, la latitude, les phénomènes météorologiques d'une contrée, il peut corriger beaucoup de causes nuisibles par des méthodes rationnelles d'assainissement. Ces méthodes consistent dans ces grands travaux de colonisation, de défrichement, de dessèchement, de drainage, de colmatage de culture qui modifient peu à peu la face du globe, et marquent en quelque sorte, dans chaque pays, les premiers pas de la civilisation.

Nous devrions entrer ici dans quelques détails sur ces grands travaux d'assainissement, et indiquer les avantages qu'ils présentent pour l'hygiène des localités ; nous devrions dire quels services ils rendent, lorsqu'ils parviennent à transformer en terres fertiles et salubres ces étangs, ces marais, véritables foyers d'infection pour des populations entières ; mais ce sujet, trop vaste, nous ferait sortir du cadre que nous nous sommes tracé, aussi ne nous y arrêterons-nous pas davantage.

Si l'hygiéniste était consulté sur le choix des localités dans lesquelles il conviendrait de bâtir les habitations privées, les villages et les villes, il pourrait, en s'inspirant des considérations générales que nous venons d'esquisser, donner des indications précieuses sur la salubrité du milieu que l'on doit préférer; mais il est rare qu'on lui demande un pareil avis; on ne le consulte en général que sur les moyens propres à améliorer les conditions hygiéniques des cités existantes, ou des habitations déjà construites. Son rôle est donc bien défini : *Réparer et non édifier.*

Moyens propres à améliorer les conditions hygiéniques des cités. — Pour étudier les méthodes d'assainissement des cités, il faut d'abord connaître l'étiologie de leur insalubrité.

L'insalubrité d'une ville peut tenir aux causes générales suivantes :

1° *A des causes indépendantes de la ville.* — Par exemple à l'influence de la localité sur laquelle la ville est bâtie.

2° *A des causes dépendantes de la ville.* — Par exemple

une voirie défectueuse, — un mauvais entretien de la voie publique, — un système imparfait de distribution et d'écoulement des eaux, — des habitations privées malsaines, — la présence d'industries ou d'établissements publics insalubres.

Les moyens propres à faire disparaître ces causes d'insalubrité se déduisent naturellement des préceptes généraux d'hygiène qui doivent présider à la construction des maisons et de la voie publique qui forment les éléments essentiels et constitutifs d'une ville.

Une ville doit être placée dans une localité salubre. Elle doit être aussi solidement bâtie et bien aérée, abondamment pourvue d'eau, bien éclairée et bien propre.

Toutes ces conditions indispensables seront réalisées par l'application méthodique des règles suivantes:

1° Faire disparaître toutes les influences nuisibles que la localité peut exercer sur la salubrité de la ville;

2° Faire observer les instructions concernant les moyens d'assurer la salubrité des maisons et des logements;

3° Faire pénétrer abondamment dans les villes l'air et la lumière qui sont les premiers agents de la salubrité;

4° Faire disparaître toutes les causes qui tendent sans cesse à infecter le sol et l'air des cités;

5° Entretenir dans la ville une propreté absolue;

6° Établir des plantations;

7° Débarrasser les villes des eaux infectes et encombrantes qu'elles renferment;

8° Faire arriver de l'eau pure en abondance dans toutes les parties de la ville.

Si nous devions étudier, comme elles le méritent, chacune de ces règles, nous serions obligé d'entrer dans des développements qui nous entraîneraient trop loin ; aussi nous nous bornerons à indiquer les points qu'il est indispensable de connaître pour faire une application raisonnée des principes que nous avons énoncés plus haut.

1re RÈGLE. — *Faire disparaître toutes les influences nuisibles que la localité peut exercer sur la salubrité des villes.* — Pour apprécier l'hygiène d'une ville, il faut considérer tout d'abord la localité sur laquelle elle est bâtie, et par suite étudier la situation, l'altitude, l'assiette géologique et hydrologique de la ville.

Nous avons déjà vu l'influence exercée par les conditions topographiques sur la santé des habitants ; nous pourrions par suite nous dispenser d'en reparler ; mais nous croyons devoir insister d'une manière toute particulière sur un sujet si utile à connaître pour la détermination des causes d'insalubrité indépendantes des villes.

A. **Situation de la ville.** — D'après leur situation, les villes se divisent en cinq classes : (*Fonssagrives.*)

1° *Villes de plaines.* — Ce sont celles qui reposent sur un sol peu élevé au-dessus du niveau de la mer, et qui se trouvant en pays plat, à une assez grande distance des cours d'eaux, ont pu se déployer à l'aise, sans obéir à des nécessités de configuration. En thèse générale, les villes de plaines sont salubres, à la condition que le sol y soit disposé pour empêcher la stagnation des eaux.

2° *Villes de vallées.* — Ce sont celles qui sont situées dans des couloirs plus ou moins étroits, qui ne reçoivent que très imparfaitement les rayons solaires. Leur salubrité dépend de la profondeur et de la largeur des vallées. Plus la vallée est étroite et profonde, plus la ville est insalubre.

3° *Villes maritimes ou pélasgiennes.* — Ce sont celles qui sont placées sur le bord de la mer. Elles offrent les avantages et les inconvénients du bord de la mer sous le rapport de la température, de la pureté et de l'humidité de l'air, du régime des vents et des émanations pélasgiennes. Les villes maritimes sont tantôt situées près des mers qui offrent de grandes variations de niveau, tantôt au contraire près des mers où la marée se fait à peine sentir, comme dans la Méditerranée. Les premières sont plus malsaines que les autres, parce que le flux apporte sur le rivage de grandes quantités de matières organiques que la basse mer laisse à découvert, et qui se putréfient en empoisonnant l'atmosphère.

4° *Villes fluviatiles.* — Ce sont les villes placées sur les bords des cours d'eaux importants, rivières ou fleuves. Elles sont quelquefois situées sur un seul côté d'un fleuve, quelquefois sur les deux côtés, quelquefois au milieu, sur une île environnée par les eaux.

Les fleuves sont pour les villes qu'ils traversent des agents énergiques de ventilation; ils déterminent, dans le sens de leur courant, un déplacement d'une colonne d'air, mesurée par leur lit, et opèrent, à la manière d'un vaste appareil ventilateur, une aspiration sur les rues verticales qui viennent déboucher sur les quais.

La présence d'un fleuve dans une ville est donc pour elle un élément de salubrité. Mais si le cours d'eau vient à être converti en égout, s'il est souillé par les déjections et les immondices de la ville, il devient une cause d'insalubrité, non seulement pour les villes qu'il traverse, mais encore et surtout pour les localités situées au-dessous du foyer d'infection.

5° *Villes lacustres.* — Ce sont celles qui sont placées

sur le bord des lacs plus ou moins profonds, ou qui, construites sur pilotis en tout ou en partie, sont sillonnées par un grand nombre de canaux. Amiens et Lille sont des villes lacustres. Dans un mémoire qu'ils ont publié en 1862, sur l'hygiène de la ville de Lille, MM. Pilat et Tancrez insistent sur les conditions d'insalubrité créées par ces canaux dans lesquels stagne une eau chargée de matières organiques entrant facilement en putréfaction.

6° *Villes palustres.* — Ce sont celles qui sont situées près des marais. On entend par marais, en général, toute portion du sol alternativement couverte et abandonnée par les eaux, et donnant lieu, sous l'influence du desséchement et de la chaleur, au dégagement de miasmes qui constituent une des causes d'insalubrité les plus anciennement reconnues.

Les moyens de combattre l'influence pernicieuse des marais étant plutôt du ressort de l'administration que de celui de l'hygiène, nous indiquerons seulement les principes sur lesquels repose leur assainissement. Pour assainir les marais, il s'agit : 1° d'obvier aux alternatives d'inondation et de sécheresse des sols marécageux; 2° d'éviter la stagnation des eaux croupissantes. La première indication peut être remplie de deux manières, soit en maintenant les marais et étangs en pleine eau, soit en les desséchant d'une manière complète. La seconde, en donnant un écoulement facile aux eaux accumulées par suite de l'encombrement des cours d'eaux et de l'état marécageux des plaines et des vallées. Les détails sur les travaux à opérer et le rapport adressé à l'empereur par les ministres de l'intérieur, des finances, de l'agriculture et du commerce, le 17 janvier 1860, relativement à l'assainissement des marais, se trouvent dans le *Dic-*

tionnaire d'hygiène publique et de salubrité de Tardieu (article MARAIS).

B. **Altitude de la ville.** — L'altitude de la ville joue un rôle important sur sa salubrité ; et cette circonstance, dit M. Fonssagrives, exerce une telle influence qu'il y a souvent, entre deux quartiers d'une même ville qui ont des différences de niveau de 20 à 40 mètres, des conditions d'hygiène très dissemblables.

C. **Assiette géologique de la ville.** — La salubrité des villes dépend beaucoup de la nature et de la disposition des terrains sur lesquels elles sont bâties. Au point de vue géologique, nous diviserons les villes, avec M. Fonssagrives, en cinq classes :

1° *Villes rocheuses.* — Ces villes bâties sur le roc sont très salubres, parce que l'imperméabilité du sol ne permet pas au terrain de s'imprégner de matières infectieuses.

2° *Villes sablonneuses.* — Elles sont salubres si le sous-sol est perméable ; mais si le sous-sol est argileux, la stagnation des eaux peut infecter le sol. On conçoit par conséquent que la salubrité de ces villes soit très inférieure à celle des cités bâties sur le roc.

3° *Villes alluvionnaires.* — Ces villes, situées sur des terrains d'alluvion, présentent tous les inconvénients des localités marécageuses ; elles sont par conséquent très insalubres. Toutefois, c'est ici que l'art peut le plus aisément corriger la nature, et l'on sait, par exemple, quel progrès ont fait faire à la santé publique les travaux entrepris à Calcutta par le gouvernement anglais.

4° *Villes assises sur des terrains artificiels.* — Ces villes ont ordinairement un terrain poreux, humide et sujet à s'infecter soit par les détritus qui pénètrent dans le sol, soit par la nature même de ces terrains artificiels.

M. Maurin a consigné, dans une intéressante monographie, des détails très curieux sur la nature du sol factice constitué par les cendres des savonneries, et sur lequel s'élèvent un certain nombre de quartiers de Marseille. Ces résidus industriels sont constitués par un mélange de sulfate de chaux, de sulfure de calcium, de craie, d'impuretés, de houille. « Si, dit M. Maurin, on utilise ces cendres pour remblayer des terrains, toute trace de végétation disparaît partout où elles sont déposées, et pendant les premières années, de petits feux volcaniques apparaissent çà et là sur leur surface. Ces flammes ou feux-follets résultent de l'excessive chaleur produite, sur certains points, par la réaction qui s'opère sous l'influence de l'humidité, et de la combustibilité du gaz sulfhydrique qui en est le produit. Plus tard, ces volcans en miniature ne se rencontrent plus ; les sulfures des résidus de la couche extérieure, exposés à l'action de l'air ambiant, de l'humidité et de la lumière, perdent leurs caractères physiques et leur action spéciale. Les terres qui constituent cette couche extérieure, désagrégées, blanchâtres, ne conservent pas moins, malgré cette transformation, des propriétés malfaisantes. »

5° *Villes bâties sur pilotis.* — Elles ne peuvent conserver un certain degré de salubrité, que grâce à des travaux incessants et à une police sévère, qui entretiennent une propreté absolument indispensable, dans de pareilles conditions, à la santé publique.

D. **Assiette hydrologique de la ville.** — Dans son excellent traité de l'hygiène des villes, M. Fonssagrives fait observer qu'il est très important de considérer la situation des villes par rapport aux eaux souterraines. Une ville placée au fond d'une cuvette, dominée par les hauteurs qui l'entourent, est nécessairement humide. Il en sera de même, quelle que soit sa situation, quand la première couche imperméable du sol sur lequel elle repose est superficielle. Quand cette couche est superficielle, l'eau qu'elle retient remonte facilement jusqu'à la surface du sol où elle entretient une végétation d'ordre inférieur particulière aux marais ; lorsqu'au contraire la couche argileuse est profonde, les eaux souterraines sont trop éloignées du sol pour exercer sur lui une influence fâcheuse. On peut donc dire, avec M. Fonssagrives, que la profondeur des puits d'une ville est la mesure de la salubrité du sol.

Il n'est pas toujours possible de faire disparaître toutes les influences nuisibles que la localité peut exercer sur la salubrité des villes, mais on arrive cependant à combattre quelques-unes de ces influences à l'aide de moyens convenablement choisis que nous allons indiquer. Nous avons vu que l'assiette des villes avait surtout une très grande importance sur leur salubrité. Il faut donc, lorsque cette assiette est pernicieuse, chercher à l'améliorer ; on y parvient à *l'aide du drainage* qui a pour but d'empêcher les eaux superficielles chargées de matières organiques de séjourner dans le sol des villes et d'arriver à la nappe souterraine qui alimente les puits.

On ne saurait trop se persuader, dit M. Fonssagrives, que le *drainage des villes qui ne reposent pas directement sur le roc est un des premiers besoins de leur hygiène*. Des villages de la Pologne, presque inhabitables, sont rentrés dans des conditions ordinaires de salubrité, depuis qu'on les a drainés ; et, en Angleterre, les exemples abondent des villes, qui s'étant dotées de ces utiles travaux, ont vu baisser le chiffre de leur mortalité annuelle.

Une ville drainée est une ville sèche ; mais, ainsi que l'a fait remarquer Chevreul, dans ses admirables études sur les principes de l'assainissement des villes, l'office du drainage ne consiste pas seulement à entraîner l'eau, et à faciliter par un lavage du sol le départ des matières organiques qu'il renferme, mais aussi à faire affluer l'air dans le sol et à brûler les sulfures et les substances organiques dont il est imprégné, de manière à changer les premières, par une combustion lente, en sulfates n'exhalant plus d'odeur sulfureuse, et les secondes, en corps oxydés aboutissant peu à peu à des produits de chimie minérale.

Dans un rapport sur l'assainissement industriel et municipal en France, publié en 1866, M. Ch. de Freycinet a insisté avec raison sur la nécessité de drainer les villes, et de ne pas croire qu'on a tout fait pour leur salubrité, quand on les a débarrassées de leurs eaux impures.

Nous n'avons pas à exposer ici les procédés très variables de drainage. Les membres des Conseils d'hygiène qui voudraient les étudier trouveront des renseignements précis dans les ouvrages suivants : *Dictionnaire d'hygiène publique* de Tardieu ; Naville, *De l'assainissement des terres et du drainage ; Traité du draineur* de Henri Stephens, traduit de l'anglais par Faure ; *Du drainage des terres*, par Barré de Saint-Venant ; *Notice sur le drainage des terres*, par Lecler ; *Drainage et irrigation*, par Barral.

2e RÈGLE. — *Faire observer les instructions concernant les moyens d'assurer la salubrité des maisons et des logements.* — L'hygiène n'a pas seulement à s'occuper de l'habitation dans l'intérêt de ceux qui y ont établi leur demeure ; elle doit en outre, pour protéger la salubrité des villes, exercer une surveillance attentive sur la manière dont les maisons sont construites, aménagées et peuplées. Nous allons donc exposer les règles générales qui doivent présider à la construction des habitations, et indiquer les mesures de police hygiénique qui les concernent. Nous empruntons à l'excellent traité d'hygiène de M. le docteur Maxime Vernois, *les Préceptes relatifs à la construction des maisons* : fondations profondément et solidement assises en proportion de la hauteur de l'édification. Caves disposées de manière à n'être en aucun cas envahies par les eaux. Emploi de pierres dures, de bois protégé contre les effets du feu et de l'humidité par des injections ou bains de sels de cuivre ou de fer, et par des lotions silicatées ou d'eau chargée de borate ou de tungstate de soude et de sulfate d'ammoniaque. Usage du fer au lieu et place du bois, toutes les fois qu'il se pourra. Toiture en ardoises et tuiles préférablement au zinc, qui fond en cas d'incendie, et peut propager le feu. Ventilation et aération ménagée par des ouvertures opposées, soit dans les caves, soit dans les escaliers, soit dans l'intérieur des appartements. Lumière versée à flots, surtout vers le midi, dans tous les détails de la construction. Suppression des sous-sol et entresol. C'est là que les populations s'étiolent et dégénèrent, là que prennent naissance une foule de maladies endémiques. Faire arriver sous la plaque en fonte de chaque foyer de cheminée une colonne d'air venue de dehors. Cet air échauffé entre dans l'appartement, et produit à la fois économie de combustible et assainissement de l'air ambiant. Eloigner le cabinet d'aisances des cuisines. Etablir dans l'un et dans l'autre, des ventilateurs permanents. Veiller à l'écoulement complet des eaux ménagères et autres, et garnir d'une bonde hydraulique toute ouverture intérieure des conduits destinés à la circulation de ces liquides. Surveiller les tuyaux d'éclairage au gaz, les compteurs et les carburateurs. Eviter l'emploi des huiles de schiste, à cause de l'odeur et des dangers d'inflammation. Etablir dans chaque habitation une citerne, dont la capacité sera en rapport avec l'étendue de la surface de la toiture ; placer au dedans de la cour un orifice qui permette de tirer de l'eau pour le service de propreté et de nettoyage, et un orifice au dehors sur la rue, pour servir de prise en cas d'incendie. Etablir dans chaque fosse d'aisance un appareil séparateur, et disposer la fosse aux liquides, de manière que, directement et constamment, ceux-ci puissent se diriger souterrainement dans l'égout le plus prochain, ou de façon que chaque soir, à l'aide d'une pompe, ce liquide, véritable foyer d'infection, puisse y être versé, et suivi d'un lavage à grande eau. Hourder à chaux et ciment, à la hauteur d'un mètre, tout le pourtour du rez-de-chaussée, et faire recevoir ces enduits hydrofuges par l'autorité. Faire silicater toutes les façades des habitations, de manière à protéger les murs contre les effets des intempéries et autres agents extérieurs de destruction, et à n'avoir qu'à opérer de simples lavages pour en entretenir la propreté. Laisser une cour intérieure assez vaste et fixée d'après la surface occupée par le bâtiment. Paver, daller ou bitumer cette cour avec pente et ruisseaux convenablement disposés pour l'écoulement des eaux pluviales, ménagères ou autres. N'y jamais laisser se putréfier de matières fermentescibles, ni accumuler aucune odeur. Y faire de fréquents lavages. Maintenir solidement les gouttières, les tuyaux et les cheminées. »

Si tous les préceptes que nous venons d'énumérer

étaient exécutés, les habitations privées seraient placées dans d'excellentes conditions de salubrité ; mais il est rare qu'ils soient observés; aussi trouve-t-on dans les villes de nombreuses habitations insalubres, que l'on doit chercher à assainir conformément aux instructions données à sujet par l'administration.

C'est à la fin de l'année 1831, à cette époque où l'invasion du choléra morbus à Paris était imminente, que l'on s'occupa sérieusement, et pour la première fois, de la salubrité des habitations.

La commission centrale de salubrité, créée le 20 août 1831, et dont M. le duc de Choiseul était président, chargea une commission, composée de MM. Petit, Trébuchet et Rohault, de chercher les causes d'insalubrité des maisons particulières et des maisons garnies, et d'indiquer les moyens propres à y remédier. La commission centrale voulait ainsi répandre dans la population, une instruction officielle qui pût ajouter à l'autorité des avis donnés par les commissions créées dans les différents quartiers de la capitale.

Cette instruction, rédigée avec beaucoup de soins, fut publiée par ordre du préfet de police et produisit d'heureux résultats.

L'impulsion était donnée, et depuis, la salubrité des habitations fut l'objet des plus constantes études du conseil d'hygiène de la Seine.

La question fut reprise en 1846, et soumise à nouveau au conseil par M. Gabriel Delessert, dans le but d'arriver, non plus, comme en 1832, à une simple instruction, mais, à une ordonnance qui, seule, pouvait permettre de faire exécuter les mesures reconnues nécessaires.

Le conseil termina son rapport en 1848 ; et à la date du 20 novembre 1848 parut une ordonnance du préfet de police qui produisit les plus heureux résultats, pour l'hygiène et la salubrité des habitations.

L'ordonnance de 1848 fut en vigueur jusqu'en 1853, où il parut nécessaire de lui faire subir quelques légères modifications. Le Conseil eut soin de les indiquer, et conformément à ses propositions, M. le Préfet de police publia, le 23 novembre 1853, l'ordonnance qui est encore aujourd'hui en vigueur, et que nous reproduirons plus loin avec l'instruction qui l'accompagne. Cette ordonnance a principalement pour objet, de faire disparaître les *causes extérieures d'insalubrité*, qui intéressent sous certains rapports la salubrité publique, savoir : les amas d'immondices dans les cours, allées ou enclos attenant aux habitations ; les stagnations d'eaux provenant du mauvais état ou de l'absence du pavage des cours, des allées ; le défaut d'entretien des conduits d'eaux ménagères ; la mauvaise odeur des fosses, des cabinets d'aisances, des puits, des puisards, etc. ; la saleté des murs, des corridors, des escaliers ; la présence d'animaux, tels que porcs, poules, lapins, pigeons, etc.

Ordonnance de police du 23 *novembre* 1853. — *Ordonnance sur la salubrité des habitations.*

Nous, préfet de police,

Considérant que la salubrité des habitations est une des conditions les plus essentielles de la santé publique ;

Considérant que les importants travaux exécutés pour l'assainissement du sol de Paris doivent trouver leur complément dans les mesures de salubrité applicables dans les maisons mêmes ;

Qu'il ne suffirait pas, en effet, d'avoir établi à grands frais un vaste système d'égouts et de distribution d'eau pour le lavage des rues ; d'avoir, par de nombreux percements, facilité la circulation de l'air dans les divers quartiers de la ville, si des mesures analogues et non moins importantes pour la santé publique n'étaient étendues à chaque maison, et plus spécialement à celles qui sont occupées par la population ouvrière ;

En vertu des lois des 14 décembre 1789 (art. 50), 16-24 août 1790, et de l'arrêté du gouvernement du 12 messidor an VIII ;

Vu : 1° l'art. 471, § 15 du Code pénal ; 2° l'ordonnance de police du 20 novembre 1848 sur la salubrité des habitations ; 3° la loi du 13 avril 1850 sur l'assainissement des logements insalubres ; 4° l'avis du conseil d'hygiène publique et de salubrité du département de la Seine, ordonnons ce qui suit :

Art. 1er. — Les maisons doivent être tenues, tant à l'intérieur qu'à l'extérieur, dans un état constant de propreté.

Art. 2. — Les maisons devront être pourvues de tuyaux et cuvettes, en nombre suffisant pour l'écoulement et la conduite des eaux ménagères. Ces tuyaux et cuvettes seront constamment en bon état, ils seront lavés et nettoyés assez fréquemment pour ne jamais donner d'odeur.

Art. 3. — Les eaux ménagères devront avoir un écoulement constant et facile jusqu'à la voie publique, de manière qu'elles ne puissent séjourner ni dans les cours, ni dans les allées ; les gargouilles, caniveaux, ruisseaux destinés à l'écoulement de ces eaux, seront lavés plusieurs fois par jour et entretenus avec soin. Dans le cas où la disposition du terrain ne permettrait pas de donner un écoulement aux eaux sur la rue ou dans un égout, elles seront reçues dans des puisards, pour la construction desquels on se conformera aux dispositions de l'ordonnance de police du 29 juillet 1838.

Art. 4. — Les cabinets d'aisances seront disposés et ventilés de manière à ne pas donner d'odeur. Le sol devra être imperméable et tenu dans un état constant de propreté. Les tuyaux de chute seront maintenus en bon état et ne devront donner lieu à aucune fuite.

Art. 5. — Il est défendu de jeter ou de déposer dans les cours allées et passages, aucune matière pouvant entretenir l'humidité ou donner de mauvaises odeurs.

Partout où les fumiers ne pourront être conservés dans des trous couverts ou sur des points où ils ne compromettraient pas la salubrité, l'enlèvement en sera opéré chaque jour avec les précautions prescrites par les règlements.

Le sol des écuries devra être rendu imperméable dans la partie qui doit recevoir les urines ; les écuries devront être tenues avec la plus grande propreté ; les ruisseaux destinés à l'écoulement des urines seront lavés plusieurs fois par jour.

Art. 6. — Indépendamment des dispositions prescrites par les articles qui précèdent, il sera pris à l'égard des habitations, et notamment de celles qui sont louées en garni, telles autres mesures spéciales qui seraient jugées nécessaires dans l'intérêt de la salubrité et de la santé publiques.

Il est d'ailleurs expressément recommandé de se conformer à l'instruction du Conseil de salubrité annexée à la présente ordonnance.

Art. 7. — Les ordonnances de police des 23 octobre 1819, 5 juin 1834, 12 décembre 1849, 8 novembre 1851, 3 décembre 1829, 27 mai 1845, 27 février 1838, 20 juillet 1838, 31 mai 1842, 5 novembre 1846 et 1er septembre 1853, concernant les fosses d'aisances, les animaux élevés dans les habitations, les vacheries, les puits et puisards, l'éclairage par le gaz dans l'intérieur des habitations, le balayage et la propreté de la voie publique, et tous autres règlements intéressant la salubrité, continueront de recevoir leur exécution dans celles de leurs dispositions qui ne sont pas contraires à la présente ordonnance.

Art. 8. — L'ordonnance de police précitée du 20 novembre 1848 est rapportée.

Art. 9. — Les contraventions aux dispositions qui précèdent seront déférées aux tribunaux compétents, sans préjudice des mesures administratives qu'il y aurait lieu de prendre, suivant le cas.

Signé : PIÉTRI.

INSTRUCTION CONCERNANT LES MOYENS D'ASSURER LA SALUBRITÉ DES HABITATIONS.

La salubrité d'une habitation dépend en grande partie de la pureté de l'air qu'on y respire. Tout ce qui vicie l'air doit donc exercer une influence fâcheuse sur la santé des habitants.

L'insalubrité des habitations peut être locale ou générale : locale, quand elle existe seulement dans le logement de la famille ; générale, lorsqu'elle a sa source dans la maison tout entière.

Dans ces diverses questions locales ou générales, l'air peut être vicié au point de faire naître des maladies graves et meurtrières. S'il est moins altéré, il minera sourdement la constitution ; il causera l'étiolement et les maladies scrofuleuses.

Enfin, l'expérience a démontré que c'est dans les habitations dont l'air est insalubre, que naissent et sévissent avec plus d'intensité, certaines épidémies dont les ravages s'étendent ensuite sur des cités entières.

Notons ici que l'insalubrité peut exister aussi bien dans certaines parties des habitations les plus brillantes que dans les plus humbles demeures, comme aussi ces dernières peuvent offrir les meilleures conditions de salubrité.

Moyens d'assurer la salubrité des logements.

Aération. — L'air d'un logement doit être renouvelé tous les jours le matin, les lits étant ouverts : ce n'est pas seulement par l'ouverture des portes et des fenêtres que l'on peut opérer le renouvellement de l'air d'un logement ; les cheminées y contribuent efficacement aussi ; les cheminées sont même indispensables dans les maisons simples en profondeur et qui n'ont qu'un seul côté ; les chambres où l'on couche devraient toutes en être pourvues. On ne saurait donc trop proscrire la mauvaise habitude de boucher les cheminées, afin de conserver plus de chaleur dans les chambres.

Le nombre des lits doit être, autant que possible, proportionné à l'espace du local, de sorte que, dans chaque chambre, il y ait au moins 14 mètres cubes d'air par individu, indépendamment de la ventilation.

Mode de chauffage. — Les combustibles destinés au chauffage et à la cuisson des aliments ne doivent être brûlés que dans des cheminées, poêles et fourneaux qui ont une communication directe avec l'air extérieur, même lorsque le combustible ne donne pas de fumée. Le coke, la braise et les diverses sortes de charbons, qui se trouvent dans ces derniers cas, sont considérés à tort, par beaucoup de personnes, comme pouvant être impunément brûlés à découvert dans une chambre habitée. C'est là un des préjugés les plus fâcheux ; il donne lieu tous les jours aux accidents les plus graves, quelquefois même, il devient cause de mort. Aussi, doit-on proscrire l'usage des braseros, des poêles et des calorifères portatifs de tout genre, qui n'ont pas de tuyaux d'échappement au dehors. Les gaz qui se sont produits pendant la combustion de ces moyens de chauffage et qui se répandent dans l'appartement sont beaucoup plus nuisibles que la fumée de bois.

On ne saurait trop s'élever aussi contre la pratique dangereuse de fermer complètement la clef d'un poêle, ou la trappe intérieure d'une cheminée, qui contient encore de la braise allumée. C'est là une des causes d'asphyxie les plus communes. On conserve, il est vrai, la chaleur dans la chambre, mais, c'est aux dépens de la santé et quelquefois de la vie.

Soins de propreté. — Il ne faut jamais laisser séjourner longtemps les urines, les eaux de vaisselle et les eaux ménagères dans un logement ; il faut balayer fréquemment les pièces habitées, laver une fois la semaine les pièces carrelées et qui ne sont pas frottées, les ressuyer aussitôt pour en enlever l'humidité. Le lavage qui entraîne à sa suite un état permanent d'humidité est plus nuisible qu'avantageux, il ne doit donc pas être opéré trop souvent.

Lorsque les murs d'une chambre sont peints à l'huile, il faut les laver de temps en temps pour en enlever les couches de matières organiques qui s'y déposent et qui s'y accumulent à la longue.

Dans le cas de la peinture à la chaux, il convient d'en opérer tous les ans le grattage, et d'appliquer une nouvelle couche de peinture.

Tout papier de tenture que l'on renouvelle doit être arraché complètement; le mur doit être gratté et les trous rebouchés avant de coller le nouveau papier.

Les cabinets particuliers d'aisances doivent être parfaitement ventilés, et, autant que possible, à fermeture au moyen de soupapes hydrauliques.

Moyens d'assurer la salubrité des maisons.

Indépendamment du mode de construction d'une maison, quel que soit l'espace qu'elle occupe, et quelle que soit la dimension des cours et des logements, cette maison peut devenir insalubre :

1° Par l'existence de lieux d'aisances communs mal tenus;

2° Par le défaut d'écoulement des eaux ménagères, le défaut d'enlèvement d'immondices et de fumiers, le mauvais état des ruisseaux ou caniveaux.

3° Par la malpropreté et la mauvaise tenue du bâtiment.

Cabinets d'aisances communs. — Il n'est guère de cause plus grave d'insalubrité; un seul cabinet d'aisances, mal ventilé, ou tenu malproprement, suffit pour infecter une maison tout entière. On évite autant qu'il est possible cet inconvénient, en pratiquant à l'un des murs du cabinet une fenêtre suffisamment large pour opérer une ventilation et pour éclairer, en tenant, en outre, les dalles et le siège dans un état constant de propreté à l'aide de lavages fréquents. On doit renouveler souvent aussi le lavage du sol et celui des murs, qui doivent être peints à l'huile et au blanc de zinc; chacun de ces cabinets doit être clos au moyen d'une porte ; enfin, il faut, autant que possible, éviter les angles dans la construction desdits cabinets.

Eaux ménagères. — Les cuvettes destinées au déversement des eaux ménagères doivent être garnies de hausses, ou disposées de telle sorte que les eaux projetées à l'intérieur ne puissent saillir au dehors. Il faut bien se garder de refouler, à travers les ouvertures de la grille qui se trouve au fond des cuvettes, les fragments solides dont l'accumulation ne tarderait pas à produire l'engorgement des tuyaux.

On doit placer une grille à la jonction du tuyau avec la cuvette, afin d'empêcher l'obstruction par des matières solides.

Il ne faut jamais vider d'eaux ménagères dans les tuyaux de descente pendant les gelées.

Lorsque l'orifice d'un de ces tuyaux aboutit à une pierre d'évier placée dans une chambre ou dans une cuisine, on doit le tenir parfaitement fermé au moyen d'un tampon ou d'un siphon.

Il y a toujours avantage à diriger les eaux pluviales dans les tuyaux de descente de manière à les laver.

Lorsque ces tuyaux exhalent une mauvaise odeur, il faut les laver avec de l'eau contenant au moins 1 p. 100 d'eau de Javelle.

Une des pratiques les plus fâcheuses dans les usages domestiques, et contre laquelle on ne saurait trop s'élever, c'est celle de déverser les urines dans les plombs d'écoulement des eaux ménagères.

Les ruisseaux des cours et les caniveaux destinés au passage des eaux ménagères doivent être exécutés en pavés, en pierres ou en fonte; les joints doivent être faits avec soin, et les pentes régulières, de manière à empêcher toute stagnation d'eau et à rendre facile le lavage de ces ruisseaux et caniveaux.

Les immondices des cours doivent être enlevées tous les jours; les fumiers ne doivent pas être conservés plus de huit jours en hiver et de quatre jours en été.

Propreté du bâtiment. Balayage.

Il faut balayer fréquemment les escaliers, les corridors, cours ou passages; gratter les dépôts de terre ou d'immondices qui résistent à l'action du balai.

Il est utile de peindre à l'huile les murs des maisons, façades, couloirs, escaliers; cette peinture empêche les murs de se pénétrer de matières organiques, mais il faut avoir soin d'en opérer le lavage une fois par an.

Lavage du sol. — Les parties carrelées, pavées ou dallées, doivent être lavées souvent quand il s'agit d'escaliers ou de sol de corridors; il faut les ressuyer aussitôt le lavage pour éviter un excès d'humidité toujours nuisible.

L'eau suffit le plus ordinairement à ces lavages; mais dans le cas d'infection et de malpropreté de date ancienne, il faut ajouter à l'eau 1 p. 100 d'eau de Javelle ou de chlorure d'oxyde de sodium. L'emploi du chlorure de chaux (hypochlorite) aurait l'inconvénient de laisser à la longue un sel hygroscopique (chlorure de calcium), qui entretiendrait une humidité permanente contraire à la salubrité. C'est en pratiquant ces soins si simples, d'une exécution si facile et si peu dispendieuse, que l'on tend à la conservation de la santé, en même temps que l'on s'oppose au progrès des épidémies qui peuvent frapper d'un moment à l'autre toute une population.

Il ne suffit pas de faire disparaître les causes extérieures d'insalubrité des habitations qui peuvent porter une atteinte si grave à l'hygiène des villes; *il faut encore faire disparaître les causes intérieures d'insalubrité qui sont inhérentes au logement même;* telles sont l'humidité, le défaut d'air, de lumière ; l'exiguité des logements, la malpropreté intérieure; l'encombrement des chambres, etc. C'est dans ce but qu'a été décrétée la loi du 13 avril 1850 sur les logements insalubres dont voici le texte.

Loi sur les logements insalubres (du 13 avril 1850).

Art. 1er. — Dans toute commune où le conseil municipal l'aura déclaré nécessaire, par une délibération spéciale, il nommera une commission chargée de rechercher et d'indiquer les mesures indispensables d'assainissement des logements et dépendances insalubres mis en location, ou occupés par d'autres que le propriétaire, l'usufruitier ou l'usager.

Sont réputés insalubres, les logements qui se trouvent dans des conditions de nature à porter atteinte à la vie ou à la santé de leurs habitants.

Art. 2. — La commission se composera de neuf membres au plus et de cinq au moins.

En feront nécessairement partie un médecin ou un architecte ou tout autre homme de l'art, ainsi qu'un membre de bureau de bienfaisance et du conseil des prud'hommes, si ces institutions existent dans la commune. La présidence appartient au maire ou à l'adjoint.

Le médecin et l'architecte pourront être choisis hors de la commune.

La commission se renouvelle tous les deux ans par tiers, les membres sortants sont indéfiniment rééligibles. A Paris, la commission se composera de douze membres.

Art. 3. — La commission visitera les lieux signalés comme insalubres. Elle déterminera l'état d'insalubrité et en indiquera les causes, ainsi que les moyens d'y remédier. Elle désignera les logements qui ne sont pas suceptibles d'assainissement.

Art. 4. — Les rapports de la commission seront déposés au secrétariat de la mairie, et les parties intéressées mises en demeure d'en prendre communication et de produire leurs observations dans le délai d'un mois.

Art. 5. — A l'expiration de ce délai, les rapports et les observations produites seront soumis au conseil municipal, qui déterminera : 1° les travaux d'assainissement et les lieux où ils devront être entièrement ou partiellement exécutés, ainsi que les délais de leur achèvement ; 2° les habitations qui ne sont pas susceptibles d'assainissement.

Art. 6. — Un recours est ouvert aux intéressés contre ces décisions devant le conseil de préfecture, dans le délai d'un mois à dater dela notification de l'arrêté municipal. Ce recours sera suspensif.

Art. 7. — En vertu de la décision du conseil municipal, ou de celle du conseil de préfecture en cas de recours, s'il a été reconnu que les causes d'insalubrité sont dépendantes du fait du propriétaire ou de l'usufruitier, l'autorité municipale lui enjoindra, par mesure d'ordre et de police, d'exécuter les travaux jugés nécessaires.

Art. 8. — Les ouvertures pratiquées pour l'exécution des travaux d'assainissement seront exemptées, pendant trois ans, de la contribution des portes et fenêtres.

Art. 9. — En cas d'inexécution, dans les délais déterminés, des travaux jugés nécessaires, et si le logement continue d'être occupé par un tiers, le propriétaire ou l'usufruitier sera passible d'une amende de 16 à 100 francs.

Si les travaux n'ont pas été exécutés dans l'année qui aura suivi la condamnation, et si le logement insalubre a continué d'être habité par un tiers, le propriétaire ou l'usufruitier sera passible d'une amende égale à la valeur des travaux et pouvant être élevée au double.

Art. 10. — S'il est reconnu que le logement n'est pas susceptible d'assainissement, et que les causes d'insalubrité sont dépendantes de l'habitation elle-même, l'autorité municipale pourra, dans le délai qu'elle fixera, en interdire provisoirement la location à titre d'habitation.

L'interdiction absolue ne pourra être prononcée que par le conseil de préfecture, et dans ce cas, il y aura recours de sa décision devant le conseil d'État.

Le propriétaire ou l'usufruitier qui aura contrevenu à l'interdiction prononcée sera condamné à une amende de 16 à 100 francs, et en cas de récidive dans l'année, à une amende égale au double de la valeur locative du logement interdit.

Art. 11. — Lorsque par suite de l'exécution de la présente loi il y aura lieu à résiliation de baux, cette résiliation n'emportera en faveur du locataire aucuns dommages-intérêts.

Art. 12. —L'article 463 du Code pénal sera applicable à toutes les contraventions ci-dessus indiquées.

Art. 13. — Lorsque l'insalubrité est le résultat de causes extérieures et permanentes, ou lorsque ces causes ne peuvent être détruites que par des travaux d'ensemble, la commune pourra acquérir, suivant les formes, et après l'accomplissement des formalités prescrites par la loi du 3 mai 1841, la totalité des propriétés comprises dans le périmètre des travaux.

Les portions de ces propriétés qui, après l'assainissement opéré, resteraient en dehors des alignements arrêtés pour les nouvelles constructions, pourront être revendues aux enchères publiques, sans que dans ce cas, les anciens propriétaires ou leurs ayants droit puissent demander l'application des articles 60 et 61 de la loi du 3 mai 1840.

Art. 14. — Les amendes prononcées en vertu de la présente loi, seront attribuées en outre au bureau ou établissement de bienfaisance de la localité où sont situées les habitations, à raison desquelles ces amendes auront été encourues.

L'exécution de cette loi est confiée, à Paris, *à une commission spéciale, dite commission des logements insalubres*, fonctionnant sous l'autorité de M. le préfet de la Seine.

Il est très regrettable que cette loi de 1850, qui est, suivant l'expression du rapporteur, « *une loi d'ordre public et d'humanité qui n'aspirait qu'à faire modestement, peu à peu, avec intelligence et charité, un bien réel et pratique aux plus malheureux enfants de la patrie commune* » soit si peu exécutée dans les départements. La circulaire suivante fera connaître où en étaient les choses neuf ans après la promulgation de la loi, et indiquera les principaux motifs qui ont entravé jusqu'à présent la propagation de ses heureux effets.

Circulaire ministérielle du 27 décembre 1858, sur l'assainissement des logements insalubres.

« Monsieur le Préfet, j'ai soumis à l'examen du comité consultatif d'hygiène publique, institué près de mon ministère, les comptes rendus qui m'ont été adressés par MM. les préfets, sur les résultats de l'exécution, dans leurs départements, de la loi du 13 avril 1850, touchant l'assainissement des logements insalubres.

« Il résulte du rapport de ce conseil que, sauf de très honorables exceptions, la grande majorité des communes a montré, dans cette circonstance, une fâcheuse indifférence, pour un moyen sérieux de bien-être et de moralisation.

« La loi a reçu une très intelligente application dans onze départements. On regrette cependant que, pour ces départements même, cette application n'ait été que partielle, et que les travaux exécutés ou les améliorations obtenues ne soient pas toujours assez clairement décrits dans les comptes rendus.

« Vingt-six départements ont fait des efforts qu'il convient d'encourager, bien qu'ils laissent encore beaucoup à désirer; on remarque surtout qu'on y a fait une confusion regrettable, entre ce qui se rapporte aux logements insalubres et ce qui touche à des causes plus générales d'insalubrité, entre les mesures individuelles d'assainissement et celles dont la charge incombe aux communes ou à l'État. Cette confusion est un obstacle réel à des solutions satisfaisantes, et il importe d'autant plus de la signaler qu'elle tend à se généraliser, et que les départements dans lesquels on a le mieux saisi le but de la loi n'en ont pas toujours été exempts.

« Trente départements n'ont pas compris la loi, ou du moins n'en ont obtenu que des résultats insignifiants. J'admets volontiers que dans quelques-uns d'entre eux, l'état général de la salubrité, ou diverses conditions exceptionnelles, pouvaient ne pas comporter inévitablement l'application de cette loi ; mais il en est un trop grand nombre où cette abstention ne peut être attribuée qu'à une regrettable indifférence; on doit particulièrement classer parmi ces derniers ceux que la statistique comprend au nombre des départements où la mortalité est le plus considérable.

« Enfin, dix-neuf départements ont négligé d'envoyer les renseignements qui leur avaient été demandés par mon ministère ; je me plais à croire qu'il n'y a là qu'un retard qui sera promptement réparé ; car il n'est pas possible de penser qu'il y ait, sur aucun point du pays, parti pris de méconnaître le but élevé de la loi du 13 avril 1850, et son influence si féconde en améliorations matérielles et morales.

« Dans ma circulaire du 25 avril 1857, j'ai recommandé, Monsieur le Préfet, l'étude du dernier rapport de la commission des logements insalubres, de la ville de Paris ; j'insiste de nouveau sur les utiles enseignements qu'on peut puiser dans ce remarquable travail, et notamment dans les parties qui se rapportent au caractère de la mission que la loi confie aux commissions d'arrondissement des logements insalubres, à leur mode d'action et aux moyens d'assainissement. Tout en reconnaissant que ce rapport doit servir plus particulièrement de modèle dans les départements à grandes agglomérations et à villes manufacturières, je pense, avec le comité, qu'il peut être partout utilement consulté. C'est au zèle éclairé des commissions et des conseils d'hygiène et de salubrité qu'il appartient d'en extraire ce qui peut être applicable à chaque contrée.

« Les moyens d'assainissement doivent varier en raison des conditions et des ressources locales ; mais il en est un que je crois devoir recommander spécialement : c'est l'emploi des substances hydrofuges, répandues dans une grande partie de la France. Il est permis de penser que le moment est venu où, par suite de l'abaissement de ces substances, l'habitation du pauvre pourra être mise plus complètement à l'abri des désastreux effets de l'humidité. J'ajouterai que la substitution d'un carrelage uni, posé sur une couche de cailloux, à un sol qui le plus souvent, est à peine battu ; l'exhaussement du sol, quand il est possible ; l'ouverture de jours bien étudiés ; dans les villages, le creusement des fossés, l'établissement d'une sorte de drainage autour des murs, sont des mesures qui ont fréquemment réussi à assainir des locaux humides. Ces moyens sont, en général, trop peu coûteux pour qu'on ne puisse pas les mettre en pratique, et il est à désirer qu'ils soient employés, toutes les fois qu'ils sont indiqués par une étude intelligente des causes d'insalubrité.

« Des motifs de divers ordres ont entravé, jusqu'à présent, la propagation des heureux effets de la loi sur les logements insalubres.

« Le premier est que, dans un trop grand nombre de localités, on croit difficilement à l'influence pernicieuse que le logement peut exercer sur la santé, et que l'on est toujours porté à s'abstenir de l'améliorer, lorsqu'il faut, pour conjurer cette influence, s'imposer une charge privée ou communale.

« On voit aussi des commissions arrêtées dans leurs bonnes dispositions, dans leurs efforts intelligents et zélés, par une préoccupation trop exclusive de l'inviolabilité du domicile et de la propriété, ainsi que des charges à imposer à des propriétaires peu aisés. Sans doute, les commissions ne doivent pas oublier que la loi du 13 avril 1850, a un caractère essentiellement paternel, mais lorsqu'elles voient du bien à faire, elles ne doivent s'arrêter ni devant le mauvais vouloir ou l'ignorance des propriétaires, ni devant l'indifférence des locataires, que la loi veut protéger contre leur propre incurie ; il est de leur devoir, enfin, de se pénétrer de cette pensée que, quelque intérêt que méritent certaines situations, l'humanité ne permet aucune tolérance à l'égard des logements qui peuvent compromettre la santé des locataires.

« Enfin, Monsieur le Préfet, peut-être, le caractère distinctif de cette loi n'est-il pas encore assez connu ; *peut-être ignore-t-on, dans beaucoup de localités, que la création d'une commission des logements insalubres dans une commune appartient au conseil municipal, et se repose-t-on sur l'autorité supérieure du soin de prendre une initiative qui appartient, en réalité, aux autorités locales.* »

Signé : E. Rouher.

3e règle. — *Faire pénétrer abondamment dans les villes, l'air et la lumière.* — On trouve dans toutes les villes des matières organiques susceptibles de devenir insalubres, par un commencement de décomposition. Or, sous l'influence de la lumière, l'oxygène de l'air porté sur les matières, les transforme graduellement, et par suite de combustions lentes, en eau, en acide carbonique et en azote, produits qui n'ont rien de dangereux pour l'économie animale. Il importe, par conséquent, de favoriser cette action en faisant pénétrer abondamment dans les villes, l'air et la lumière ; et pour atteindre ce but, il convient d'établir des cours spacieuses dans les maisons particulières, et de créer dans les villes, de grandes places, des rues larges, droites et bien aérées.

4e règle. — *Faire disparaître toutes les causes qui tendent sans cesse à infecter l'air et le sol.* — Tout ce qui tend à imprégner le sol de matières organiques, constitue une cause prochaine ou éloignée d'insalubrité; l'accumulation de ces matières produit non seulement l'infection du sol, mais celle des puits. Débris d'animaux enfouis dans la terre, matières échappées des lieux d'aisances, urines projetées sur la voie publique, matières organiques qui de nos demeures passent dans le sol, matières condensées à l'état liquide dans les conduites de gaz, et qui s'en échappent par les fuites, émanations qui se dégagent des usines et de certains établissements industriels. Voilà les éléments d'infection de l'air et des terrains habités. L'œuvre d'assainissement du sol consistera donc à empêcher l'imprégnation putride, à limiter ou à détruire les matières infiltrées, et elle s'accomplira par l'établissement des sépultures et des voiries hors des villes, par la bonne construction des fosses d'aisances, par la propreté et le pavage des rues, par la multiplication des égouts, et par l'éloignement de tous les établissements insalubres.

5e RÈGLE. — *Entretenir dans la ville une propreté absolue.* — La propreté est le pivot de l'hygiène urbaine, car elle contribue à la pureté de l'air, à la suppression des émanations fétides et à l'assainissement complet et permanent de toutes les voies de communication. Elle s'obtient surtout par l'enlèvement journalier des ordures, boues et immondices, par l'écoulement régulier des eaux et liquides de toute nature, versés par suite des usages domestiques ou industriels.

La salubrité d'une ville dépendant beaucoup de la salubrité de la voie publique, nous allons indiquer les règles qui doivent présider, au point de vue hygiénique, à la construction et à l'entretien des voies de communication d'une ville.

Pour étudier cette question avec tous les détail

qu'elle comporte, nous suivrons la division adoptée par M. Fonssagrives, et nous examinerons successivement la longueur des rues, leur profondeur, leur forme, leur pente, la nature de leur revêtement, et l'entretien de la voie publique.

1° *Longueur des rues.* — La longueur des rues, dans les grandes villes, varie de 500 mètres à un kilomètre. Il en est cependant, soit à Paris, soit à Londres, etc., qui dépassent considérablement cette proportion, surtout si l'on tient compte des rues, qui s'ajoutant les unes aux autres, et poursuivant toujours la même direction, finissent par constituer, sous des noms divers, un canal d'une longueur presque indéfinie.

Cette disposition offre des inconvénients pour l'hygiène. La ventilation se fait mal dans ces longs couloirs, malgré les rues transversales qui les coupent. Il faudrait sous le rapport de l'hygiène, que des jardins, des squares, véritables réservoirs d'air et de lumière, vinssent interrompre, de temps en temps, la continuité de cette ligne droite.

2° *Largeur des rues.* — La largeur des rues est très intéressante à étudier pour l'hygiène des villes, et elle est soumise à des règles plus rigoureuses que leur longueur. La détermination de la largeur qu'il convient de donner aux rues, est subordonnée au climat et à la hauteur moyenne des maisons riveraines. Il faut en effet, dans le nord, des rues spacieuses pour permettre au soleil et à la lumière, rares dans ce pays, de pénétrer abondamment dans les cours et dans les maisons. Des conditions différentes semblent être préférées dans le midi. Ici l'on recherche, là on évite le soleil ; aussi, les rues des villes méridionales sont-elles, en général, plus étroites que dans les pays du nord. On ne peut pas fixer de limite hygiénique à la largeur des voies publiques. Cependant, dit M. Fonssagrives, dans les pays chauds, le maximum de largeur d'une rue ne doit pas dépasser 12 mètres; lorsqu'elle est portée au delà de ce chiffre, elle doit être bordée d'arcades latérales qui ménagent aux passants un abri contre les ardeurs du soleil. Quant aux impasses et aux passages, l'hygiène doit les proscrire. Ce sont en effet des réservoirs d'air confiné, ne présentant, au point de vue de la salubrité, que des inconvénients sans aucune compensation.

3° *Profondeur des rues.* — La profondeur des rues est déterminée par la hauteur des maisons riveraines, et plus cette profondeur est considérable, plus les rues doivent être larges. Les maisons, dit M. Fonssagrives, transforment une rue en une vallée plus ou moins creuse, dont le fond est figuré par la chaussée, le gave par les ruisseaux, les collines adjacentes par les maisons. Or, de même que les vallées sont d'autant plus insalubres qu'elles sont plus encaissées et plus profondes, de même aussi les vallées des villes sont d'autant plus malsaines qu'elles sont plus étroites et bordées par des maisons plus hautes.

La hauteur des maisons offre donc un grand intérêt pour la salubrité des rues; aussi, à diverses époques, des ordonnances ont-elles déterminé le rapport entre la hauteur maximum des maisons et la largeur de la rue. L'ordonnance du 10 avril 1783 a fixé à 30 pieds la largeur minimum de la rue, et elle forçait les riverains, lorsqu'ils reconstruisaient leurs maisons, à se placer dans un alignement susceptible de ramener les rues étroites à cette dimension. Elle obligeait de plus à ne donner aux maisons qu'une hauteur ne dépassant pas le double de celle de la rue. Aujourd'hui, à Paris, les maisons qui bordent une rue de $9^{m},42$ ne peuvent avoir plus de $17^{m},54$ de hauteur. Dans leur traité sur l'hygiène de la ville de Lille, MM. Pilat et Tancrez pensent que les maisons ne doivent jamais excéder par leur hauteur la largeur de la rue. Nous croyons, avec M. Fonssagrives, que ces proportions pourraient être acceptées, mais qu'elles ne présentent rien d'absolu, parce qu'elles peuvent varier sensiblement suivant les climats et les localités.

4° *Pente.* — Il est indispensable qu'une rue présente une pente pour permettre l'écoulement facile des eaux. On admet que cette pente doit être au minimum de 5 millimètres par mètre. Il n'existe aucun avantage à exagérer cette inclinaison, qui détermine chez les piétons un certain degré de fatigue musculaire. Au reste, on sera guidé sous ce rapport par la configuration du terrain.

5° *Revêtement.* — Il ne suffit pas qu'une rue soit large, droite, bien aérée, il faut encore, et c'est une condition absolue de salubrité pour les maisons riveraines, qu'elle ait une chaussée recouverte d'un revêtement convenable.

Nous avons déjà dit que tout ce qui tend à imprégner le sol de matières organiques peut être considéré comme une cause prochaine ou éloignée d'insalubrité; et tout ce qui tend à empêcher cette imprégnation, à la limiter ou à détruire les matières infiltrées est une cause d'assainissement. Le revêtement des rues par une couche imperméable, pavage, dallage, macadamisage ou autre, s'oppose en partie à l'imprégnation du sol par les détritus organiques de toutes sortes qui, dans une cité populeuse, se répandent à sa surface, ou du moins il limite cette imprégnation. Il offre donc des avantages. Mais, dit Chevreul, ce revêtement est nécessaire ; car il assure la circulation du public, en prévenant l'inconvénient des ornières, des mares d'eau, des boues dans la saison pluvieuse ; il diminue beaucoup les effets fâcheux de la poussière dans la saison sèche ; il éloigne enfin des fondations une grande partie des eaux pluviales et des eaux qui ont servi aux usages domestiques.

On peut ramener aux types suivants les divers modes de revêtement des chaussées : le *pavage*, le *dallage*, le *macadamisage*, l'*asphaltage*, le *cimentage*, des *revêtements divers*, tels que le *pavage en bois*, en *fonte*, etc. La matière employée pour le revêtement du sol des grandes villes n'offre pas, au point de vue de l'hygiène, une importance assez directe pour que nous nous y arrêtions longuement. Les membres des conseils d'hygiène, qui voudraient avoir des renseignements plus précis sur cette matière, pourront consulter avec fruit l'ouvrage de M. Fonssagrives, *Hygiène et assainissement des villes.*

6° *Entretien de la voie publique.* — Nous avons déjà dit qu'il était indispensable d'entretenir une propreté absolue dans la ville, et nous avons indiqué les avantages que l'hygiène de la ville retirait de cette propreté.

La propreté de la voie publique ne peut être entretenue que par des soins incessants; elle repose sur un bon système de balayage, d'enlèvement des immondices, d'arrosement, et enfin sur une installation bien entendue des urinoirs et des water-closets publics.

Le balayage des rues a pour but d'enlever les poussières, les boues, les neiges, les immondices et les résidus domestiques qui souillent et encombrent la voie publique. C'est sous Philippe-Auguste que l'on rencontre les premiers édits relatifs au nettoiement des rues de Paris. Depuis cette époque, un nombre infini de règlements et d'ordonnances ont été rendus sur cette matière, mais leur nombre même et leur insistance montrent avec quelle difficulté les habitants de la ville se plièrent aux salutaires exigences de la police municipale. Tantôt c'étaient les habitants eux-mêmes, qui étaient astreints au balayage et à l'enlèvement des immondices; tantôt l'administration se voyait forcée de se charger de cette branche de police, au moyen de taxes établies sur les maisons, mais dont la perception était à chaque instant entravée par quelque événement (contagion, ou troubles publics, etc., etc.).

Le balayage des rues et l'enlèvement des boues doivent être faits dans des conditions particulières, indiquées dans l'ordonnance du 1er avril 1843, dont on trouvera le texte, Tardieu, *Dictionnaire d'hygiène publique* (pages 195 et 293, tome Ier).

Disons aussi que toutes ces précautions seraient insuffisantes pour entretenir la propreté des villes, si on n'y joignait pas un bon système d'arrosement, destiné à nettoyer les rues. Enfin, il est absolument nécessaire d'établir, dans une ville, des urinoirs et des water-closets publics en nombre suffisant, pour parer aux besoins immédiats, afin que la malpropreté n'ait point d'excuse.

Pour terminer, nous dirons avec M. Chevalier (Notice historique sur le nettoiement de la ville de Paris, depuis 1184 jusqu'à l'époque actuelle (*Annales d'hygiène*. Paris, 1849, t. XLII, p. 267), que la propreté d'une grande ville dépend des conditions suivantes : 1° point de dépôts ni de projections d'immondices sur la voie publique, car ils ne tardent point à s'y disséminer et à produire de la boue ; 2° conservation des immondices dans les maisons jusqu'au passage des voitures destinées à les enlever ; les voitures peu élevées, jamais surchargées pour ne point répandre leur trop-plein, affectées à certains quartiers, y circuleraient à des heures fixes et recevraient immédiatement les ordures des maisons; 3° écoulement direct des eaux ménagères dans les égouts ; 4° placement d'urinoirs en grand nombre sur la voie publique et construits avec soin ; 5° établissement de latrines publiques, en proportion suffisante, disposées et surveillées de manière à ce qu'elles ne se convertissent pas en cloaques.

6e RÈGLE. — *Établir des plantations.* — Parmi les moyens d'assainissement des villes, il n'en est pas de plus généralement admis que les plantations d'arbres, qui occupent, à ce titre, une place considérable dans la salubrité. M. Chevreul, dans un mémoire sur l'hygiène des cités populeuses, considère comme le moyen le plus efficace de prévenir l'infection du sol des villes et d'assainir un terrain affecté par l'infiltration des matières organiques, les plantations d'arbres faites avec intelligence, quant à leur nombre, à leur distribution dans l'intérieur de la ville, au choix des espèces relativement aux lieux, et aux dispositions à prendre pour que les racines puissent, en s'étendant dans la terre, y puiser la nourriture nécessaire aux besoins de la végétation, sans être jamais exposées à trouver des principes délétères ou des couches absolument privées d'oxygène atmosphérique.

Avant de faire une plantation d'arbres d'une espèce déterminée, dans un lieu donné, dit M. Chevreul, il faudra être sûr que l'exposition leur conviendra, que leurs racines auront l'espace convenable en superficie et en profondeur, pour s'étendre sans nuire aux fondations des maisons et aux murs des égouts. D'après ces considérations, on est conduit à ne point planter d'arbres trop près des maisons.

Enfin, d'après ce qu'on sait de l'influence des arbres pourvus de leurs feuilles, et frappés par le soleil pour restituer à l'atmosphère l'oxygène et l'ozone qu'elle a perdus, je dois dire ajoute, M. Chevreul, la part que que j'attribue aux plantations d'une ville sur la purification de l'air de cette ville ; à mon sens, elle est excessivement faible, par la raison que, lorsque l'oxygène se dégage sous l'influence de la lumière, il doit s'élever dans l'atmosphère et non en gagner la région inférieure.

« Mais, dit Chevreul, les arbres ont une utilité incontestable pour combattre incessamment l'insalubrité produite ou sur le point de se produire par les matières organiques et la trop grande humidité du sol. Les racines ramifiées à l'infini, enlevant à la terre qui les touche l'eau avec des matières organiques et des sels que ce liquide tient en solution, rompent l'équilibre d'humidité des couches terrestres ; dès lors, en vertu de la capillarité, l'eau se porte des parties terreuses les plus humides à celles qui le sont moins, en raison de leur contact avec les racines, et ces organes deviennent ainsi la cause occasionnelle d'un mouvement incessant de l'eau souterraine, extrêmement favorable à la salubrité du sol. Ainsi, les eaux qui pénètrent dans la terre avec des matières organiques altérables et des matières salines sont, dans la belle saison, aspirées sans cesse par les végétaux, qui en évaporent la plus grande partie, après en avoir fixé une partie avec les principes organiques et salins qu'elles tenaient en solution. » Les arbres sont donc en même temps, dit M. Fonssagrives, des instruments d'aspiration, de filtrage et de désinfection.

7e RÈGLE. — *Débarrasser les villes des eaux infectes et encombrantes qu'elles renferment.* — Il est très important, au point de vue de la salubrité, de débarrasser une ville des eaux infectes et encombrantes qu'elle renferme ; on y parvient à l'aide des égouts.

Les égouts sont des canaux souterrains destinés à recevoir les eaux infectes ou encombrantes (eaux de pluie, eaux d'arrosement, eaux ménagères, résidus liquides de diverses industries, et quelquefois les produits de vidange), à leur livrer passage, et à les conduire dans un courant d'eau où elles se perdent.

La question des égouts, intéressant au plus haut degré l'hygiène urbaine, mérite d'être étudiée avec le plus grand soin.

Nous ne ferons pas ici l'historique du régime ancien des égouts ; nous dirons seulement que, dès la plus haute antiquité, les grandes villes ont été pourvues d'égouts. Babylone avait d'immenses égouts qui communiquaient avec les maisons par des tuyaux particuliers. Les villes grecques et siciliennes avaient aussi leur système d'égouts. Enfin les égouts de Rome sont longtemps restés, au point de vue de l'étendue, de la perfection obtenue, le type des constructions de ce genre. Paris possède aujourd'hui les égouts les plus spacieux et les mieux construits du monde entier. Le grand collecteur d'Asnières dépasse, par ses proportions, la *cloaca maxima* de Rome (réservoir commun du réseau qui allait du Forum au Tibre). Il a 5,154 mètres de longueur, 4^{m},40 de hauteur, et 5^{m},60 de largeur. Il est muni de deux trottoirs de 0^{m},90 entre lesquels s'étend une cuvette dont la largeur varie de 1^{m},20 à 3^{m},80. Ce grand collecteur communique avec de nombreux embranchements qui reçoivent des tuyaux moins étendus, lesquels communiquent avec les maisons particulières.

Mais le système des égouts, si perfectionné à Paris,

est nul, incomplet ou défectueux dans beaucoup de villes. Dans la plupart des maisons, dit M. Maurin (hygiène de la ville de Marseille), au milieu de la cour et du jardin, on aperçoit une planche carrée percée de plusieurs trous, d'où s'échappent constamment des effluves insupportables. Cette planche recouvre une fosse plus ou moins profonde, appelée *éponge* ou *puits perdu*, à laquelle aboutit un canal qui conduit les eaux des éviers, laissant à la terre le soin de les absorber. L'infiltration, la stagnation, la fermentation putride sont les principes sur lesquels repose la construction de ces réservoirs malsains. L'imbibition continue du sol, l'augmentation incessante de la quantité des matières organiques dans les couches humatiles, l'imprégnation mismatique de l'air, en sont les conséquences immédiates. La viciation des eaux de puits ; et quelquefois, après les pluies, l'infection des maisons en sont les moindres résultats.

Le tableau tracé par M. Maurin est d'une exactitude saisissante, et se reproduit dans beaucoup de villes de France. M. Ch. de Freycinet établit, dans un rapport sur l'assainissement des villes, qu'à Lyon, Marseille, Bordeaux, Nantes, la proportion des rues sans égouts varie de la moitié au tiers ; Lille, Strasbourg, Toulouse sont encore dans des conditions plus médiocres ; Rouen n'a qu'une longueur d'égouts égale au quinzième de ses rues ; Rennes, Arras, Limoges sont encore moins bien favorisées. Il importe d'établir ou d'améliorer le système des égouts des villes, si on veut en assurer la salubrité ; et pour cela il est nécessaire de connaître les conditions que doivent présenter les égouts. Ces conditions, indiquées le 22 septembre 1852 par le congrès de Bruxelles, sont les suivantes :

1° Offrir un écoulement facile aux eaux ménagères

et pluviales et aux diverses matières qui peuvent y être introduites ;

2° Empêcher tout dégagement d'odeur méphitique, soit dans l'intérieur des habitations, soit sur la voie publique ;

3° Être parfaitement imperméables pour prévenir l'infiltration des eaux corrompues sur le sol ;

4° Être pourvus de moyen d'aération tels que les gaz délétères ne puissent y séjourner, et compromettre la sûreté et la vie des ouvriers chargés du curage ;

5° Présenter de distance en distance, et en contre-bas du radier, des réservoirs où puissent se déposer et être promptement enlevées les matières plus ou moins solides, susceptibles d'être employées avantageusement par l'agriculture.

La construction d'un système d'égouts doit être envisagée sous plusieurs points de vue : capacité, direction, pente appropriée à l'usage auquel on les destine, conditions propres à assurer la facilité et la sécurité des opérations nécessaires pour les nettoyer, emploi de matériaux aussi peu altérables que possibles.

Nous ne croyons pas devoir insister sur ces questions, qui sont plutôt du domaine de l'ingénieur que de celui de l'hygiéniste, et nous renvoyons les membres des conseils d'hygiène, qui désireraient avoir des renseignements précis sur ces matières, aux ouvrages suivants : *Assainissement des villes*, de Fonssagrives ; *Traité d'hygiène*, de Parent Duchâtelet ; *Dictionnaire d'hygiène*, de Tardieu (articles *Égouts*).

8e RÈGLE. — *Faire pénétrer de l'eau pure et en abondance dans toutes les parties de la ville.* — « L'abondance et la pureté de l'eau sont une des premières conditions de la salubrité et de la propreté des villes.

Dans un travail très remarquable intitulé *des Eaux publiques*, M. Grimaud de Caux s'exprime ainsi : « L'eau « constitue partout l'une des premières nécessités de « l'existence humaine. L'homme peut se passer de « tout autre liquide, il ne peut pas se passer de l'eau ; « on remplace le pain par d'autres aliments, on ne « remplace pas l'eau de la fontaine.

« L'accroissement d'une ville et sa prospérité sont « limités par la quantité d'eau que cette ville peut se « procurer. La plupart des travaux publics entrepris « pour en rendre le séjour commode, agréable et « salubre, tels que l'élargissement des rues, le pa- « vage, etc., sont des travaux accessoires et les indices « d'une prospérité plus ou moins avancée ; une seule « chose est essentielle, parce que, sans elle, il ne peut « y avoir dans une ville ni agrément, ni commodité « ni salubrité ; et cette chose est une large distribu- « tion d'eau propre à tous les usages.

« La santé publique surtout y est intéressée. Une « substance malsaine, prise chaque jour, quoique en « petite quantité, suffit pour constituer la cause des « différences de salubrité qui se remarquent dans les « différents pays ; on ne doit donc pas s'étonner que « la moindre amélioration dans le régime des eaux « d'une population ait toujours eu pour conséquence « une diminution dans le chiffre de la mortalité. »

Ces considérations nous démontrent combien il est important, au point de vue hygiénique, d'assurer le service d'une eau salubre et abondante dans les cités et dans les habitations particulières. Cette question présentant un intérêt capital, nous nous proposons de l'étudier avec tous les développements qu'elle mérite.

Quelle est l'origine des eaux publiques? — Les villes peuvent emprunter l'eau nécessaire à l'alimentation, soit aux eaux pluviales ou de citerne, soit aux puits, soit aux sources, soit aux rivières ou fleuves.

Quelle que soit leur provenance, ces eaux ne sont potables, c'est-à-dire ne peuvent servir de boisson à l'homme et aux animaux, que si elles présentent les caractères suivants :

1° Elles doivent être claires et limpides, sans odeur, ni saveur ;

2° Elles ne doivent incruster ni les conduits qu'elles parcourent, ni les vases qui les contiennent ;

3° Leur degré hydrotimétrique ne doit pas dépasser 25° ;

4° Elles doivent être convenablement aérées ; c'est-à-dire tenir en dissolution 9 ou 10 centimètres cubes d'oxygène, 20 ou 25 centimètres cubes d'azote, et 20 ou 25 centimètres cubes d'acide carbonique par litre ;

5° Elles ne doivent contenir que des traces de matières organiques et à peine 1 centigramme de nitrate, 10 à 15 centièmes de milligramme d'ammoniaque ;

6° Elles doivent être agréables à boire, propres à la cuisson des légumes et au savonnage ;

7° Toute eau qui contient des matières organiques altérées ou en voie de décomposition doit être rejetée des usages domestiques (Boudet, Rapport à l'Académie de médecine).

La détermination des eaux qui conviennent à une ville est-elle indifférente? Existe-t-il au contraire des principes qui doivent guider dans le choix d'une eau destinée à l'alimentation ?

Pour résoudre cette question, il importe d'étudier la composition des différentes eaux potables.

Eaux de citerne. — Les citernes sont des réservoirs destinés à conserver les eaux pluviales. Dans certaines localités mal partagées, sous le rapport des eaux, comme Venise, les citernes fournissent exclusivement à l'alimentation des habitants. Il est incontestable que, faute de mieux, on peut boire l'eau pluviale : mais il ne faut pas exagérer la valeur de cette eau. On sait en effet que les eaux pluviales se corrompent avec la plus grande facilité, et sont dangereuses à boire, surtout en été, à cause des matières organiques qu'elles rencontrent dans l'atmosphère, et dont elles se chargent en passant sur les toits. Elles renferment en outre de l'ammoniaque à l'état de carbonate, de l'acide azotique, du chlorure de sodium, du sulfate de soude et de chaux, de l'oxyde de fer, et, d'*après M. Chatin, des traces d'iodure.*

Eaux des puits. — L'eau des puits est généralement chargée des principes minéraux qu'elle emprunte aux terrains qu'elle traverse (*quippe tales sunt aquæ, qualis terra per quam fluunt*), disait Pline, et elle est très souvent par suite de mauvaise qualité.

La pureté de cette eau peut être altérée par l'infiltration de matières organiques, par le voisinage de puits absorbants, d'égouts, de fosses d'aisances, de cimetières, d'usines, de dépôts de nature diverse. M. Gaultier de Claubry a fourni, dans un intéressant mémoire, plusieurs exemples de ce genre d'infection des puits ; c'est ainsi qu'il a constaté dans un puits voisin d'une fabrique d'acides gras, la présence de l'acide sulfoglycérique, qui dénotait bien le passage des eaux de la fabrique dans le puits. Dans un autre cas, c'est la présence de quantités anormales de manganèse qui provenaient d'une fabrique ayant existé, à une certaine époque, assez loin du puits, mais dont les résidus étaient répandus sur la voie publique ou dans des boittout.

La contamination des eaux de puits par les eaux d'infiltration des égouts ou des dépôts d'immondices a souvent donné lieu à des épidémies qui se sont manifestées dans différentes villes, et notamment à Vienne en 1841.

M. Grimaud de Caux prétend qu'un bon puits, donnant une bonne eau potable et salubre, est presque partout une exception, et il ajoute qu'en thèse générale, l'eau des puits vaut encore moins que celle des citernes. Aussi, dit M. Fonssagrives, l'hygiène municipale doit se proposer pour objectif d'amener dans les villes une telle quantité d'eau, que la distribution puisse s'en faire dans toutes les maisons. Ce résultat obtenu, les puits disparaîtront d'eux-mêmes.

Puits artésiens. — Lorsqu'on fore verticalement le sol jusqu'à des profondeurs suffisantes, on rencontre quelquefois des nappes d'eaux souterraines qui remontent à sa surface, le long du canal que la sonde leur a ouvert. Ces fontaines jaillissantes ont reçu le nom de puits forés, et plus souvent de puits artésiens, du nom de l'Artois, province où l'on s'est beaucoup occupé de la recherche des eaux jaillissantes.

On est un peu revenu aujourd'hui de l'enthousiasme qu'ont inspiré les puits artésiens, et de l'espoir que l'on avait eu de trouver là un moyen d'alimenter sur place les grandes villes. Dans un mémoire adressé au ministre de l'agriculture et du commerce, M. Dumas a prouvé que les villes ne pouvaient pas compter sérieusement sur les puits artésiens, à cause de l'inconstance de leur débit, qui peut varier par suite de commotions souterraines, et parce qu'ils fournissent une eau d'une température trop élevée, peu aérée, renfermant souvent des proportions notables de substances salines, qui les rapprochent de quelques eaux minérales.

Eaux de sources. — Lorsque les eaux de pluie tombent sur un sol perméable, elles s'y infiltrent peu à peu, viennent se rassembler finalement en quantité plus ou moins grande, à l'endroit où une couche imperméable, ou bien un terrain analogue, tel que l'argile, les empêchent de pénétrer plus avant. Dans cet état de choses, si le point où l'eau s'est arrêtée renferme quelque fissure qui établisse une communication quelconque avec l'extérieur, et si cette fissure s'ouvre soit au niveau de l'amas, soit au-dessous, l'eau s'écoulera au dehors, en donnant lieu à des sources. Ces considérations nous démontrent que les eaux des sources doivent nécessairement varier dans leur constitution chimique, en raison même de la nature du terrain qu'elles ont traversé. Les eaux qui proviennent des terrains granitiques contiennent à peine quelques silicates, des traces de chlorure et de carbonate de chaux, de potasse ou de magnésie ; celles qui sortent des terrains secondaires ont en général la composition des bonnes eaux potables. Celles qui proviennent de la filtration des pluies des terrains supérieurs couverts de plantes sont en général plus riches en bicarbonates, dissous à la faveur de l'acide carbonique qu'elles ont emprunté au terrain végétal. Enfin, les sources qui sortent des couches gypseuses, anthraciteuses, pyriteuses sont en général impotables.

Les eaux de source ont ordinairement l'avantage d'être toujours limpides et d'offrir une température constante, mais on leur reproche de ne pas être assez aérées. Elles ne doivent pas contenir une trop grande quantité de matières minérales, et marquer plus de 20° à l'hydrotimètre.

Eaux de rivières et de fleuves. — Ces eaux proviennent des eaux de source et des eaux de la fonte des neiges et des glaciers. Elles sont très oxygénées, contiennent à peine 0gr,15 à 20 de sels par litre ; mais elles se troublent facilement et possèdent une température très inconstante. Leur composition varie du reste avec les pluies, la fonte des neiges, les grands changements de température, la longueur de leur trajet, la nature des terrains traversés, enfin, avec les impuretés qu'elles reçoivent à travers leur passage dans les villes (1).

Examinons maintenant quels sont les principes qui doivent guider l'hygiéniste, dans le choix d'une eau destinée à l'alimentation des populations.

Le préjugé du vulgaire, dit M. Michel Lévy, est en faveur des eaux de source, tandis que, pour beaucoup de savants, les meilleures eaux sont celles des fleuves et des rivières ; l'erreur est égale des deux côtés. Il est impossible d'établir une opinion *à priori*, sur ce sujet ; les sources diffèrent à l'infini, et, s'il en est de bonnes, il y en a de mauvaises ; elles se chargent de matières diverses, qui proviennent des couches qu'elles ont traversées ; l'analyse chimique et l'expérience médicale peuvent seules prononcer sur leurs qualités. Cette analyse chimique peut être faite par des méthodes diverses, connues depuis longtemps, et indiquées dans le *Traité de chimie analytique* de M. Henri Rose, dans le *Précis d'analyse* de Frésénius, dans le *Traité pratique des eaux* d'Ossian Henry, dans le *Traité d'hydrotimétrie* de M. Boutron et Boudet, dans le *Traité* de Reichardt traduit par le docteur Sthrohl, dans le *Manuel pratique*

(1) 1° L'iode est d'autant plus abondant dans les eaux qu'elles sont plus légères, à l'exception des eaux des hauts glaciers ;

2° Les eaux séléniteuses sont peu ou point iodurées ;

3° Les eaux de pluie ou de citerne, dans une région donnée, sont les plus iodurées de toutes, comme les plus légères (note communiquée par M. Chatin, directeur de l'École supérieure de pharmacie).

de Bolley, etc., etc. Nous n'insisterons pas davantage sur ce sujet.

Aménagement et distribution des eaux. — Nous n'entrerons pas ici dans les détails que comporterait l'étude de l'aménagement et de la distribution des eaux dans les villes ; cette question étant surtout du domaine de l'ingénieur. Nous dirons cependant que l'eau destinée aux habitants d'une ville, doit être préalablement clarifiée par le repos et la filtration, et distribuée dans des tuyaux qui ne fassent courir aucun risque à la santé publique. Il faut, par conséquent, proscrire l'usage des tuyaux de plomb, et se servir surtout de tubes de fonte ou de fer, revêtus intérieurement d'un enduit protecteur. Mais nous insisterons d'une manière particulière sur l'altération des cours d'eaux, les moyens de la combattre, et enfin, sur les méthodes qu'il convient d'employer pour établir une distinction entre les eaux saines et celles qui ne le sont pas.

Altération des cours d'eau par les égouts et les eaux industrielles. — Les cours d'eau, offerts par la nature aux besoins divers et de propreté des hommes, sont très souvent altérés par les produits étrangers qui y sont déversés. La plupart des villes se sont créées et développées sur les rives des fleuves ou rivières, à cause des avantages que leur présentaient ces masses sans cesse renouvelées du liquide le plus indispensable à la vie. Mais par leur développement même, par le nombre toujours croissant de leurs habitants, par les progrès de salubrité intérieure, les villes ont contribué à altérer profondément la pureté des eaux qui les traversent.

Les eaux de lavage, les détritus divers qui autrefois formaient une masse peu considérable et qu'on laissait croupir dans les cours et même sur les voies publiques, sont aujourd'hui poussés en masse considérable dans les égouts ; et si par des lavages et des balayages fréquents l'intérieur de la cité est maintenu propre et salubre, les eaux d'égout viennent se mêler aux eaux pures du fleuve, et créer une infection que l'hygiène la plus élémentaire prescrit de faire disparaître.

Les développements de l'industrie viennent de leur côté accroître l'insalubrité des cours d'eau ; certaines usines les encombrent de dépôts solides, d'autres y déversent des liquides fermentescibles ou vénéneux. Ici encore l'hygiène doit intervenir pour défendre la salubrité publique.

1° *Des eaux d'égouts.* — Les eaux qui traversent les égouts proviennent d'une multitude de sources diverses, et qui varient suivant les localités. Les égouts reçoivent les eaux de pluie, les eaux ménagères provenant des habitations privées, les résidus des opérations industrielles, et, dans beaucoup de cas, les excréments solides et liquides de la population. On comprend donc que la composition chimique de ces courants souterrains soit extrêmement variable, et ne présente rien de constant. Cependant, d'après les analyses faites au laboratoire des ponts et chaussés, les eaux d'égout de la ville de Paris contiennent en moyenne, par mètre cube, au moment où elles arrivent en Seine :

Azote	$0^k,045$	$0^k,723$	$2^k,908$
Autres matières volatiles ou combustibles (organiques en grande partie)	$0^k,678$		
Acide phosphorique	$0^k,019$	$2^k,185$	
Potasse	$0^k,037$		
Chaux	$0^k,401$		
Soude	$0^k,085$		
Magnésie	$0^k,022$		
Résidu insoluble dans les acides (silice spécialement)	$0^k,728$		
Matières minérales diverses	$0^k,893$		

On voit que, d'une part, ces eaux sont chargées

de matières organiques et azotées, et, par suite, susceptibles d'entrer en fermentation ; d'autre part, que les éléments utiles à l'agriculture se trouvent réunis dans des proportions analogues à celles que présente le fumier ; par conséquent, on a sous la main un engrais vraiment complet.

Connaissant la composition des eaux d'égout, il est facile de prévoir l'altération profonde qu'elles produisent dans les eaux pures des rivières dans lesquelles elles se déversent. On peut lire, dans le rapport de la commission nommée par décret du 22 août 1874, chargée de proposer les mesures à prendre pour remédier à l'infection de la Seine aux abords de Paris, la description des caractères extérieurs et des caractères chimiques et organiques de l'infection des cours d'eaux (Mémoire de MM. Schlœsing et Durand-Claye, p. 303, t. Ier, congrès international d'hygiène tenu à Paris du 1er au 10 août 1878, au Trocadéro).

Après avoir dit que les eaux d'égout étaient chargées de matières organiques, nous devons indiquer pourquoi une eau qui renferme en dissolution des matières organiques est malsaine. La commission d'enquête sur les projets d'assainissement de la Seine, nommée par le département de la Seine en 1876, et présidée par M. Bouley, de l'Institut, s'exprimait ainsi à ce sujet : « Il est difficile de répondre avec toute la précision désirable à cette importante question ; les hygiénistes sont aussi embarrassés pour définir les effets des divers principes organiques, sous diverses doses, que les chimistes pour en spécifier la nature et la quantité. Les uns et les autres ont beaucoup à apprendre sur ces graves sujets ; mais ils ne sont pas non plus dépourvus de toute lumière.

« Et d'abord, un fait précis se dégage de l'expérience

générale : les eaux essentiellement saines et potables, comme celles d'un grand nombre de sources, ne contiennent presque pas de matières organiques ; au contraire, les eaux malsaines en contiennent une quantité notable, à moins qu'elles ne doivent leur insalubrité à des matières minérales vénéneuses, ou à la surabondance de certains sels. Donc, il faut rejeter, au moins comme suspectes et dangereuses, toutes les eaux où la matière organique atteint certaine dose. Quant à l'insalubrité de la matière organique, on lui reconnaît plusieurs causes. La matière atteint le maximum d'insalubrité, et peut être fatale, lorsqu'elle est vivante, c'est-à-dire sous la forme d'êtres organisés ; tel est son état, au moins partiel, dans l'eau des marais. On attribue à certains de ces êtres le pouvoir de se multiplier dans l'organisme humain, et d'apporter un trouble funeste dans son fonctionnement. Le danger est moindre quand la matière n'est point organisée ; cependant, il ne faut pas perdre de vue qu'alors elle est dans la période de sa décomposition ; il lui faut de l'oxygène ; elle consomme d'abord celui qui est dissous dans l'eau ; puis, à moins de conditions spéciales, favorables à la diffusion de l'oxygène de l'air, la décomposition putride s'en empare. Si la matière organique est végétale, l'eau prend, le plus souvent, l'odeur de croupi ; si la matière est animale, l'odeur est plus prononcée et plus infecte. En même temps, les germes partout répandus d'organismes végétaux ou animaux se développent au sein de l'eau corrompue, soit directement aux dépens de la matière organique, soit en assimilant les produits de sa composition ; alors, la matière morte est redevenue vivante et insalubre au premier chef. Rien ne prouve, d'ailleurs, que cette transformation soit nécessaire pour que l'eau soit malfaisante ; l'existence des ferments solubles à côté des ferments figurés autorise à penser que l'organisme humain peut être atteint par des matières simplement solubles, aussi bien que par des microzoaires ou des microphytes.

« *Ainsi la matière organique peut être insalubre directement, surtout si elle est organisée, ou indirectement, en consommant l'oxygène de l'eau et en servant d'aliment à des êtres organisés.* »

Les eaux chargées de matières organiques et les eaux d'égout ont ce caractère au premier chef; elles doivent donc résolument être éloignées des cours d'eau.

On a cherché, par des prescriptions légales nombreuses, par de sages mesures hygiéniques, et par des procédés multiples, à porter remède à l'altération des rivières et des cours d'eau. Il existe, en effet, un grand nombre d'ordonnances royales et d'arrêts du Conseil, interdisant de troubler l'eau des rivières. Nous citerons notamment l'ordonnance des eaux et forêts d'août 1669, les ordonnances royales du 16 décembre 1672, du 20 février 1773, les arrêts du Conseil du 24 juin 1777, des 17 et 23 juillet 1783. Toutes ces ordonnances et tous ces arrêts qui ont, sans exception, force de loi, portent qu'il est défendu, sous peine d'amendes, de jeter dans la Seine et dans les autres cours d'eau « aucunes ordures, immondices, gravois, pailles et fumiers. » Les lois des 22 décembre 1789 et 16-24 août 1790 permettent aux autorités départementales et municipales de pourvoir à la conservation des rivières et d'intervenir quand les eaux deviennent une cause d'insalubrité. Une décision ministérielle, en date du 24 juillet 1875, visant l'avis du Conseil général des ponts-et-chaussées, a rappelé ces prescriptions et en a recommandé l'application dans les termes suivants : « L'ordonnance du roi en date du 20 février 1773 et l'arrêt du Conseil du 24 juin 1777 qui interdisent de jeter dans la Seine des liquides ou des immondices ou déjections quelconques, susceptibles de rendre ces eaux insalubres ou impropres aux usages domestiques, doivent en principe recevoir leur application. »

Assainissement des rivières altérées par les eaux d'égouts. — Les diverses méthodes proposées pour l'assainissement des rivières qui reçoivent les eaux d'égout, consistent à épurer les eaux d'égout par des procédés mécaniques, chimiques et naturels.

Procédés mécaniques. — Les procédés mécaniques comprennent le simple dépôt des matières solides dans des bassins, et la filtration à travers des substances inertes, telles que sable, coke, etc., etc. Mais aucune de ces opérations n'assure l'épuration des eaux d'égout. Le repos dans les bassins sépare simplement les matières les plus lourdes, mais laisse subsister toutes les matières dissoutes et même les matières ténues, légères, telles que les pailles et les débris organiques divers. Il en résulte, par conséquent, que le liquide qui s'écoule des bassins collecteurs est encore chargé de matières organiques fermentescibles et putrides en dissolution, et qu'il devient une source d'infection très considérable, lorsqu'on le verse dans une rivière. En outre, la masse de dépôts solides concentrée en un seul point par ce système est une cause d'embarras et d'insalubrité.

Quant à la filtration, qui ne peut être employée que pour des volumes d'eau peu considérables, elle offre également les mêmes inconvénients. En effet, quand on filtre l'eau d'égout, on obtient un liquide limpide, peu coloré et peu odorant, si l'eau n'est pas encore corrompue; mais ce liquide contient toute la matière organique soluble qui présente les dangers que nous avons déjà signalés.

Ces procédés mécaniques ont été énergiquement repoussés, car l'expérience a démontré qu'ils étaient inefficaces, coûteux et dangereux.

Procédés chimiques. — Ils consistent à introduire dans les eaux d'égout une ou plusieurs substances, ayant la propriété de précipiter les matières organiques qu'elles tiennent en dissolution. On recueille le précipité qui s'est formé au fond des bassins, et on laisse échapper par un déversoir l'eau débarrassée ainsi des matières organiques qui la souillaient. Le nombre des systèmes de clarification chimique est considérable; en Angleterre seulement, de 1856 à 1876, 421 procédés ont été brevetés. Nous citerons parmi les principaux : la chaux, le sulfate d'alumine, le phosphate d'alumine, les dissolutions acides de phosphates naturels (procédé Knab), les sels de magnésie, les chlorures et sulfate de fer, etc., etc. On a fait, à Paris des essais prolongés et multipliés sur le sulfate d'alumine proposé par M. l'inspecteur général des mines, Le Châtelier; 600,000 mètres cubes d'eau d'égout ont subi à diverses reprises ce traitement, et sont sorties clarifiées du bassin; et voici ce qu'on a observé : le sulfate d'alumine, après s'être décomposé en présence de l'alcalinité des eaux d'égout, et avoir donné de l'alumine à l'état de gélatine grenue, effectue simplement une opération mécanique de collage; les matières solides sont entraînées au fond des bassins; les matières dissoutes, y compris les matières organiques fermentescibles, restent dans l'eau claire. C'est ce que démontrent les analyses faites par les commissions de la ville de Paris. Elles ont établi que l'eau épurée contient les $\frac{2}{3}$ de l'azote total de l'eau d'égout et le $\frac{1}{3}$ des matières volatiles ou combustibles, lesquelles sont en grande partie organiques.

En résumé, les procédés chimiques, proposés jusqu'à présent, sont absolument insuffisants pour opérer l'épuration des eaux d'égout; aussi, toutes les commissions anglaises et françaises concluent-elles au rejet des procédés chimiques, comme solution définitive et complète de l'assainissement des rivières.

Procédés naturels. — Ils consistent dans la filtration des eaux d'égout à travers un sol naturellement ou artificiellement perméable, avec utilisation agricole des éléments fertilisants pour la végétation. Il est démontré, aujourd'hui, que les eaux d'égout, distribuées par l'irrigation sur un sol perméable et suffisamment cultivé, abandonnent leurs principes fermentescibles aux couches qu'elles traversent, et deviennent ainsi l'un des engrais les plus puissants. Les eaux qui s'écoulent, après avoir traversé les terrains cultivés, présentent un état de pureté comparable à celui des bonnes eaux potables, et ne peuvent pas par conséquent altérer les rivières dans lesquelles elles viennent se déverser.

Comprenant tous les bienfaits qu'on pourrait tirer des principes que nous venons d'exposer, M. Mille, inspecteur des ponts et chaussées, proposa, en 1864, de distribuer les eaux des égouts de Paris dans la plaine de Gennevilliers et la vallée de Montmorency, au lieu de les laisser écouler dans la Seine. Le projet, étudié et mis en pratique en 1869, fut abandonné en 1871, et repris en 1874. Il est appliqué aujourd'hui sur une vaste échelle, et produit les meilleurs résultats. Nous renvoyons aux mémoires des ingénieurs de Freycinet, Mille, Rona, Schlœsing et Durand-Claye, dans lesquels on trouve des renseignements nombreux et très précis, sur ces procédés de purification des eaux d'égout par l'action du sol et de la végétation.

2° *Altéraion des cours d'eau par les établissements industriels.* — Nous avons déjà dit que les établissements industriels étaient souvent la cause de l'altération des cours d'eau. Ils peuvent les altérer :

1° En les encombrant par des détritus solides, inertes, et encombrants ;

2° En y versant des liquides ou des solides vénéneux ;

3° En y versant des liquides chargés de matières organiques, végétales ou animales, susceptibles de fermentation.

Les industries qui encombrent ou altèrent les cours d'eau peuvent rentrer dans les catégories suivantes :

1° Mines	Houillères. Lavage des charbons. Mines de fer, plomb, cuivre, zinc, arsenic, étain, manganèse, baryte, etc.
2° Usines métallurgiques	Usines où se travaille le fer, le nickel, le cuivre. Coutelleries. Fils de fer. Galvanisation. Usines de maillechort. Poteries d'étain.
3° Usines à résidus minéraux	Fabriques de produits chimiques. Fabriques de couleurs. Teintureries. Fabriques de papiers peints. Impressions sur étoffes. Raffineries de pétrole et huiles minérales.

4° Usines et industries à résidus organiques.......
- Tavail de la laine...
  - Lavage.
  - Teinture.
  - Peignage.
- Fabriques.........
  - de drap.
  - de couvertures.
  - de flanelle.
  - de tapis.
- Travail de la soie...
  - Dévidage et nettoyage des cocons.
  - Teintures, etc.
- Blanchisseries.
- Rouissage du lin et du chanvre.
- Distilleries.
- Féculeries.
- Amidonneries.
- Sucreries.
- Raffineries.
- Papeteries.
- Fabriques de colle de gélatine.
- Tanneries.
- Fabriques d'engrais.
- Abattoirs.
- Voirie, dépôts de vidange.

Quels sont les remèdes à l'altération des cours d'eau par les résidus industriels?

Ces remèdes varient nécessairement avec la nature des détritus fournis par ces différentes industries. Ne pouvant pas examiner ici chaque cas particulier, nous nous bornerons à donner les principes généraux qu'on doit appliquer, renvoyant pour plus de renseignements au *Traité d'assainissement industriel* de M. de Freycinet; au rapport de Würtz : *Insalubrité des résidus provenant des distilleries et sur les moyens d'y remédier ;* au rapport sur l'emploi agricole de quelques usines, de MM. Nicolle et Létrange.

1° *Matières inertes et encombrantes.* — Lorsqu'il s'agit de matières inertes et encombrantes, il suffit de les éloigner des cours d'eau, et de les transporter dans des localités où elles ne gênent personne.

2° *Résidus et eaux vannes minérales.* — Lorsque les eaux industrielles ou les résidus solides renferment des matières minérales, acides ou alcalines, ou même vénéneuses, il est presque toujours possible de combattre, au moins partiellement, le caractère infectieux par une réaction contraire. On emploie souvent, à cet effet, la chaux, qui produit des dépôts qu'on retient dans des bassins.

3° *Résidus et eaux vannes organiques.* — On peut également tenter les procédés chimiques, pour détruire les matières organiques dont les eaux industrielles sont très souvent chargées. Nous citerons comme exemple l'immense usine de MM. Holden à Roubaix, consacrée au travail des laines. Les premières eaux de lavage, celles qui ont emporté le suint des toisons, sont riches en potasse ; on les concentre ; on calcine le résidu dans des fours à réverbère, et l'on obtient de la potasse du commerce. Quant aux eaux de savon extrêmement épaisses, elles sont traitées par l'acide chlorhydrique, après décantation et échauffement à 25° ou 30°. Les savons sont décomposés ; les acides gras mélangés à un peu de matières insolubles sont mis en liberté ; on décante ; il s'écoule un liquide brunâtre, légèrement acide, qu'on peut neutraliser par la chaux. Le résidu solide, soumis au filtre-presse, est vendu comme engrais, après l'avoir épuisé par le sulfure de carbone.

Mais, malgré tous ces traitements, les eaux ne sont pas encore dépouillées de la totalité de leurs éléments organiques, et ne peuvent pas être impunément introduites dans les cours d'eau.

Procédés naturels. Épuration par le sol. — En laissant de côté les cas spéciaux, où les eaux à traiter sont de véritables réactifs chimiques, dont la manipulation est indiquée par les règles élémentaires de la chimie minérale, ce sont encore les procédés naturels, la filtration par le sol, qui assurent vraiment la véritable épuration des eaux industrielles.

Nous avons déjà dit, en parlant des eaux d'égout, en quoi consistent les procédés naturels d'épuration; ils sont employés aujourd'hui sur une vaste échelle, ainsi que le constate M. de Freycinet, dans son ouvrage sur l'assainissement industriel. Nous croyons, avant d'abandonner ce sujet, devoir indiquer les procédés vraiment scientifiques d'épuration, qui ont été expérimentés avec succès, sur les cours d'eau du bassin de Saint-Denis, par M. Gérardin, parce que les membres des conseils d'hygiène y trouveront des indications précieuses et fécondes en heureux résultats.

Les matières organiques en voie de décomposition, dit ce savant, sont essentiellement oxydables; en enlevant l'oxygène dissous dans un cours d'eau, elles y rendent la vie impossible pour les êtres doués d'une organisation supérieure. Elles réduisent les sulfates, les transforment en sulfures, et sont la cause de ces émanations d'hydrogène sulfuré, qui sont d'autant plus abondantes que les terrains de fond renferment une plus grande proportion de terres gypseuses. Si donc, au lieu d'abandonner les eaux industrielles à la fermentation putride, dans des fosses de décantation d'une grande profondeur et d'une petite surface, on divise ces eaux pour les exposer à l'action oxydante de l'air, sur une grande surface, ces matières organiques dissoutes s'oxyderont à saturation, et on pourra dès lors les faire écouler à la rivière sans inconvénient.

Pour obtenir avec le moins de frais possible, et d'une manière en quelque sorte automatique, l'aération de l'eau, qui est la condition essentielle pour l'oxydation des matières organiques, M. Gérardin indique un procédé qu'il résume dans la formule suivante : *Répandre les eaux très divisées sur un terrain préalablement drainé.*

Dès l'année 1868, dit M. Gérardin (*Rapport sur l'altération, la corruption et l'assainissement des rivières*. Paris, imprimerie nationale, 1874 ; et *Annales d'hygiène*, 2e série, t. XLIII, 1875), j'ai préconisé, comme moyen d'assainissement des eaux, l'oxydation par colmatage sur un terrain drainé. Cette méthode consiste à répandre les eaux par couches minces sur un sol préalablement drainé ; l'eau s'infiltre, s'écoule par les drains, et, à mesure qu'elle pénètre dans le sol, elle appelle une certaine quantité d'air extérieur. Cet air oxyde les matières organiques qui se trouvent dans le sol, et en empêche la fermentation putride. Le sol reste ainsi parfaitement sain, et comparable, jusqu'à un certain point, à la terre des maraîchers constamment aérée par des arrosages intermittents. Poursuivant le but de l'assainissement, j'ai obtenu par les drains une eau qui pouvait être déversée dans de petites rivières sans les corrompre. J'ai appliqué cette méthode dans plusieurs usines, et c'est ainsi que j'ai réalisé l'assainissement de la rivière du Croult, à Saint-Denis.

Conclusion. — Il n'est plus permis aujourd'hui aux industriels et aux administrateurs de négliger les prescriptions hygiéniques que nous venons d'indiquer. Ils ne devront plus considérer un cours d'eau comme un exutoire offert par la nature pour l'écoulement des égouts et des résidus industriels ; et, dans tous les cas, ils se rappelleront que la science d'une part, la nature de l'autre, offrent le moyen d'assainir les fleuves et les rivières et qu'il convient d'y recourir.

Méthodes à employer pour établir une distinction entre les eaux saines et celles qui ne le sont pas. — Nous avons déjà dit que, pour apprécier le degré de pureté des eaux, il fallait recourir à des analyses chimiques, et nous avons signalé les ouvrages dans lesquels ces méthodes se trouvaient indiquées. Mais, si ces procédés sont suffisants pour la distinction à établir entre des eaux potables, qui ne diffèrent en général que par un degré de pureté plus ou moins élevé, ils n'ont plus la même portée, lorsqu'il s'agit d'eaux altérées par le mélange de liquides impurs, provenant des usines et des égouts. A cet égard, rien de plus complet n'a été fait, jusqu'à ce jour, qu'une série de recherches sur les eaux du bassin de Saint-Denis, où sont accumulées les industries les plus diverses et les plus capables d'altérer les cours d'eau, par la nature et l'abondance des résidus qu'elles leur envoient. Ces recherches, entreprises par M. Gérardin, sont consignées dans un mémoire paru en 1875, dans les *Annales d'hygiène publique* et intitulé : *Rapport sur l'altération, la corruption et l'assainissement des rivières.*

Nous empruntons à ce mémoire les passages suivants, que nous recommandons à l'attention des membres des conseils d'hygiène, qui voudront poursuivre des recherches sur les eaux altérées par les liquides industriels. Pour établir la différence qui existe entre les eaux saines et celles qui ne le sont pas, M. Gérardin propose cette définition : « *Une eau est saine, lorsque les animaux et les végétaux d'une organisation supérieure peuvent y vivre ; une eau, au contraire, est infectée, lorsqu'elle ne peut nourrir que des infusoires et des cryptogames.* » En rendant compte à l'Académie des sciences du mémoire de M. Gérardin, M. Dumas disait : « Il n'existe pas de meilleur moyen de fixer le caractère d'une eau, que de constater si dans cette eau peuvent vivre les poissons et les plantes aquatiques. Les poissons y meurent-ils? Les plantes y dépérissent-elles? Le caractère est certain, l'eau est infectée, et ne peut servir aux usages domestiques; dans le cas contraire, on peut considérer l'eau comme bonne. » « J'avais indiqué, ajoutait M. Dumas, comme une obligation à imposer aux cultivateurs qui se serviraient des eaux d'égout de la ville de Paris pour fertiliser leurs champs, d'avoir à ne les laisser écouler dans la Seine que lorsqu'elles auraient passé par un petit canal d'épreuve où l'on mettrait du poisson et des plantes appropriées ; si le poisson meurt, c'est que l'eau n'est pas encore désinfectée, et il convient de ne pas la rejeter à la Seine. »

Tous les végétaux et tous les animaux ne sont pas également sensibles à l'altération des eaux. M. Gérardin considère le *cresson de fontaine*, comme la plus délicate des plantes aquatiques; pour lui, *sa présence caractérise les eaux excellentes;* les véroniques ne poussent que dans les eaux de bonne qualité; les roseaux, les patiences, les menthes, les ciguës, les nénuphars, s'accommodent des eaux médiocres ; les carets vivent dans les eaux très médiocres; mais la plus robuste des plantes aquatiques paraît être une variété de roseau, *Arundo phragmites*, qui survit le dernier, et continue à croître et à se développer dans les eaux infectées. De même que le cresson, *les poissons ne peuvent vivre que dans une eau pure;* quant aux mollusques, leur résistance à l'altération de l'eau est aussi très variable, et d'autant moindre que leur organisation est plus complexe, mais aucun ne peut vivre dans des eaux infectes. A mesure que les eaux deviennent plus corrompues, la vie s'y amoindrit; aux mollusques succèdent quelques sangsues noires; aux plantes articulées et pourvues de chlorophylle succèdent les algues sans ramification, sans chlorophylle, tantôt sous la forme de globules, tantôt sous celle de filaments dont les articulations sont d'autant moins visibles que l'altération de l'eau est plus grande. Enfin, lorsque l'eau est assez infectée pour que tous les animaux aquatiques aient péri, lorsque, par exemple, elle dégage de l'hydrogène sulfuré en abondance, il existe encore un être vivant, dit M. Gérardin, qui s'accommode d'un pareil milieu. C'est une algue microscopique, appelée par les savants, *Beggiatoa alba*, flottant comme une crasse blanchâtre à la surface de l'eau qu'elle rend opaline, en crassant les roues hydrauliques, et formant, lorsqu'elle se décompose, une vase tourbeuse si légère, qu'il est impossible de l'enlever avec la drague.

Si aux liquides provenant de certaines usines, telles que féculeries et distilleries de betteraves, viennent s'ajouter, pour infecter les rivières, des eaux d'égout ou les déjections de cartonneries, de boyauderies ou de tueries d'animaux, on trouve, dans la vase que forme la beggiatoa, les larves blanches de l'*érystale gluant*, vulgairement appelé *ver à queue de rat*, puis les bactéries, ce dernier terme de la série animale, qui survivent même à la beggiatoa.

Un autre infusoire, que l'on observe aussi dans les mêmes conditions, est l'*euglène*, tantôt verte, tantôt rouge; sorte de corpuscule qui tapisse le lit des rivières infectées. On le voit toujours apparaître dans les eaux altéreés par des matières animales en décomposition, et son abondance est proportionnelle à la quantité de matière animale que l'eau entraîne. « C'est ainsi, dit M. Gérardin, que, pendant le siège de Paris, l'apparition des euglènes dans la Bièvre nous a annoncé l'établissement des boucheries ennemies à Jouy en Josas, et nous indiquait approximativement la quantité de sang qu'on y laissait écouler. Prenant la question à un autre point de vue, et partant de cette donnée incontestable, *que l'activité de la vie est en rapport avec la quantité d'oxygène que renferment les eaux*, M. Gérardin à cherché à mesurer leur degré d'altération et de corruption, à l'aide d'un réactif chimique, qui permît de doser avec précision l'oxygène dissous dans l'eau.

Le réactif, employé par M. Gérardin, est l'*hydrosulfite de soude, découvert par M. Schützenberger*, et qui jouit au plus haut degré de la propriété d'absorber rapidement l'oxygène.

Dès qu'on met l'hydrosulfite de soude en présence de l'oxygène libre, il absorbe cet oxygène, et se transforme en bisulfite de soude.

Afin de constater si l'oxygène d'une eau se trouvait combiné avec le réactif, pour former du bisulfite de soude, M. Gérardin a imaginé de colorer l'eau qu'on veut observer, avec le bleu d'aniline soluble, substance ayant la propriété d'être instantanément décolorée par l'hydrosulfite de soude, et de résister, au contraire, à l'action du bisulfite.

Si donc à un litre d'eau bien purgée d'air et légèrement teintée avec le bleu d'aniline (bleu Croupier), on ajoute de l'hydrosulfite de soude étendu, on observe que quelques gouttes suffisent pour amener la décoloration ; si, au contraire, l'eau est aérée, la décoloration ne se produit que lorsqu'on a ajouté assez d'hydrosulfite pour absorber tout l'oxygène dissous ; le volume du réactif nécessaire est donc proportionnel à la quantité d'oxygène, et il suffit d'opérer, avec des volumes exactement mesurés, pour obtenir des résultats précis.

Par la découverte de l'oxygène dissous, dit M. Gérardin, je me trouve en possession de trois méthodes différentes, pour apprécier le degré d'altération ou d'infection des cours d'eau.

Ces méthodes sont :

1° *L'observation des herbes vertes et des mollusques aquatiques;*

2° *L'examen microscopique des algues et des infusoires;*

3° *Le dosage de l'oxygène dissous.*

C'est à l'aide de ce procédé de dosage de l'oxygène, appelé *oxymétrie*, que M. Gérardin est arrivé à démontrer que les eaux infectes dans lesquelles coulent les résidus des féculeries, tanneries, vidanges, boyauderies, ne renferment aucune trace d'oxygène dissous. M. Gérardin a mesuré le degré oxymétrique de la Seine en 1874, et voici les résultats qu'il a obtenus :

Degré oxymétrique de la Seine au niveau du pont de Clichy.	En été 3 à 4 c.c. par litre. En hiver 5 à 6 c.c. id.

« C'est en vain dit-il, que j'ai cherché dans de telles eaux des traces de végétation, soit au fond, soit aux bords. Je n'ai trouvé que des restes de plantes complètement détruites par le contact d'une eau impure, noircies et imprégnées de substances organiques en décomposition. Dans ces eaux impures et désoxygénées, je n'ai trouvé qu'une seule espèce de mollusque, c'est la *limnée auriculaire*, qui seule peut vivre dans un milieu ainsi privé d'oxygène, lorsque tous les autres mollusques y ont cessé de vivre. »

D'après ces recherches, il est facile de voir que la présence de l'air, et par conséquent de l'oxygène dissous dans les eaux, est une preuve manifeste de leur salubrité, et qu'il convient d'employer la méthode oxymétrique, toutes les fois qu'on voudra faire la distinctinction entre les eaux saines et celles qui ne le sont pas.

CHAPITRE II

MESURES A PRENDRE POUR PRÉVENIR ET COMBATTRE LES MALADIES ENDÉMIQUES, ÉPIDÉMIQUES ET TRANSMISSIBLES.

Les conseils d'hygiène doivent, d'après le décret de 1848, s'occuper des mesures à prendre pour prévenir et combattre les maladies endémiques, épidémiques et transmissibles.

Lorsqu'on étudie les documents nombreux qui concernent les épidémies, on est frappé de l'excellente organisation de cette partie de l'hygiène publique; mais, en lisant les rapports de l'Académie, en voyant la répétition des mêmes épidémies dans les mêmes localités, on est obligé de reconnaître que la prophylaxie officielle est insuffisante, ou que du moins elle n'est pas appliquée avec tout le zèle, toute l'activité désirable.

Organisation du service des épidémies. — Le service des épidémies est confié, dans chaque arrondissement, à un médecin spécial, appelé *médecin des épidémies*, et aux conseils d'hygiène. Ils doivent, dit-on, se prêter un mutuel appui, et, pour cimenter cette union, un arrêté ministériel a donné aux médecins des épidémies l'entrée aux conseils d'hygiène, avec voix consultative, et les a invités à donner connaissance de leurs rapports aux conseils.

Il résulte, des termes de la circulaire ministérielle du 1er septembre 1851, concernant les rapports des médecins des épidémies avec les conseils d'hygiène, que les fonctions des médecins et des conseils restent distinctes, et que le rôle important de cette organisation appartient aux médecins des épidémies.

Cette mauvaise distribution des rôles, aggravée par les entraves administratives, rendent nuls les services que les conseils d'hygiène pourraient rendre en temps d'épidémie. Il nous semble donc utile de modifier les habitudes actuelles, et d'adopter certaines mesures que nous aurons le soin d'indiquer.

Que doit-on faire d'après les instructions, lorsqu'une épidémie se déclare dans une localité? — Aux termes de la circulaire ministérielle du 30 septembre 1813, concernant les épidémies: « *Lorsque les malades d'une commune excèdent le nombre ordinaire, et qu'il y a apparence d'épidémie, le maire doit en avertir le sous-préfet qui y enverra sur-le-champ le medecin des épidémies de l'arrondissement.* »

Il faut donc que le maire s'aperçoive qu'il y a, dans sa commune, plus de malades que d'habitude, qu'il s'informe près des médecins qui visitent la localité, puis il en avisera le sous-préfet qui se demandera si c'est bien la peine de déranger le médecin des épidémies, fonctionnaire gratuit en temps ordinaire, mais fonctionnaire payé lorsqu'il remplit une mission. — Ne voulant pas occasionner au département des frais qu'ils jugent inutiles, les sous-préfets négligent trop souvent d'avertir les médecins des épidémies. — Ceci est un fait général, et que tout le monde s'accorde à constater, ainsi que le déclare M. Briquet, dans son rapport de 1876 : « Les médecins des épidémies se plaignent de ne pas être avertis de l'apparition des épidémies. Le médecin en chef des épidémies à Lyon, auquel l'Académie est redevable d'un rapport extrêmement important qu'il a dû tirer de son propre fonds, se plaint à l'administration locale qu'elle est pour lui une entrave plutôt qu'une aide. »

Dans ces conditions, les médecins des épidémies, mal renseignés par l'administration, sont obligés, pour rédiger les rapports officiels qu'on leur demande chaque année, d'aller chercher leurs éléments d'information soit dans leur clientèle; soit dans les hôpitaux, soit auprès de leurs confrères ; voilà ce qui se passe, en général, pour les médecins des épidémies.

Quant aux conseils d'hygiène, ils sont encore un peu moins avisés que les médecins. — Le plus ordinairement, ils ignorent l'existence d'une épidémie, et ce n'est que par les rapports souvent tardifs du médecin, qu'ils apprennent ce qui a pu se passer dans certaines parties de l'arrondissement.

Le rôle des conseils d'hygiène est donc effacé et secondaire dans ces délicates questions; or, il importe qu'il n'en soit pas ainsi. — Examinons comment il serait possible de remédier à une situation si contraire au décret de 1848.

Dans une note qu'il a publiée dans la *Revue d'hygiène et de police sanitaire*, M. le docteur G. Drouineau, de la Rochelle, propose d'adopter les mesures suivantes que nous approuvons complètement : « Supprimer les médecins des épidémies, et les remplacer, dans chaque arrondissement, par une commission spéciale dite des épidémies, prise dans le sein de chaque Conseil d'arrondissement. Le service des épidémies est déjà, par ce procédé, bien mieux assuré, puisqu'au lieu d'un médecin par arrondissement, on en trouve ainsi de suite au moins trois, ce qui est d'autant plus utile que des épidémies peuvent naître à la fois dans différents points de l'arrondissement, et nécessiter des déplacements assez considérables. Mais ce n'est pas tout, cette substitution d'une commission à un seul fonctionnaire n'aurait aucun avantage réel, si, comme par le passé, le maire devait toujours avertir le sous-préfet, et le sous-préfet la commission. Cette formalité administrative est absolument inutile, et demande à être supprimée de même. Que dans chaque canton il y ait non pas nominalement, mais effectivement, une commission cantonale, et autant que possible dans chaque commune, un correspondant du Conseil d'hygiène, et que cette fonction incombe au médecin, et dès lors, les choses vont marcher avec la plus grande simplicité.

« Si une épidémie éclate sur un point de l'arrondissement, le correspondant communal ou la commission communale avertit le Conseil d'hygiène, c'est-à-dire la commission des épidémies, qui envoie un de ses membres, s'il y a urgence, pour juger des faits. L'administration sera prévenue ensuite, si c'est absolument nécessaire. Peut-il exister un moyen plus simple et plus rapide, pour être sûrement et promptement avisé de l'invasion et de la gravité des affections épidémiques? Quant aux mesures à prendre pour combattre et prévenir les maladies épidémiques et transmissibles, aux instructions à répandre, il est bien certain que la commission ou le Conseil auront plus de crédit près de l'administration, plus d'autorité vis-à-vis le public, qu'un seul fonctionnaire, quelque méritant d'ailleurs qu'il puisse être. »

Après avoir fait connaître les imperfections de l'organisation actuelle et les moyens si simples d'y remédier, nous allons indiquer les préceptes généraux conseillés par la science, et préconisés par l'administration, pour prévenir et pour arrêter les ravages des maladies épidémiques et transmissibles.

La fréquence ou la rareté des épidémies, dit une circulaire ministérielle du 13 avril 1835, dépendent de la nature du sol, des influences atmosphériques, des mœurs, des habitudes, des occupations de la population, du plus ou moins d'aisance dont elle jouit, et du degré de culture auquel elle est parvenue.

L'Académie de médecine appelée par l'ordonnance qui l'a instituée, à prendre connaissance des rapports adressés à l'autorité par les médecins des épidémies, et à éclairer l'administration sur les mesures à adopter pour prévenir l'invasion de ces maladies et pour en combattre les effets, range les différentes causes auxquelles on peut attribuer l'origine et le développement des maladies épidémiques sous cinq chefs principaux, à savoir : 1° les altérations de l'air ; 2° les habitations ; 3° les aliments ; 4° les travaux ; 5° les affections morales, l'ignorance, etc., etc.

S'il était possible d'établir, d'une manière certaine, la genèse et l'étiologie des épidémies, on pourrait prévenir et combattre ces fléaux, à l'aide de moyens prophylactiques parfaitement déterminés. Mais en raison de l'incertitude qui règne sur les causes de ces phénomènes complexes, on ne peut indiquer que des précautions générales. — Ces précautions, que nous allons énumérer, constituent la *prophylaxie hygiénique des épidémies*.

PROPHYLAXIE HYGIÉNIQUE DES ÉPIDÉMIES.

Toutes les fois qu'une population paraît menacée de l'invasion d'une épidémie, la police sanitaire doit redoubler de vigilance, pour écarter toutes les causes qui pourraient servir d'occasion ou d'auxiliaire au fléau; en conséquence, elle doit:

1° Faire exécuter, avec rigueur, les principes d'hygiène urbaine que nous avons indiqués au chapitre précédent, et qui sont relatifs à l'assainissement de l'air, du sol, des eaux, des habitations, des égouts, de la voie publique;

2° Faire examiner les denrées et les liquides livrés à la consommation;

3° Surveiller le régime et la salubrité, et prévenir l'encombrement de tous les établissements publics, tels que lycées, casernes, prisons, hôpitaux, etc.;

4° Faire disparaître toutes les agglomérations insolites, comme l'entassement des ouvriers dans les garnis, par exemple; car elles ne tardent pas à se convertir en foyers épidémiques;

5° Instituer des services médicaux en nombre suffisant, et faire opérer des visites médicales préventives, si on le juge nécessaire;

6° Faire distribuer aux pauvres des aliments plus copieux, et des vêtements chauds;

7° Favoriser l'émigration des divers éléments de la population. Ces émigrations profitent, en effet, aux cités envahies; elles y diminuent la densité de la population, elles enlèvent au fléau un aliment, elles en atténuent la force et la durée, en prévenant l'encombrement. L'encombrement joue, dans toutes les épidémies, un rôle funeste, et comme cause productrice du mal, et comme cause d'aggravation; il le rend plus transmissible par la multiplication des rapprochements; il exalte l'activité des germes morbides, l'énergie des contagions, l'influence délétère des sources d'infection;

8° Prescrire aux habitants l'observance des règles suivantes: habitation dans des appartements spacieux où la lumière et l'air pénètrent facilement; exercice modéré au grand air et dans les lieux élevés; des vêtements épais qui abritent le corps contre l'humidité et les variations de température; des soins minutieux de propreté à l'aide de bains savonneux ou alcalins qui nettoient la peau sans débiliter le corps; une nourriture substantielle, réparatrice et facile à digérer; l'usage d'un bon vin pour ceux qui ont l'habitude d'en boire; la régularité dans les évacuations alvines; point d'abus ni d'écarts de régime; la précaution de ne pas sortir à jeun le matin pour se rendre dans les hôpitaux ou dans les lieux insalubres; le calme et la fermeté d'esprit; l'éloignement de toutes les causes qui peuvent exciter la tristesse, la peur, les passions violentes, la colère, etc.; un sommeil suffisamment prolongé; le traitement immédiat de toute indisposition naissante;

9° Vulgariser et répandre, par la presse et les affiches, les instructions populaires et les préceptes hygiéniques, propres à prévenir et à combattre l'épidémie redoutée.

Telles sont les mesures générales, conseillées par M. Michel Lévy, dans son excellent *Traité d'hygiène publique*.

Examinons maintenant quels sont les moyens prophylactiques, applicables aux différentes maladies épidémiques, endémiques et transmissibles.

Avant de commencer cette étude, il nous paraît

utile de rappeler quelques notions sommaires de pathologie générale, parce que nous avons la conviction qu'elles sont de la plus haute importance pour l'appréciation exacte de la prophylaxie de ces maladies.

« Il n'est pas nécessaire d'être médecin, dit M. Boussingault (*Annales de Chimie et de Physique*, tome XLVIII, page 42), pour rechercher la cause d'une maladie épidémique, endémique ou transmissible; chacun peut, en discutant les observations faites dans un pays où une maladie se manifeste, assigner les causes probables qui se produisent, et indiquer ainsi aux hommes qui, par état, s'occupent de l'art de guérir, les moyens de la combattre et de la faire disparaître. »

C'est en me plaçant sous la protection de l'opinion de cet illustre chimiste, que j'ose aborder un sujet que je connais à peine, mais que j'ai essayé de comprendre, en étudiant les excellents ouvrages de M. Jaccoud, Proust, Collin, etc.

Disons d'abord, ce que, dans le langage de l'école, on appelle maladies endémiques, épidémiques ou transmissibles.

On appelle *maladies endémiques*, des maladies particulières à un pays et à une contrée, où elles attaquent un grand nombre de personnes en même temps, continuellement, ou avec des intervalles après lesquels la maladie reparaît de la même nature et avec les mêmes symptômes à peu près; c'est ainsi, que les scrofules sont endémiques dans les gorges des montagnes et des lieux humides; le goître, dans l'Ariège, les Hautes-Pyrénées; les fièvres des marais, dans les pays marécageux, etc.

La cause des maladies endémiques est une cause locale, commune à tous les habitants du lieu où elles règnent habituellement; par conséquent, on doit la trouver dans la situation et le climat particulier du pays, dans les qualités de l'air et de l'eau, et dans la manière de vivre; mais jusqu'à présent, on n'est pas arrivé à apprécier, à sa juste valeur, l'influence de chacune de ces causes sur le développement des endémies.

On appelle *maladies épidémiques* (Prus, Villermé, Marchal de Calvi), des maladies qui attaquent, dans le même temps et dans le même lieu, un grand nombre de personnes à la fois, et qui dépendent d'une cause commune, générale, mais accidentelle. On voit qu'elles diffèrent des maladies endémiques, en ce que ces dernières sont familières à certains pays, et qu'elles ne sont pas accidentelles.

On appelle *maladies transmissibles*, des maladies qui peuvent se transmettre d'un individu à un autre, par l'effet d'un contact médiat ou immédiat.

Ainsi que nous avons déjà eu occasion de le dire, il n'existe, le plus souvent, aucun élément certain permettant de faire reconnaître les causes de ces maladies et les moyens de les combattre efficacement. Mais il existe, cependant, des modes de propagation de ces maladies, *nous voulons parler de l'infection et de la contagion*, qui impliquent par eux-mêmes, une prophylaxie systématique, variable suivant l'origine du poison, et que nous allons étudier avec le plus grand soin.

Les maladies contagieuses ou infectieuses sont des maladies produites par l'introduction dans l'organisme, d'un agent morbigène qui l'infecte, à la manière d'un poison.

L'infection, produite par un poison morbigène dont la nature est inconnue, résulte comme la fermentation proprement dite, du développement, du fonctionnement vital et de la reproduction d'organismes inférieurs, végétaux et animaux, vivant en parasites chez les sujets infectés, ainsi que cela résulte des belles expériences de M. Pasteur.

On appelle *microzyme* le poison ou ferment morbigène (de ζυμοσις fermentation), et on appelle *maladies zymotiques*, les maladies produites par ce ferment. Ainsi, paraît justifié par l'observation contemporaine, le nom de *contagium animatum*, donné par d'anciens théoriciens, aux agents producteurs des maladies infectieuses.

Suivant sa puissance reproductrice et son mode de transmission, on distingue le poison morbigène en plusieurs classes :

1° Poison non reproductible et non transmissible.	Poison de la malaria, infection palustre. Il épuise ses effets sur l'individu qui l'a absorbé ; il n'est pas régénéré par lui ; et partant, il n'est pas transmissible.	
2° Poisons reproductibles. (Ils sont reproduits par le malade, et par suite, ils peuvent être transmis du malade à l'homme sain). *D'après leur mode de transmissibilité, on distingue ces poisons en trois classes.*	1° *Poisons transmissibles par contage fixe ou virus.*	Ils ne peuvent se transmettre que par le contact direct et immédiat et par inoculation. (*Syphilis... Rage.*)
	2° *Poisons transmissibles par contage diffusible.*	Ils se transmettent par l'intermédiaire de l'atmosphère, ou d'objets contaminés servant de véhicule aux produits toxiques émanés du malade. (*Choléra, typhus, dysenterie, scarlatine.*)
	3° *Poisons transmissibles par contage fixe et par contage diffusible.*	Le poison variolique est le type parfait de cette transmissibilité complexe.

Au point de vue de leur origine, M. Jaccoud divise les poisons morbigènes en trois groupes :

1° **Poisons telluriques**..........	Si l'agent toxique provient du sol.
2° **Poisons morbides humains**...	Si l'agent toxique provient de l'homme malade.
3° **Poisons morbides animaux**...	Si l'agent toxique provient de l'animal malade.

C'est en nous fondant sur ces distinctions relatives au mode de transmission et à l'origine des poisons zymotiques, que nous allons essayer de résumer, dans des tableaux synoptiques, les mesures prophylactiques qu'il convient d'employer contre les différentes maladies infectieuses.

TABLEAUX SYNOPTIQUES

7.

Poisons telluriques.

NOMS des maladies.	GENÈSE ET ÉTIOLOGIE des maladies.	FORMES de la maladie.	MODES de transmission.	MESURES prophylactiques.
Malaria. (infection paludéenne).	Produite par un poison tellurique appelé miasme paludéen ou *Malaria*. Les formes cliniques de l'empoisonnement paludéen sont multiples; il se manifeste par des fièvres intermittentes, rémittentes, et par une cachexie spéciale.	Endémique dans les contrées marécageuses. Forme épidémique fréquente. (Petenkoffer.— Griesinger.)	Poison non reproductible et non transmissible.	Le moyen le plus radical consiste à dessécher les marais; on y parvient par divers procédés indiqués tome II, page 635, art. *Marais*. Tardieu, *Dictionnaire d'hygiène et de salubrité*.
Suette miliaire.	Le poison générateur n'est pas connu, mais son affinité avec la malaria est établie. (Jaccoud.)	Épidémique.	Poison non reproductible et non transmissible. (Jaccoud).	Elles sont indiquées dans une instruction populaire sur la Suette, émanée du Comité consultatif d'hygiène, et répandue par les soins de l'administration, dans le cours des graves épidémies de 1848 et de 1849, et dont le texte se trouve tome IV, p. 219, art. *Suette*. Tardieu, *Dic-*

				tionnaire d'hygiène publique et de salubrité.
Choléra.	Les conditions telluriques qui produisent le poison aux lieux de son origine, sont inconnues : les régions à endémies ont les caractères extérieurs des marais ; le terrain y abonde en matières végétales et animales en décomposition.	Endémique dans l'Hindoustan. Épidémique.	Poison transmissible par contage diffusible. Les agents de transmission du poison sont nombreux. Ce sont les malades, les cadavres, les effets et les objets de literie.	1° Confiner le choléra dans son berceau, en établissant des postes sanitaires aux frontières des districts à endémie, et en imposant des quarantaines sévères aux individus et aux objets provenant de ces pays. 2° Si en raison de l'insuffisance de ces mesures, le choléra quitte son domaine originel et menace la France, il faut lui barrer la route, en enfermant dans un cercle infranchissable, la première localité contaminée, jusqu'à ce que la maladie soit complètement éteinte. La libre circulation ne sera rétablie qu'après une désinfection complète des fosses d'aisances et de tous les objets ayant servi aux malades. —

Poisons telluriques (*Suite*).

NOMS des maladies.	GENÈSE ET ÉTIOLOGIE des maladies.	FORMES de la maladie.	MODES de transmission.	MESURES prophylactiques.
Choléra. (*Suite.*)				Des règles semblables seront observées à l'égard des navires provenant des contrées suspectes. 3° *Dans les localités atteintes*, il faut 1° isoler les malades ; 2° faire opérer le transport des malades et des cadavres dans des voitures spéciales ; 3° désinfecter les vases, les linges, les fosses d'aisances, les parquets, les objets de literie ayant servi aux cholériques ; 4° faire faire des visites médicales préventives dans les maisons, pour combattre la diarrhée, symptôme précurseur de la maladie, et prévenir ainsi, dans la

Choléra. *(Suite.)*				mesure du possible, son développement ; 5° Si par négligence de ces mesures, le sol vient à être infecté, faire pratiquer des irrigations désinfectantes dans la localité contaminée 2 ou 3 fois par jour. Voir Tardieu, *Dictionnaire d'hygiène*, pages 447 et suivantes, t. I, article *Choléra*, le texte des décrets, rapports, circulaires relatifs au choléra.
Fièvre jaune.	Le poison générateur de la fièvre jaune est inconnu. Tout démontre qu'il est de nature *animale*, et que son origine est tellurique (Jaccoud). Les conditions telluriques qui, dans les régions à endémie donnent naissance au poison, sont inconnues ; on a accusé les marais, les	Endémique aux Antilles, dans le Golfe du Mexique, et sur la côte occidentale de l'Afrique. Épidémique.	Emporté au delà du foyer d'origine, le poison morbigène conserve ses propriétés nocives, il est reproductible et transmissible. La fièvre jaune vient par la mer, et elle est apportée *par les agents de transmission* qui sont les navires, leur personnel et leur charge-	1° Surveiller les navires, le chargement, le personnel, et les soumettre à des mesures de désinfection. 2° Prescrire des mesures quarantenaires dont la durée sera proportionnée à la longueur maxima de la maladie, en tenant compte de ce fait, que la transmissibilité par les effets et les mar-

Poisons telluriques (*Suite*).

NOMS des maladies	GENÈSE ET ÉTIOLOGIE des maladies.	FORMES de la maladie.	MODES de transmission.	MESURES prophylactiques.
Fièvre jaune. (*Suite.*)	émanations des égouts, l'accumulation des matières animales en décomposition, etc.		ment, foyers mobiles d'infection qui transportent le poison du port de départ au port d'arrivée. Mais si l'apport du poison est la condition *sine quâ non* du développement de la maladie dans le lieu d'atterrissage, il n'en est pas la condition unique ; il est clair que si tout était borné là, la fièvre resterait confinée chez les individus contaminés au départ, c'est-à-dire qu'elle serait bornée au personnel du navire. Pour qu'elle puisse se répandre dans sa nouvelle patrie, il faut *que le poison soit reproductible et transmissible.* Il est démontré que cette reproduction a lieu en	chandises est plus persistante que la transmissibilité par les personnes.

(*Suite.*)			aucun fait ne prouve la présence du poison régénéré dans les produits issus des malades. Ce n'est pas le malade qui est l'agent de transmission, ce sont ses *vêtements*, ses *effets de literie*, *l'enceinte même où il a séjourné*. En un mot, la *transmission personnelle* (contagion vive des anciens) n'est pas prouvée, tandis que la *transmission impersonnelle* est établie sans contestation. De là résulte l'influence nuisible du chargement des navires et du navire lui-même ; vainement est-il évacué, il conserve la propriété morbigène qu'il a contractée au départ, il *a lui-même la fièvre jaune*, et il en reste un agent efficace de transmission tant qu'il n'a pas été modifié par une désinfection complète. (Jaccoud. — Proust.)	

Poisons morbides humains.

NOMS des maladies.	GENÈSE ET ÉTIOLOGIE des maladies.	FORMES de la maladie.	MODES de transmission.	MESURES prophylactiques.
Variole.	L'origine première du poison variolique est inconnue. Aujourd'hui, il constitue réellement un *poison morbide humain*, car la maladie dépourvue de spontanéité saisissable n'est engendrée que par la transmission de l'homme malade à l'homme sain. (Jaccoud.)	Épidémique.	Poison transmissible par contage fixe et par contage diffusible. En effet, le poison est contenu, d'une part, dans le liquide des pustules, de sorte que tout contact de ce liquide avec une partie privée d'épiderme, peut infecter un organisme sain par contagion (*inoculation*), et reproduire la maladie ; et d'autre part, le poison est renfermé dans les produits halitueux exhalés par la surface cutanée du malade, et surtout dans les particules organiques résidant dans la dessiccation des pustules. Ces particules se détachent à un	Le seul traitement prophylactique est la *vaccination*, répétée tous les 8 ou 10 ans. Au début d'une épidémie, il faut vacciner indistinctement tous les individus chez lesquels une vaccination même récente est restée inutile. 1° Isoler les malades. 2° Faire opérer le transport des malades et des cadavres dans des voitures spéciales. 3° Désinfecter les vêtements, les objets de literie et les locaux souillés par le conctact ou le séjour des personnes malades.

Variole (*Suite.*)			moment donné, et grâce à leur divisibilité et à leur mobilité, elles deviennent des agents de transmission à distance, lesquels sont capables d'empoisonner, après un long intervalle, des individus qui n'ont jamais eu de rapports avec un varioleux.	
Scarlatine.	Les conditions qui empêchent ou favorisent la transmission, la période pendant laquelle la maladie présente au maximum les propriétés contagieuses, sont tout à fait ignorées. (Jaccoud.)	Épidémique.	Poison transmissible par contage diffusible.	1° Isoler les malades ; 2° faire opérer le transport des malades et des cadavres dans des voitures spéciales ; 3° désinfecter les vêtements, les objets de literie et les locaux souillés par le contact ou le séjour des personnes malades.
Erysipèle.	Le poison qui engendre l'érysipèle est inconnu; le mode et les conditions de la transmission sont également ignorés ; mais l'existence même du poison et sa diffusibi-	Épidémique.	Poison transmissible par contage diffusible.	Mêmes mesures que pour la scarlatine.

Poisons morbides humains (*Suite*).

NOMS des maladies.	GENÈSE ET ÉTIOLOGIE des maladies.	FORMES de la maladie.	MODES de transmission.	MESURES prophylactiques.
Érysipèle. (*Suite.*)	lité sont démontrées par la forme épidémique de cet exanthème, qui domine souvent, durant des mois entiers, toute la constitution médicale. (Jaccoud.)			
Typhus abdominal. Fièvre typhoïde.	Le poison générateur de la fièvre typhoïde est inconnu ; mais toutes les données étiologiques prouvent qu'il est éventuellement contenu dans les produits de la décomposition animale ; à ce point de vue, le typhus abdominal peut être considéré comme l'expression d'une intoxication putride spéciale. L'observation démontre que l'agent toxique peut	Épidémique.	Poison transmissible par contage diffusible.	Les notions étiologiques font comprendre le rôle prépondérant de l'hygiène, dans la prophylaxie du typhus abdominal. 1° Préserver le sol des imprégnations des excréments humains ; prévenir l'accumulation, la stagnation et la décomposition de ces matières ; voilà des mesures fondamentales et vraiment puissantes, ainsi

Typhus abdominal. Fièvre typhoïde. (*Suite.*)	atteindre l'organisme de trois manières différentes : 1° Contenu dans l'air, dans l'eau, dans les substances aux émanations desquelles l'homme est exposé, il est absorbé par lui ; c'est là *l'origine extrinsèque de la maladie*. Cette origine est aujourd'hui parfaitement démontrée ; les émanations putrides des fosses d'aisances, des cloaques, des égouts, sont les véhicules les plus ordinaires du poison typhique ; mais il peut être aussi contenu *dans l'eau potable*, par suite d'infiltrations et de communications accidentelles, ou dans les *aliments en décomposition*, surtout la viande gâtée. 2° Le poison typhique naît primitivement dans l'organisme, sous l'influen-		que le prouvent les résultats obtenus à Londres. 2° Surveiller rigoureusement les logements, au point de vue de l'espace et de l'aération ; vérifier l'état des puits et des fontaines qui doivent être constamment maintenus à l'abri de toute infiltration suspecte. 3° Désinfecter linges, vases, fosses d'aisances, parquets, objets de literie ayant servi aux malades.

Poisons morbides humains (*Suite*).

NOMS des maladies.	GENÈSE ET ÉTIOLOGIE des maladies.	FORMES de la maladie.	MODES de transmission.	MESURES prophylactiques.
Typhus abdominal. Fièvre typhoïde. (*Suite.*)	ce de certaines conditions mauvaises. *C'est là l'origine spontanée.* 3° Il est reproduit par le malade, comme le poison cholérigène, et transmis aux individus sains. C'est là *l'origine contagieuse ou par transmission.* Le poison régénéré par le malade est probablement contenu dans les matières fécales, peut-être aussi, dans l'air expiré ; ce qui est certain, c'est que la puissance de cette transmission est loin d'égaler celle des autres infections zymotiques ; un séjour prolongé auprès du malade, la conservation des déjections dans sa cham-			

Typhus abdominal. Fièvre typhoïde. (*Suite.*)	bre, le défaut de propreté et d'aération sont les conditions les plus favorables à la transmissibilité, et comme elles ne sont pas toujours réalisées, on comprend que, dans bon nombre de cas, les personnes qui sont journellement en rapport avec le patient, échappent néanmoins à toute contagion. La transmission par les linges et les effets est moins certaine que pour le typhus exanthématique ; cependant des observateurs éminents l'admettent sans réserve, en se fondant sur la fréquence de la maladie chez les blanchisseuses des hôpitaux. (Jaccoud.)			
Typhus exanthématique.	La non identité du typhus exanthématique et de la fièvre typhoïde est depuis longtemps établie.	Épidémique.	Le poison typhogène est reproduit par l'organisme qu'il infecte, et transmissible d'homme à	1° Isoler les malades. 2° Transport des malades et des cadavres dans des voitures spéciales.

Poisons morbides humains (*Suite*).

NOMS des maladies.	GENÈSE ET ÉTIOLOGIE des maladies.	FORMES de la maladie.	MODES de transmission.	MESURES prophylactiques
Typhus exanthématique. (*Suite.*)	3° Le typhus exanthématique est l'expression directe et la plus redoutable de l'*encombrement* et des influences qu'il entraîne fatalement avec lui, lorsqu'il est prolongé. Que les individus ainsi accumulés, soient en outre débilités par *la disette*, surmenés par *la fatigue*, écrasés par des émotions, ces conditions décuplent la puissance des causes premières, le typhus éclate, spontanément issu de ce milieu vicié. Le poison morbide est donc d'origine humaine, car il naît, infailliblement, toutes les fois		homme, par contage diffusible. Les agents de transmission sont : 1° les malades ; 2° les cadavres ; 3° les localités dans lesquelles ont séjourné les malades (vaisseaux, maison, chambres) ; 4° les objets de literie et les effets.	Désinfecter les objets, vêtements, objets de literie, locaux souillés par le contact ou le séjour des personnes malades.

Typhus exanthématique. (*Suite.*)	que les conditions de cet *encombrement spécial* sont pleinement réalisées, pendant un temps suffisant. La nature du poison typhogène est inconnue ; cependant il est difficile de le considérer comme un poison aériforme, en raison de la ténacité avec laquelle il s'attache aux effets, et du mode de propagation de la maladie dans les hôpitaux, où l'on a constaté souvent, que la transmission a lieu de lit à lit. (Jaccoud.)			

Poisons morbides animaux.

NOMS des maladies.	GENÈSE ET ÉTIOLOGIE des maladies.	FORMES de la maladie.	MODES de transmission.	MESURES prophylactiques.
Rage.	L'unique condition du développement de la rage chez l'homme est l'*inoculation*, soit que le virus ait pénétré par les plaies d'une morsure, soit qu'il ait été mis en contact avec des érosions cutanées superficielles et presque imperceptibles. Il n'existe aucune preuve irréfutable de la transmission par le contact de la salive de l'animal enragé sur la peau intacte. — Le poison rabique provient du chien, du loup ou du chat.		Par inoculation.	1. Répandre dans le public, par tous les moyens possibles, les instructions relatives à la rage, rédigées par le Comité consultatif d'hygiène publique de France, et que nous reproduisons à la fin de ce chapitre. 2. La transmission de la rage étant à redouter en tout temps et dans toutes les saisons, les règles de police sanitaire contre les chiens devraient être observées avec une égale rigueur, durant l'hiver, comme pendant l'été; et les mesures de police prescrites, dans ce cas, devraient être : 1° Port obligatoire d'un collier réglementaire.

Rage. (*Suite.*)				2º Saisie des animaux errants et de ceux qui n'ont pas de collier, et abatage des chiens saisis. 3º Abatage des chiens malades. 4º Abatage ou séquestration pendant 8 mois, dans une fourrière, des chiens suspects. 5º Rappeler, dans les instructions qui seraient données, qu'en cas d'accidents graves, ou de mort d'homme, le propriétaire du chien enragé peut être poursuivi d'office, sans préjudice des dommages-intérêts qui peuvent être réclamés par les familles. (Art. 319, 320, 459 du *Code pénal* et art. 1385 du *Code civil*.) 6º Rappeler aux autorités (préfets, sous-préfets, maires) qu'ils sont armés par les lois et règlements sur la matière

Poisons morbides animaux (*Suite*).

NOMS des maladies.	GENÈSE ET ÉTIOLOGIE des maladies.	FORMES de la maladie.	MODES de transmission.	MESURES prophylactiques.
Rage. (*Suite.*)				du droit de faire abattre tout animal enragé, et de faire abattre ou séquestrer pendant 8 mois, les chiens rendus suspects par une morsure. *Bibliographie.* Tardieu, *Dictionnaire d'hygiène publique*, tome III, p. 484 et suivantes, article *Rage.* — On trouvera aussi à cet article, les différents rapports, circulaires, etc., relatifs à la rage.
Morve et farcin.	Les solipèdes, surtout les chevaux, les ânes et les mulets, sont sujets à une maladie virulente, pouvant se développer spontanément, caractérisée *par des éruptions*		La transmission a lieu : 1° *Par inoculation.* — Elle est reproduite par le contact accidentel de la peau dépouillée de son épiderme, ou d'une membrane muqueuse	La prophylaxie très importante, consiste dans une surveillance administrative plus active, dans une hygiène plus convenable des chevaux et des hommes, et dans les

Morve et farcin. (*Suite.*)	*sur la peau et sur certaines muqueuses*, et *par des collections purulentes* dans le tissu cellulaire, les lymphatiques, les muscles, et même certains viscères. Cette affection est désignée, suivant la localisation des lésions, sous les noms de *farcin ou morve*. Séparées autrefois, ces deux formes morbides doivent être réunies aujourd'hui, et leurs diverses variétés peuvent être considérées comme des modalités particulières d'une seule et même infection, produite par un virus unique, mais variable dans ses effets. L'affection farci-morveuse est contagieuse et inoculable dans toutes ses formes. Chez l'homme, elle est toujours le résultat d'une transmission qui offre plusieurs modes.		dépouillée de son épithélium, avec l'une des matières toxiques, notamment le liquide qui s'écoule des fosses nasales (jetage), et celui que produisent les boutons et ulcères farcineux. Le siège de l'inoculation est souvent le doigt ; et la paille dont se servent les palefreniers pour panser leurs chevaux en est fréquemment l'agent. 2° *Par infection*. — Elle résulte de la cohabitation avec les chevaux malades. — Le séjour prolongé dans les écuries, et surtout l'habitude funeste d'y faire coucher les hommes, chargés de panser ou de conduire les chevaux, sont les circonstances les plus favorables au développement de la morve.	règlements spéciaux que nous ferons connaître au chapitre des maladies épizootiques.

En examinant les tableaux synoptiques des maladies infectieuses et contagieuses, on a pu voir que les principales mesures prophylactiques conseillées étaient au nombre de quatre :

1° Isolement des malades.

2° Transport des malades à l'hôpital dans des voitures spéciales.

3° Désinfection des linges, vases, fosses d'aisances, parquets, objets de literie et effets ayant appartenu aux malades.

4° Règles spéciales de police sanitaire.

Examinons ces différentes mesures.

1° *Isolement des malades.* — La nécessité d'isoler les malades, atteints de certaines maladies infectieuses ayant la propriété d'être transmissibles, est universellement reconnue aujourd'hui, et proclamée par l'unanimité des médecins de tous les pays. Nous allons donc rechercher quelle est la manière la plus sûre, la plus avantageuse et la plus facile de pratiquer cet isolement.

L'isolement peut être *individuel* ou *collectif*.

A. L'*isolement individuel* nécessite un local pour chaque malade ; il est excellent et donne une sécurité véritable ; le malade est protégé contre les autres ; les autres le sont contre lui-même. Mais il entraîne des difficultés pratiques énormes, et l'on ne peut y recourir que dans les cas absolument nécessaires ; comme par exemple : 1° Dans les cas accidentels et toujours rares d'une maladie grave et transmissible (Rage, morve). 2° Lorsqu'une maladie suspecte, probablement transmissible, est à son début, que le diagnostic est encore incertain.

Mais, quelle que soit la maladie pour laquelle on a recours à cette mesure, l'isolement ne doit pas être fictif, illusoire; il doit être absolument sérieux, et peut être opéré à l'aide de tentes ou de baraques dressées suivant les besoins.

B. L'*isolement collectif* consiste à réunir dans une salle distincte et séparée, un certain nombre de sujets atteints d'une même maladie transmissible. Ce mode d'isolement donne une sécurité suffisante, et avec quelques précautions, on peut le rendre sans danger, pour les malades isolés, pour leur voisinage et pour les personnes qui leur donnent des soins, ainsi que cela résulte des observations faites en France par MM. Colin, Brouardel, Izambert, Vidal, et en Angleterre par Murchison.

On peut se demander, au point de vue de l'hygiène nosocomiale, comment cet isolement collectif peut être opéré, et quel est le mode le plus parfait qu'il convient d'adopter. Nous trouvons, à ce sujet, les renseignements suivants que nous empruntons au savant rapport présenté par MM. Fauvel et Vallin, au congrès international d'hygiène, tenu au Trocadéro, le 10 août 1878. (Voir tome I, congrès international d'hygiène, n° 10 de la série, page 655, *Prophylaxie des maladies infectieuses.*)

L'isolement collectif peut se faire :

1° *Hors de l'enceinte des hôpitaux généraux :*

Dans un hôpital spécial à une maladie transmissible.

Dans un hôpital réunissant plusieurs maladies transmissibles.

2° *Dans l'enceinte des hôpitaux généraux.*

Ces divers modes d'isolement peuvent être rangés, suivant le degré de sécurité qu'ils procurent, dans l'ordre décroissant que nous allons indiquer :

1° L'isolement, le plus près de la perfection, est celui qu'on obtient à l'aide d'un hôpital affecté à une seule maladie ou à plusieurs maladies traitées dans des pavillons indépendants les uns des autres; c'est aussi le plus coûteux et le plus difficile à organiser.

2° Un pavillon distinct, dans un hôpital général, donne une sécurité moindre, mais encore suffisante; l'installation est notablement plus facile.

3° Les services spéciaux, sans communication avec le reste du bâtiment au milieu desquels ils sont placés, sont une ressource précaire, fertile en déceptions.

4° *Quant à l'isolement dans des sallés réservées*, simplement attenantes aux services généraux, il vaut mieux sans doute, que la promiscuité; mais il est, d'ordinaire, illusoire, et ne donne qu'une sécurité trompeuse.

2° *Transport des malades à l'hôpital d'isolement.* — Quel que soit le mode d'isolement qu'on adopte, l'hôpital devant être placé loin des quartiers populeux, il est nécessaire d'organiser un système de transports des malades, qui atténue les inconvénients de l'éloignement.

Il convient à cet effet, de faire construire des voitures spéciales, qui seraient destinées à transporter les malades atteints de maladies transmissibles, ainsi que cela se pratique, en Angleterre, depuis de longues années.

Le transport des cadavres devrait également s'opérer avec les mêmes précautions, et avec des voitures spécialement destinées à cet objet.

3° *Désinfection du matériel.* — Nous savons que la transmission s'opère non seulement par les malades, mais encore par les vêtements, les linges, la literie qu'ils ont souillés de principes morbifiques. Il ne suffit donc pas d'isoler les malades, il faut encore isoler et désinfecter les objets matériels dont ils ont fait usage.

Cette désinfection s'opère de plusieurs manières.

1° *Par les désinfectants chimiques* (chlore, hypochlorites alcalins, soufre, acide phénique, etc.). — D'après Chevalier, on suspend les vêtements, couvertures, matelas, etc., imprégnés d'odeurs infectes, et que l'on pourrait supposer contaminés par des miasmes nuisibles, dans une armoire à porte-manteaux où l'on place des assiettes contenant de l'hypochlorite de chaux.

2° *Par l'exposition à la chaleur.* — C'est un mode expéditif, peu coûteux, donnant une grande sécurité au point de vue de l'intégrité du matériel et de la destruction des principes morbides. Des expériences anciennes, reproduites dans ces dernières années, et contrôlées par M. Vallin (Voir Désinfection par l'air chaud, *Annales d'hygiène*, septembre 1877, page 276), prouvent qu'une température de 110° centigrades assure la destruction des germes, et ne compromet pas les propriétés physiques des tissus. Il suffit donc de faire établir dans les hôpitaux, des étuves à air chaud que l'on chaufferait à une température déterminée et constante, à l'aide de moyens convenablement choisis.

La désinfection des latrines, des salles, etc., doit être faite par une ventilation bien comprise et par l'emploi des désinfectants chimiques, au premier rang desquels nous plaçons le chlore, sous la forme d'hypochlorite de chaux.

4° *Règles de police sanitaire.* — On appelle police sanitaire, régime ou système sanitaire, l'ensemble des mesures et des règlements qui ont pour objet de prévenir le développement et d'empêcher la propagation des maladies contagieuses et infectieuses, notamment le choléra, la fièvre jaune et la peste.

Toutes ces mesures sont rapportées dans *Tardieu :*

Dictionnaire d'hygiène publique, article *Régime sanitaire*, page 48 et suivantes. — dans Léon Collin : *Traité d'épidémiologie*, page 952, et enfin dans le règlement général de police sanitaire maritime décrété le 22 février 1876, sur l'avis du comité consultatif d'hygiène publique, et dont on trouvera le texte tome v, pages 1 et suivantes du Recueil du comité consultatif d'hygiène publique de France.

Bibliographie. — *Dictionnaire d'hygiène publique et de salubrité*, de Tardieu (Articles CHOLÉRA. — CONTAGION. — ÉPIDÉMIES. — LAZARETS. — ENDÉMIES. — SERVICE SANITAIRE. — QUARANTAINES. — PESTE). — Léon Collin, *Traité d'épidémiologie*. — *Traité d'hygiène publique* de Michel Lévy. — *Traité d'hygiène publique* de Proust. — *Rapport sur la peste et les quarantaines* de Prus. — Rochard, *Étude synthétique sur les maladies endémiques*. — Griesinger, *Traité des maladies infectieuses*. — Léon Marchand, *Étude sur les maladies épidémiques*. — Fauvel, *Le choléra; étiologie et prophylaxie*. — *Recueil des travaux du Comité consultatif d'hygiène publique de France*, 1872-1876. — A. Proust, *Essais sur l'hygiène internationale, ses applications contre la peste, la fièvre jaune et le choléra asiatique*. — *Rapports sur les épidémies qui ont régné en France*, présentés au ministre de l'agriculture par l'Académie de médecine et rédigés par MM. de Kergaradec. — Bergeron et Briquet, *Étude pratique, rétrospective et comparée sur le traitement des épidémies au dix-huitième siècle* de Simon. — Baillou, *Epidémies et éphémérides*. — Barailler, *Typhus épidémique et histoire des épidémies de typhus observées au bagne de Toulon*. — Marchal de Calvi, *Des épidémies*. — Fodéré, *Leçons sur les épidémies*.

Ordonnance de police du 6 *août* 1878 *concernant les chiens.*

Art. 1er. — Tout chien circulant sur la voie publique, en liberté, ou même tenu en laisse, doit être muni d'un collier portant, gravés sur une plaque de métal, le nom et le domicile de son propriétaire.

Art. 2. — Les chiens trouvés sans collier sur la voie publique, les chiens errants avec ou sans collier, dont le propriétaire est inconnu dans la localité, seront saisis et abattus sans délai ; dans aucun cas ils ne peuvent être vendus.

Art. 3 — Seront exceptés des dispositions contenues dans les articles précédents, les chiens courants en action de chasse, mais ils doivent porter la marque du propriétaire.

Art. 4. — Seront immédiatement abattus les chiens et les chats enragés et les animaux des mêmes espèces qui ont été mordus par des animaux enragés, ou qui sont soupçonnés de l'avoir été.

Art. 5. — Les infractions aux dispositions de la présente ordonnance seront constatées par des procès-verbaux ou rapports, qui seront déférés aux tribunaux compétents.

Art. 6. — L'ordonnance de police du 27 mai 1845 et et les §§ 1, 2 et 3 de l'article 8 de l'ordonnance de police du 27 décembre 1875 sont abrogés.

INSTRUCTIONS SUR LA RAGE ÉMANÉES DU COMITÉ CONSULTATIF.

1° *Soins à donner à une personne qui vient de subir la morsure d'un chien enragé ou suspect.* — Doit être considéré comme suspect :

« 1° Tout chien *connu* qui, contrairement à son caractère et à ses habitudes, est devenu agressif et mord, sans motif qui explique cette action, les personnes qu'il trouve à la portée de ses dents.

« Dans ce cas, le chien doit être considéré comme d'autant plus suspect que les personnes qu'il a mordues lui étaient plus familières.

« 2° Tout chien qui, dans l'intérieur des maisons, s'attaque aux personnes étrangères sans y être excité, soit par son rôle de gardien, soit par une agression volontaire ou involontaire.

« 3° Tout chien divaguant, qui, sans aucune excitation, s'attaque aux personnes qu'il rencontre sur son passage, dans les rues, sur les routes, dans les campagnes ;

« 4° Tout chien inconnu, trouvé errant, qui devient tout à coup agressif pour les personnes qui l'ont accueilli dans leur demeure. »

La cautérisation étant jusqu'ici l'unique moyen connu de prophylaxie de la rage, la seule chance de salut qui soit offerte aux personnes mordues, consiste dans la *cautérisation* la plus prompte et la plus complète des plaies virulentes.

De tous les caustiques, le meilleur est le fer rouge, et la cautérisation est d'autant moins douloureuse que le fer est plus fortement chauffé. A défaut de fer rouge, on pourra se servir du caustique de Vienne ou de l'acide sulfurique.

Pendant que le fer chauffe, ou en l'absence de caustique, il sera utile de *comprimer*, à l'aide d'un lien fortement serré, le membre mordu, en même temps que l'on cherchera, avec les doigts à *exprimer* du dedans au dehors, les liquides contenus dans la plaie.

On aidera cette expression par un *lavage* continu fait avec un liquide quelconque.

Si la partie mordue est à la portée de la bouche, le blessé devra faire lui-même la *succion* et immédiatement.

La succion n'offre d'ailleurs aucun danger si la personne qui la pratique n'est affectée d'aucune écorchure soit aux lèvres, soit dans la bouche.

Le public doit être mis en garde contre de prétendus spécifiques vantés par les charlatans.

Il n'existe pas actuellement de préservatif contre la rage, en dehors de la cautérisation profonde et immédiate des plaies virulentes.

2° *Conduite à tenir lorsqu'un animal vient d'être mordu par un chien enragé ou suspect.* — Non seulement tout chien enragé ou suspect doit être immédiatement abattu, mais encore tout animal mordu (chien ou chat) par un chien enragé ou suspect doit également être immédiatement abattu.

En cas d'accident grave ou de mort d'homme, le propriétaire d'un chien enragé pourra être poursuivi d'office, sans préjudice des dommages-intérêts qui peuvent être réclamés par les familles (articles 319, 320, 459 du Code pénal et art. 1385 du Code civil). Il est important de conserver les cadavres des chiens et de les faire transporter à une école vétérinaire ou chez un vétérinaire quelconque, afin que l'autopsie permette de constater les altérations caractéristiques de la rage.

3° *Caractères distinctifs de la rage du chien à ses différentes périodes.* — I. La rage du chien ne se caractérise pas par des accès de fureur dans les premiers jours de sa manifestation. Au contraire, c'est une maladie tout d'abord d'apparence bénigne ; mais dès ses débuts, la bave est *virulente*, c'est-à-dire qu'elle renferme le germe inoculable, et le chien est alors bien plus dangereux par les caresses de sa langue qu'il ne peut l'être par ses morsures, car il n'a encore aucune tendance à mordre.

II. Au début de la rage, le chien change d'humeur, il devient triste, sombre et taciturne, recherche la solitude et se retire dans les recoins les plus obscurs.

Mais il ne peut rester longtemps en place ; il est inquiet et agité, va et vient, se couche et se relève, rôde, flaire, cherche, gratte avec ses pattes de devant. Ses mouvements, ses attitudes et ses gestes semblent indiquer que, par moment, il voit des fantômes, car il mord dans l'air, s'élance et hurle comme s'il s'attaquait à des ennemis réels.

III. Son regard est changé, il exprime une tristesse sombre et quelque chose de farouche.

IV. Mais dans cet état, le chien n'est encore nullement agressif pour l'homme ; son caractère est ce qu'il était avant. Il se montre docile et soumis pour son maître, à la voix duquel il obéit, en donnant quelques signes de gaîté qui ramènent un instant sa physionomie à son expression habituelle.

V. Au lieu de tendances agressives, ce sont, souvent des tendances contraires qui se manifestent dans la première période de la rage. Le sentiment affectueux envers ses maîtres et les familiers de la maison s'exagère chez le chien enragé, et il l'exprime par les mouvements répétés de sa langue, avec laquelle il est avide de caresser les mains ou les visages qu'il peut atteindre.

VI. Ce sentiment très développé et très tenace chez le chien le domine assez pour que, dans un très grand nombre de cas, il respecte ses maîtres, même dans le paroxysme de la rage, et pour que ceux-ci, d'autre part, conservent sur lui un très grand empire, même lorsque ces instincts féroces ont commencé à se manifester et qu'il s'y abandonne.

VII. Le chien enragé n'a pas horreur de l'eau ; au contraire il en est avide. Tant qu'il peut boire, il satisfait sa soif toujours, et quand le spasme de son gosier l'empêche de déglutir (avaler), il plonge le museau tout entier dans le vase, et il mord, pour ainsi dire, le liquide qu'il ne peut plus avaler.

Le chien enragé n'est donc pas *hydrophobe;*

L'*hydrophobie* n'est donc pas un signe de la rage du chien.

VIII. Le chien enragé ne refuse pas sa nourriture dans la première période de sa maladie; souvent même il la mange avec plus de voracité que d'habitude.

IX. Lorsque le besoin de mordre, qui est un des caractères essentiels de la rage à une certaine période de son développement, commence à se manifester, l'animal le satisfait d'abord sur des corps inertes; il ronge le bois des portes et des meubles, déchire les étoffes, les tapis, les chaussures, broie sous ses dents la paille, le foin, les crins, la laine, mange la terre, la fiente des animaux et la sienne même, etc., et accumule dans son estomac des débris de tous les corps sur lesquels ses dents ont porté.

X. L'abondance de la bave n'est pas un signe constant de la rage chez le chien. Tantôt la gueule est humide et tantôt elle est sèche. Avant la période des accès, la sécrétion de la salive est normale; elle s'exagère pendant cette période et se tarit à la fin de la maladie.

XI. Le chien enragé exprime souvent la sensation douloureuse que lui fait éprouver le spasme (convulsion) de son gosier, en faisant avec ses pattes de devant, de chaque côté des joues, les gestes propres au chien dans la gorge duquel un os est arrêté.

XII. Dans une variété particulière de la rage canine que l'on appelle la *rage mue*, la mâchoire inférieure, paralysée, reste écartée de la supérieure, et la gueule demeure béante et sèche, avec une teinte rouge brunâtre de la muqueuse qui la tapisse.

XIII. Dans quelques cas, le chien enragé vomit du sang.

XIV. La voix du chien enragé change toujours de timbre, et toujours son aboiement s'exécute suivant un mode complètement différent de son mode habituel.

Il est rauque, voilé, et se transforme en un hurlement saccadé.

Dans la variété de la rage appelée *rage mue*, ce symptôme important fait défaut. La maladie reçoit son nom du mutisme absolu des malades : *rage mue* ou *muette*.

XV. La sensibilité est très émoussée dans le chien enragé : Quand on le frappe, qu'on le brûle ou qu'on le blesse, il ne fait entendre ni les plaintes ni les cris par lesquels les animaux de son espèce expriment leurs souffrances ou même simplement leurs craintes.

Il y a des cas où le chien enragé se fait à lui-même des blessures profondes avec ses dents et assouvit sa rage sur son propre corps, sans chercher encore à nuire aux personnes qui lui sont familières.

XVI. Le chien enragé est toujours très violemment impressionné et irrité par la vue d'un animal de son espèce. Dès qu'il se trouve en sa présence ou qu'il entend ses aboiements, sa fureur rabique se manifeste, si elle était encore latente (cachée), se développe et s'exalte, si elle était déjà déclarée, et il se lance vers lui pour le déchirer de ses dents.

La présence du chien produit la même impression sur les animaux des autres espèces, quand ils sont sous le coup de la rage ; en sorte qu'il est vrai de dire que le chien fait l'office d'un agent réactif, à l'aide duquel on peut presque toujours, avec une très grande sûreté, déceler la rage encore cachée dans un animal qui la couve.

XVII. Le chien enragé fuit souvent le toit domestique, au moment où, par les progrès de la maladie, les instincts féroces se développent en lui et commencent à le dominer ; et après un, deux ou trois jours de pérégrinations, pendant lesquels il a cherché à satisfaire sa rage sur tous les êtres vivants qu'il a pu rencontrer, il revient souvent mourir chez ses maîtres.

XVIII. Lorsque la rage est arrivée à sa période furieuse, elle se caractérise par l'expression de férocité qu'elle donne à la physionomie de l'animal qui en est atteint, et par des envies de mordre qu'il assouvit toutes les fois que l'occasion s'en présente ; mais c'est toujours contre son semblable qu'il dirige ses attaques, de préférence à tout autre animal.

XIX. Les fureurs rabiques se manifestent par des accès dans les intervalles desquels l'animal épuisé tombe dans un état relatif de calme, qui peut faire illusion sur la nature de sa maladie.

XX. Les chiens bien portants semblent doués de la faculté de deviner l'état rabique d'un animal de leur espèce, et, au lieu de lutter contre lui, ils cherchent à se dérober à ses atteintes par la fuite.

XXI. Le chien enragé libre s'attaque d'abord, avec une très grande énergie, à tous les êtres vivants qu'il rencontre, mais toujours de préférence au chien plutôt qu'aux autres animaux, et de préférence à ceux-ci plutôt qu'à l'homme. Puis, lorsqu'il est épuisé par ses fureurs et par ses luttes, il marche devant lui d'une allure vacillante, très reconnaissable à sa queue pendante, à sa tête inclinée vers le sol, à ses yeux égarés et à sa gueule béante, d'où s'échappe une langue bleuâtre et souillée de poussière. Dans cet état, il n'a plus de grandes tendances agressives, mais il mord encore tous ceux, hommes ou bêtes, qui se trouvent ou qui vont se mettre à la portée de ses dents.

XXII. Le chien enragé qui meurt de sa mort naturelle succombe à la paralysie et à l'asphyxie.

Jusqu'au dernier moment, l'instinct de mordre le domine, il faut le redouter même lorsque l'épuisement semble l'avoir transformé en corps inerte.

XXIII. A l'autopsie d'un chien enragé, on rencontre, d'une manière presque constante, dans son estomac, un mélange de corps disparates, tels que du foin, de la paille, des crins, de la laine, des lambeaux d'étoffe, des morceaux de cuir, des débris de cordes, des étoupes, des excréments, de la terre, des feuilles, du gazon, des pierres : toutes substances qui, par leur présence et leur assemblage ont une grande valeur probative de l'existence de l'état rabique sur l'animal où on les constate.

CHAPITRE III

DES ÉPIZOOTIES ET DES MALADIES DES ANIMAUX.

Nous lisons, dans les instructions sur les attributions des conseils d'hygiène publique et de salubrité, accompagnant le décret de 1848, ce qui suit : « Les épizooties et les maladies des animaux doivent occuper au même titre les conseils d'hygiène, qui sauront mettre à profit les lumières des vétérinaires distingués qu'ils comptent dans leur sein. Non seulement il est bon qu'ils s'attachent à répandre, parmi les populations, des notions exactes sur l'hygiène des animaux domestiques, mais ils doivent plus spécialement faire porter leurs instructions sur les maladies qui déciment le bétail, ou qui peuvent se communiquer des animaux à l'homme. »

La surveillance des épizooties, qui, d'après le décret de 1848, semble rentrer dans les attributions des conseils d'hygiène, est en réalité confiée aujourd'hui à un service spécial appelé : *Service des épizooties*.

Un décret du 24 mai 1876 a institué un *Comité consultatif des épizooties* près le ministère de l'agriculture et du commerce ; et, à la suite d'instructions ministérielles, a créé, par toute la France, un service départemental des épizooties, comprenant, par département, *un vétérinaire inspecteur et des vétérinaires cantonaux.*

Les documents concernant les épizooties, émanant des vétérinaires cantonaux, sont centralisés par le vétérinaire inspecteur, et transmis par le préfet, à la fin de chaque année, à M. le ministre, pour être communiqués au Comité consultatif des épizooties.

Nous n'avons pas à rechercher les raisons qui ont motivé la création de ce service spécial, enlevant aux conseils d'hygiène une de leurs principales attributions ; mais nous pensons qu'il serait utile, sans diminuer l'importance de ce service, et sans toucher à l'organisation récente, de conserver aux conseils d'hygiène la possibilité de s'occuper des maladies des animaux, et par conséquent de maintenir dans leurs attributions le paragraphe 3 du décret organique de 1848.

Est-il besoin de fournir de nombreux arguments pour justifier notre proposition ? Les épizooties ne sont-elles pas, en effet, une des plus graves questions de l'hygiène, non seulement par les pertes et les ruines qu'elles entraînent, mais encore par l'influence pernicieuse que peuvent exercer, sur la santé publique, le contact et l'usage alimentaire ou industriel des animaux malades, de leur viande ou de leurs produits ? Or, est-il possible d'admettre que les conseils d'hygiène, chargés de veiller au maintien de la santé des populations, puissent demeurer étrangers à une question aussi capitale, et ne soient pas consultés sur les mesures destinées à prévenir et à combattre les maux si graves qu'amènent à leur suite les épizooties ? Évidemment non.

Dans l'espoir que notre demande sera prise en considération, nous allons donner, sur les épizooties, quelques indications sommaires qui pourront être utilement consultées par les membres des conseils d'hygiène.

Définitions. — Les maladies peuvent sévir sur les animaux de quatre manières différentes :

1° Lorsqu'une maladie attaque quelques individus çà et là, sous des climats divers, elle est dite *sporadique.*

2° Lorsqu'elle prend droit de domicile dans un pays, que des causes locales l'y entretiennent d'une manière permanente, ou périodiquement à certaines époques de l'année, elle est dite *enzootique.*

3° Lorsqu'elle sévit sur un grand nombre d'animaux à la fois, de la même espèce ou d'espèces différentes, qu'elle est passagère et due à des causes générales, elle est dite *epizootique.*

4° Lorsqu'elle se généralise davantage, et qu'elle envahit un royaume ou plusieurs royaumes, elle est dite *panzootique.*

D'après ce qui précède, et ce que nous avons vu au chapitre des épidémies, on voit que les épizooties et les enzooties sont des maladies qui sévissent sur les animaux, comme les épidémies et les endémies sur les hommes ; de telle sorte qu'on peut dire : une épizootie est une maladie générale chez les animaux, et une épidémie est une maladie générale chez les hommes.

Des causes générales des épizooties. — Les causes des épizooties sont, en général, les mêmes que celle des épidémies, c'est-à-dire, que les unes et les autres dérivent, en grande partie, des mêmes influences insalubres. Ainsi l'humidité ou la trop grande sécheresse de l'air peuvent donner lieu, parmi les animaux domestiques, à des inflammations catarrhales ou inflammatoires. Dans les grandes chaleurs, on voit souvent le typhus se développer parmi le bétail. Ces maladies peuvent encore être favorisées par l'insalubrité des étables et par l'encombrement. La mauvaise qualité des fourrages, des eaux, devient fréquemment la cause d'épizooties auxquelles la malpropreté, la disposition vicieuse des étables ou des écuries, les fatigues ou le manque prolongé d'exercice etc., peuvent également concourir.

Outre ces causes appréciables, il en est sans doute beaucoup d'autres encore qui contribuent au développement des épizooties; elles peuvent même suffire à les déterminer, mais échappent, dans l'état actuel de nos connaissances, à toute investigation. Il en est, quant à cela, de l'étiologie des épizooties comme de celles des épidémies.

Observons enfin que, comme les épidémies, les épizooties peuvent se transmettre par contagion, et devenir ainsi des *épizooties contagieuses.*

Les principales épizooties sont :

1° *Le typhus contagieux des bêtes à cornes.* — Maladie contagieuse, très meurtrière, de nature encore inconnue, appelée peste des bœufs, maladie bos-hongroise, peste varioleuse. Elle n'attaque que l'espèce bovine.

2° Le *typhus charbonneux* (appelé aussi sang de rate, fièvre charbonneuse, pustule maligne). Maladie meurtrière et contagieuse qui attaque toutes nos espèces domestiques et fait périr tous les individus qu'elle attaque. Le mode de contagion unique, qui engendre le typhus charbonneux, est le contact immédiat ou médiat des animaux affectés de charbon ou de leurs dépouilles.

3° *La péripneumonie épizootique du gros bétail.* — Maladie contagieuse, et qui, en 1851 notamment, a fait de très grands ravages dans le Cantal, l'Aveyron et la Lozère.

4° *La clavelée ou variole ovine.* — Maladie très contagieuse, particulière aux moutons, et qui a fait, avant la découverte du *claveau* (virus renfermé dans les pustules, qui peut, étant inoculé, transmettre la maladie à d'autres individus) de très nombreuses victimes.

5° *Maladies aphtheuses.* — Les aphthes peuvent attaquer les chevaux, les bestiaux. Cette maladie, dont la contagion est reconnue par certains auteurs, et niée par d'autres, est appelée vulgairement *cocotte* dans quelques contrées de la France.

1° MESURES PROPHYLACTIQUES CONTRE LES ÉPIZOOTIES.

Pour prévenir, autant que possible, les épizooties, il faut placer les animaux dans de bonnes conditions de propreté, et, pour cela, il faut : assainir les étables par des fumigations, donner aux animaux un air pur, enlever fréquemment les fumiers, renouveler souvent les litières, afin qu'ils ne couchent pas sur un sol humide imprégné de déjections animales, éviter les variations brusques de température, les refroidissements de la peau (pour cela, il faut faire usage de couvertures, ne sortir les animaux que par un temps convenable et après qu'ils ont reçu à l'étable quelques aliments) ; donner une nourriture saine, variée, composée d'aliments de facile digestion, régulièrement administrés; ne pas distribuer des boissons trop froides, en trop grande quantité ; faire faire aux animaux un exercice modéré en rapport avec leurs habitudes, éviter de mettre les animaux en contact avec des animaux étrangers, et les tenir strictement isolés, si on craint l'apparition d'une maladie contagieuse ; pratiquer l'inoculation pour certaines maladies. — Cette dernière mesure est très utile à pratiquer lorsqu'un pays est menacé par l'épizootie claveleuse.

2° MESURES DE POLICE SANITAIRE APPLICABLES AUX ÉPIZOOTIES CONTAGIEUSES.

L'expérience ayant démontré que la plupart des épizooties contagieuses sont des maladies très meurtrières, il importe d'indiquer les mesures sanitaires qui peuvent servir à préserver une contrée d'une épizootie ou en atténuer les effets funestes, si l'épizootie, s'y déclare.

Parmi ces mesures, les unes doivent être mises en pratique avant l'invasion de l'épizootie, les autres sont mises en usage quand la localité est infectée par le fléau, dans le but d'en arrêter la propagation et les ravages.

a. *Mesures applicables dans une localité qui est menacée par une épizootie contagieuse.*

La première mesure est l'*isolement*. Que l'on veuille préserver la France, un département, un canton, une ville, il faut l'isoler. Pour cela, il faut réglementer les communications du pays infecté avec le pays sain ; on établit dans ce but un cordon sanitaire, qui, pour offrir une garantie suffisante, doit être double, comme le conseille M. Prince, directeur de l'École vétérinaire de Toulouse, et laisser un espace, vide d'animaux, assez considérable pour que l'atmosphère ne puisse le faire franchir au virus volatil. Les agents, composant ce cordon, devront soigneusement inspecter les animaux, les débris d'animaux, les objets enfin qui, par leur nature, peuvent propager la maladie. Le passage devra être interdit aux personnes qui, par leur position, peuvent devenir les propagateurs de la maladie. Pour que l'isolement soit complet, il faut : 1° *Interdire les foires et les marchés aux animaux provenant des pays infectés;* 2° *Interdire l'entrée des fourrages qui auraient une semblable provenance.*

La seconde mesure consiste à faire le *recensement*, le *signalement* et l'*estimation des animaux* de la contrée ; elle permet d'établir le nombre des bestiaux, de reconnaître les fraudes dans le commerce des animaux, et de faciliter la détermination de l'indemnité à accorder en justice, s'il y a lieu.

b. *Mesures à mettre en pratique dans un pays infecté.*

1° La première mesure est le *refoulement du cordon sanitaire*, afin d'isoler les pays sains.

2° La seconde est le *recensement*. S'il n'a pas été fait avant l'invasion, il est urgent d'y aviser. Mais, dans ce cas, il doit être opéré dans des conditions spéciales prescrites par les règlements.

3° La troisième est la *déclaration*. Plusieurs règlements prescrivent cette mesure ; les propriétaires doivent, sous peine d'amende, dès qu'une maladie contagieuse attaque leurs animaux, en faire la déclaration par écrit devant le maire de la commune, qui devra en donner acte. Cette déclaration permet au maire de nommer des experts vétérinaires, pour constater la nature et la gravité de l'affection.

4° La quatrième est la *visite*. Cette visite, ordonnée par les autorités, doit être faite par un vétérinaire et ne peut être pratiquée que chez les propriétaires qui ont fait des déclarations, et avec les plus grandes précautions, en commençant par les animaux sains, passant ensuite aux douteux, enfin aux malades.

5° La cinquième est l'*abatage*. Dans quelques épizooties, on s'est bien trouvé de l'abatage des premières bêtes malades, pour étouffer la maladie. Mais, pour que cette mesure soit profitable, il faut qu'elle soit pratiquée à temps, et que les propriétaires sachent d'avance qu'ils recevront une indemnité pour les animaux abattus. — Cette indemnité doit être suffisante, par exemple, la moitié de la valeur de l'estimation pour les bêtes malades, et les trois quarts pour les suspectes ; sans cela, les propriétaires chercheraient à détourner les animaux malades et suspects, et l'abatage ne produirait aucun résultat sérieux.

6° La sixième est la *séquestration*. Il est de la plus haute importance de séquestrer les animaux malades, mais il faut que cette séquestration soit rigoureusement observée ; il convient, par suite, de renfermer les animaux malades dans des étables isolées, retirées, et n'ayant aucune communication avec les étables des animaux bien portants. Les hommes qui sont affectés au service des malades ne doivent pas communiquer avec les hommes qui soignent les bêtes saines. Il faut éviter que des chiens, des chats ne pénètrent dans les étables. Les bêtes saines doivent avoir leurs pâturages, leurs abreuvoirs bien isolés. Si on est forcé de conduire les bêtes suspectes à l'abreuvoir, aux pâturages, il faut leur assigner des endroits particuliers.

7° La septième est la *marque*. La meilleure marque, c'est le fer rouge, qu'on applique sur la corne ou sur le sabot. Elle est pratiquée sur les animaux malades et sur les suspects, au moyen de signes conventionnels : M pour les malades, S pour les suspects, G après la lettre M pour les guéris.

8° La huitième, ce sont les *signaux d'alarme.* Ce sont des signaux que l'on place sur les portes des habitations infectées (exemple : *habitation envahie par l'épizootie régnante*), sur des poteaux posés sur des chemins qui aboutissent à la commune infectée (exemple : *maladie contagieuse sur la commune de Versailles*).

9° Enfin, il y a des mesures que l'on doit prendre pour les animaux morts ; il faut : 1° les transporter de manière que le sang, les excréments ne soient pas disséminés sur les chemins ; 2° enterrer les cadavres ; 3° désinfecter les étables, enlever les fumiers, etc.

Telles sont les mesures générales qu'il convient de prendre, avant ou pendant les épizooties.

Avant de terminer ce que nous avions à dire sur les épizooties, nous croyons utile d'exposer, avec quelques détails, les prescriptions relatives à cet objet important, et dont les principes remontent à 1745 et à 1746.

RÉSUMÉ

DES PRESCRIPTIONS ET RÈGLEMENTS RELATIFS AUX ÉPIZOOTIES.

Il y a eu, de tout temps, des règlements de police pour prévenir le danger de toute communication entre les animaux sains et les animaux attaqués de la maladie. Ces anciens règlements ont été résumés et rappelés dans l'arrêté du Directoire en date du 27 messidor an V. Cet arrêté, dont la légalité ne saurait être contestée, puisqu'il a pour base l'art. 20, section IV, titre I de la loi des 28 septembre-octobre 1791, généralise les anciennes mesures locales et les rend applicables à toute la France. Il est trop important pour que nous n'en rappelions pas les dispositions. Tout propriétaire ou détenteur de bêtes à cornes, à quelque titre que ce soit, qui a une ou plusieurs bêtes malades ou suspectes, est obligé, sous peine de 500 francs d'amende, d'en avertir sur-le-champ, le maire de la commune, qui les fait visiter par l'expert le plus prochain ou par celui qui a été désigné pour le département ou le canton. Lorsque, d'après le rapport de l'expert, il est constaté qu'une ou plusieurs bêtes sont malades, le maire veille à ce que les animaux soient séparés des autres et ne communiquent avec aucun animal de la commune. Les propriétaires, sous quelque prétexte que ce soit, ne peuvent les faire conduire ni aux pâturages ni aux abreuvoirs communs, et ils sont tenus de les nourrir dans des lieux renfermés, sous peine de 100 francs d'amende. Le maire en informe dans le jour le sous-préfet de l'arrondissement, auquel il indique le nom du propriétaire et le nombre des bêtes malades. Le sous-préfet fait part du tout au préfet du département. Aussitôt qu'il est prouvé au maire que l'épizootie existe dans une commune, il en instruit tous les propriétaires de bestiaux de cette commune, par une affiche posée aux lieux où se posent les actes de l'autorité publique, laquelle affiche enjoint aux propriétaires de déclarer au maire le nombre de bêtes à cornes qu'ils possèdent, avec désignation d'âge, de taille, de poil, etc... Copie de ces déclarations est envoyée au sous-préfet et par celui-ci au préfet.

En même temps, le maire fait marquer sous ses yeux toutes les bêtes à cornes de sa commune, avec un fer chaud représentant la lettre M. Quand le préfet du département est assuré que l'épizootie n'a plus lieu dans son ressort, il ordonne une contre-marque telle qu'il juge à propos, afin que les bestiaux puissent aller et être vendus, sans qu'on ait rien à craindre.

Afin d'éviter toute communication des bestiaux de pays infectés avec ceux de pays qui ne le sont pas, il est fait de temps en temps des visites chez les propriétaires de bestiaux, dans les communes infectées, pour s'assurer qu'aucun animal n'en a été distrait. Si, au mépris des dispositions précédentes, quelqu'un se permet de vendre ou d'acheter aucune bête marquée dans un pays infecté, pour la conduire dans un marché ou à une foire, ou même chez un particulier de pays non infecté, il est puni de 500 francs d'amende. Les propriétaires de bêtes qui les font conduire par les domestiques ou autres personnes, dans les marchés ou foires, ou chez des particuliers de pays non infectés, sont responsables du fait de ces conducteurs. Il est enjoint à tout fonctionnaire, qui trouve sur les chemins ou dans les foires ou marchés des bêtes à cornes marquées par la lettre M, de les conduire chez le juge de paix, lequel les fait tuer sur-le-champ en sa présence. Peuvent néanmoins les propriétaires de bêtes saines en pays infecté en faire tuer chez eux, ou en vendre aux bouchers de leurs communes, mais aux conditions suivantes : 1° il faut que l'expert ait constaté que ces bêtes ne sont pas malades ; 2° le boucher tuera les bêtes dans les vingt-quatre heures ; le propriétaire ne pourra s'en dessaisir et le boucher les tuer, qu'ils n'en aient la permission par écrit du maire, qui en fera mention sur son état.

Toute contravention à cet égard est punie de 200 fr. d'amende ; le propriétaire et le boucher sont solidaires. Il est ordonné de tenir, dans les lieux infectés, les chiens à l'attache, et de tuer tous ceux que l'on trouverait divaguant. Tout fonctionnaire public, qui donnerait des certificats et attestations contraires à la vérité, serait condamné à 1000 francs d'amende. Dans tous les cas où les amendes pour les objets relatifs à l'épizootie sont appliquées, les juges ne peuvent les modérer. Aussitôt qu'une bête est morte, au lieu de la traîner, on doit la transporter à l'endroit où elle doit être enterrée: endroit qui sera, autant que possible, au moins à 50 toises des habitations. On la jette seule dans une fosse de 8 pieds de profondeur, avec toute sa peau, tailladée en plusieurs parties, et on la recouvre de toute la terre sortie de la fosse. Dans le cas où le propriétaire n'a pas la facilité d'en faire le transport, le maire en requiert un autre et même les manouvriers nécessaires, à peine d'amende contre les refusants.

Dans les lieux où il y a des chevaux, on fera de préférence traîner par eux les voitures chargées de bêtes mortes; les voitures seront lavées à l'eau chaude après le transport. Il est défendu de jeter les bêtes mortes dans les bois, les rivières ou à la voirie, et de les enterrer dans les étables, cours et jardins, sous peine de 300 francs d'amende.

Ces règlements sont encore en vigueur. Un arrêté du gouvernement du 27 vendémiaire an II a ordonné que l'arrêté du Directoire, que nous venons de rapporter, et l'arrêt du conseil du 16 août 1784, seraient promulgués dans tous les départements. On a vainement cherché à établir que ces règlements n'étaient applicables que dans les temps et les pays où il régnait des maladies épizootiques. La Cour de cassation a fait justice de ce système et l'a formellement repoussé par arrêt du 18 novembre 1808. Il faut d'ailleurs savoir que ces anciens règlements sont aussi maintenus par l'article 461 du Code pénal, et enfin par l'ordonnance royale du 17 janvier 1815. *Voici le texte de cette ordonnance :* Dans tous les pays où a pénétré l'épizootie et dans ceux où elle pénétrera par la suite, les préfets continueront de faire exécuter les dispositions des arrêts des 10 avril 1714, 24 mars 1745, 19 juillet 1746, 18 décembre 1774, 30 janvier 1775, 16 juillet 1784.

Sur la demande des autorités administratives, les gardes nationales, la gendarmerie, les gardes champêtres, et, au besoin, les troupes de ligne, seront employés pour assurer l'exécution des dispositions rappelées ci-dessus, et notamment pour former des cordons et empêcher la communication des animaux suspects avec les animaux sains. Dans les départements où la maladie n'a pas encore pénétré, les préfets ordonneront la visite des étables, aussi souvent qu'ils le jugeront convenable ; ils exerceront une surveillance active et feront les dispositions nécessaires pour que l'on puisse exécuter sur-le-champ, et partout où besoin sera, toutes les mesures propres à arrêter les progrès de l'épizootie, si elle venait à se manifester. A la première apparition des symptômes de contagion dans une commune, il y sera envoyé des vétérinaires chargés de visiter les bestiaux et de reconnaître ceux qui doivent être abattus, aux termes des règlements cités plus haut ; l'abatage aura lieu sans délai, sur l'ordre des maires ou des commissaires délégués par les préfets. Il doit être dressé des procès-verbaux à l'effet de constater le nombre, l'espèce et la valeur des animaux qui ont été ou qui seront abattus pour arrêter le progrès de la contagion. Les extraits des procès-verbaux doivent être transmis par les préfets au ministre de l'agriculture, pour faire établir les indemnités auxquelles les propriétaires de ces animaux ont droit, d'après les bases déterminées par les arrêts du conseil des 18 décembre 1774 et 30 janvier 1775, c'est-à-dire le tiers de la valeur qu'auraient eue les animaux, s'ils eussent été sains. A ces moyens de prévenir ou de combattre l'épizootie, nous ajouterons ceux que mentionne Favard de Langlade (*Répertoire de législation*, v° Épizootie) : « Les préfets des départements où règne l'épizootie doivent charger les vétérinaires de se transporter dans les diverses communes ; de se concerter avec l'autorité locale ; de visiter en sa présence toutes les bêtes à cornes, et de marquer celles qui, étant atteintes, doivent être abattues immédiatement et enfouies conformément aux dispositions de l'article 5 de l'arrêté du parlement de 1745, et de celui du conseil de 1784. Les opérations sont constatées par procès-verbal signé de l'autorité locale, du vétérinaire et du propriétaire des bestiaux abattus. Cette pièce doit indiquer la date de l'ordre d'abatage, le jour où il aura eu lieu, ainsi que l'enfouissement ; les noms, qualités, domicile du propriétaire ; le nombre, l'âge, le sexe, l'espèce des animaux abattus, le prix total d'évaluation, le même prix réduit au tiers. Le maire de chaque commune réunit ces procès-verbaux et les adresse au sous-préfet, qui en vérifie la fidélité, donne son avis sur les évaluations et envoie le tout au préfet. Ces procès-verbaux sont dépouillés à la préfecture et servent à former l'état trimestriel qui doit être transmis au ministère de l'intérieur.

Dans les lieux préservés de la contagion, les préfets doivent ordonner de fréquentes visites. Les vétérinaires qui en sont chargés doivent désigner aux sous-préfets les communes qui seraient suspectées de receler des germes de maladies épizootiques, dans lesquelles la circulation des animaux devra être interdite, au moyen de troupes s'il est nécessaire. Les sous-préfets en instruisent les préfets. D'après une décision ministérielle du 13 février 1808, les vétérinaires requis par l'autorité administrative pour combattre les épizooties, doivent joindre à leurs rapports sur les maladies, des certificats des maires et adjoints des communes où ils ont été appelés, et indiquer les jours qu'ils ont passés dans ces communes. Leurs honoraires sont réglés à 8 francs par chacun de ces jours. Si des vétérinaires comprennent, dans leur mémoire, des frais de voyage, de nourriture en route et même de fourniture de médicaments aux animaux malades, ces frais doivent être rejetés. L'administration peut inviter les vétérinaires à indiquer les moyens préservatifs ou curatifs à employer. Mais les frais de traitement proprement dits des maladies restent à la charge des propriétaires des animaux. Les vétérinaires ne sont chargés par l'autorité administrative que de concourir à l'exécution des mesures de police, propres à prévenir ou à arrêter la contagion, comme la visite des écuries et étables, la marque et l'isolement des bestiaux atteints de la contagion, l'abatage de ceux qui sont reconnus incurables, et l'inspection des foires et marchés, sous le rapport de la salubrité.

Au reste, il n'eût pas suffi de prescrire des mesures sanitaires pour prévenir ou arrêter les épizooties; il fallait donner à ces prescriptions une sanction pénale: c'est ce que le législateur a fait. L'article 23 du titre II de la loi du 28 septembre-6 octobre 1791 porte: Le maître d'un troupeau malade rencontré en pâturage doit être condamné à l'amende de la valeur d'une journée de travail par tête de bête à laine et une amende triple par tête d'autre bétail. Il peut, en outre, suivant la gravité des circonstances, être responsable du dommage que son troupeau aurait occasionné, sans que cette responsabilité puisse s'étendre au delà des limites de la commune. A plus forte raison, cette amende et cette responsabilité ont lieu si ce troupeau a été saisi sur des terres qui ne sont pas sujettes au parcours et à la vaine pâture. Le Code pénal renferme les dispositions suivantes: — Art. 459. Tout détenteur ou gardien d'animaux ou bestiaux soupçonnés d'être infectés de maladie contagieuse, qui n'a pas averti sur-le-champ le maire de la commune où ils se trouvent, et qui même, avant que le maire ait répondu à l'avertissement, ne les a pas tenus enfermés, doit être puni d'un emprisonnement de six jours à deux mois et d'une amende de 16 fr. à 200 fr. — Art. 460. Seront également punis d'un emprisonnement de deux mois à six mois et d'une amende de 100 fr. à 500 fr., ceux qui, au mépris des défenses de l'Administration, auront laissé leurs animaux ou bestiaux infectés communiquer avec les autres. — Art. 461. Si de cette communication il est résulté une contagion parmi les autres animaux, ceux qui auront contrevenu aux défenses de l'autorité administrative seront punis d'un emprisonnement de 2 ans à 5 ans et d'une amende de 100 fr. à 1000 fr.; le tout sans préjudice de l'exécution des lois et règlements relatifs aux maladies épizootiques et de l'application des peines qui y sont portées.

Ordonnance concernant les chevaux et autres animaux vicieux ou atteints de maladies contagieuses (du 31 août 1842).

Nous, conseiller d'État, préfet de police,

Vu l'arrêté du conseil d'État du 16 juillet 1784, dont les dispositions sont maintenues par l'art. 484 du Code pénal; la loi des 16-24 août 1790, le § 3 de l'art. 20, titre Ier, section IV de la loi du 6 octobre 1791; les arrêtés du gouvernement des 12 messidor an VIII (1er juillet 1800) et 3 brumaire an IX (25 octobre 1800); l'art. 423 du Code pénal; les art. 459, 460 et 461 du Code pénal; les ordonnances de police des 17 février 1831 et 15 janvier 1841; le décret du 15 janvier 1813; l'arrêté du ministre de l'intérieur en date du 11 septembre 1813; les rapports du conseil de salubrité;

Considérant qu'il importe de publier de nouveau les règlements relatifs aux animaux vicieux ou atteints de maladies contagieuses, et d'ajouter à ces règlements les dispositions que réclame la gravité de quelques cas de contagions observés par la science;

Ordonnons ce qui suit :

Art. 1er. — Il est défendu de vendre ou d'exposer en vente, dans les marchés et partout ailleurs, des chevaux ou d'autres animaux atteints ou présentant des symptômes de maladies contagieuses.

Il est également défendu d'employer à un service public quelconque et même de conduire sur la voie publique, des animaux atteints ou présentant des symptômes de maladies contagieuses, vicieux ou hors d'état de service.

Art. 2. — Toute personne qui aurait en sa possession des chevaux ou d'autres animaux atteints ou présentant des symptômes de maladies contagieuses, est tenue d'en faire sur-le-champ sa déclaration, savoir : dans les communes rurales de la préfecture de police devant le maire, et à Paris devant un commissaire de police.

Art. 3. — Il sera fait de fréquentes visites par un artiste vétérinaire de notre préfecture ou par tout autre préposé que nous désignerons à cet effet, soit dans les marchés, soit sur les places affectées au stationnement des voitures de place ou sur tout autre point de la voie publique, à l'effet de rechercher les animaux atteints de maladies contagieuses, vicieux ou hors d'état de faire le service public auquel ils sont employés.

Art. 4. — Les animaux dont il est question dans l'article précédent seront, à Paris, conduits dans une fourrière destinée à les recevoir ; et dans les communes rurales ils seront conduits dans une fourrière semblable, s'il y en a une, ou consignés dans tel endroit que le maire jugera convenable.

Le propriétaire sera requis de se présenter, pour être présent à la visite qui sera faite de l'animal, dans le plus court délai, par un artiste vétérinaire que l'autorité désignera.

Si l'animal est reconnu sain par le vétérinaire, il sera rendu au propriétaire.

Si la maladie est reconnue incurable et si le propriétaire consent à ce que l'animal soit abattu, il sera marqué d'un M fait au ciseau et d'une manière très apparente dans le poil de la croupe, et conduit sans délai à l'abattoir. Il sera dressé de la visite un procès-verbal qui contiendra le consentement à l'abatage.

L'abatage devra avoir lieu en présence du vétérinaire ou de tout autre préposé de l'administration, qui nous en rendra compte.

Toutefois le propriétaire pourra, à ses frais, faire conduire l'animal à l'école d'Alfort, pour y être traité, si l'école juge devoir essayer un traitement. Si le propriétaire ne consent pas à l'abatage, il nommera un expert breveté des écoles, pour visiter l'animal d'une manière contradictoire. En cas de dissidence, il sera nommé par nous un tiers expert, pour, sur son rapport, être statué ce qu'il appartiendra.

Art. 5. — Après l'accomplissement des formalités

prescrites par l'article précédent, s'il est décidé que la maladie n'est pas incurable, ou si l'animal est seulement reconnu vicieux ou impropre au service public auquel il est employé, il sera loisible au propriétaire de le faire traiter à l'école d'Alfort, soit dans sa propre écurie, mais, dans ce dernier cas, aux conditions suivantes :

L'animal sera marqué d'un signe représentant une équerre tracée au ciseau, d'une manière très apparente, dans le poil au défaut de l'épaule gauche.

L'écurie où devra être placé l'animal en traitement, non seulement sera isolée de manière qu'elle ne puisse présenter de danger de contagion pour les animaux bien portants, mais encore elle devra être très saine et suffisamment large pour que le traitement et le pansement soient faciles, elle ne devra même contenir aucun autre cheval ou animal quelconque.

Cette écurie sera désignée au vétérinaire de l'administration, et l'animal ne pourra y être placé que sur l'avis de ce vétérinaire, et d'après la permission de l'autorité ; jusqu'à ce moment, l'animal restera dans la fourrière destinée aux animaux atteints de maladies contagieuses.

L'animal en traitement ne pourra plus ni travailler, ni même être promené sur la voie publique, ou dans tout autre lieu où il pourrait se trouver en contact avec des animaux sains. Il devra toujours être soumis aux visites des préposés de l'administration.

Lorsqu'il paraîtra guéri, le propriétaire en fera la déclaration à l'autorité qui, sur une nouvelle visite du vétérinaire commis par elle, donnera ou refusera l'autorisation de l'employer aux travaux ordinaires.

Art. 6. — Les visites ordonnées par l'article de la présente ordonnance seront faites également dans les écuries des entrepreneurs de diligences et de ménageries, des aubergistes, des voituriers, rouliers, maîtres de postes, loueurs de voitures, marchands de chevaux et autres établissements renfermant des animaux. L'expert vétérinaire sera accompagné dans ces visites par le maire de la commune ou par le commissaire de police, toutes les fois qu'il sera nécessaire.

Il sera procédé, dans ces établissements, à l'égard des animaux malades ou vicieux, comme il est dit dans les art. 4 et 5.

Toutefois, faute par les propriétaires de se rendre gardiens des animaux ou de présenter un gardien, les animaux seront conduits à la fourrière ainsi qu'il est dit en l'art. 4 de la présente ordonnance.

Art. 7. — Les propriétaires d'animaux conduits à la fourrière, dans les cas prévus par les articles qui précèdent, seront tenus de consigner le montant des frais de nourriture pour huit jours, sauf la restitution d'une partie de ces frais, si l'animal était abattu ou rendu avant l'expiration de la huitaine.

Si le propriétaire se refuse à faire cette consignation ou à faire procéder à la visite contradictoire, après en avoir été requis, conformément aux dispositions qui précèdent, l'animal sera abattu.

Art. 8. — Les écuries et autres localités dans lesquelles auront séjourné les animaux atteints de maladies contagieuses ou les chevaux seulement suspectés de morve, seront aérées et purifiées à la diligence des maires ou des commissaires de police par les soins des hommes de l'art.

Ces écuries ne pourront être occupées par d'autres animaux qu'après qu'il aura été constaté, en présence d'un expert vétérinaire, que les causes de l'infection n'existent plus.

Ces dispositions sont applicables aux équipages, harnais, colliers et autres objets à l'usage habituel des animaux malades.

Art. 9. — Toute personne qui sera appelée à traiter les animaux atteints de maladies contagieuses devra en faire la déclaration, savoir : dans les communes rurales, au maire, et, à Paris, à un commissaire de police : ces fonctionnaires nous en rendront immédiatement compte.

Art. 10. — Il est expressément défendu aux personnes qui exercent l'art vétérinaire, de prendre d'autre titre que celui qui leur est conféré par les brevets, diplôme ou certificat de capacité délivrés suivant les formes prescrites par les règlements.

Art. 11. — Dans un mois, à compter de la publication de la présente ordonnance, les personnes qui exercent l'art vétérinaire dans le département de la Seine, et dans les communes de Sèvres, Saint-Cloud et Meudon, seront tenues de faire enregistrer à notre préfecture le titre en vertu duquel elles se livrent à cette profession.

Art. 12. — Il est défendu de coucher ou de faire coucher qui que ce soit dans les écuries où il se trouverait des animaux atteints de maladies contagieuses ou des chevaux seulement suspectés de morve. La même défense est faite en ce qui concerne les écuries servant d'infirmerie ou tout local servant à loger des animaux malades, de quelque espèce qu'ils soient.

Art. 13. — Les personnes qui seraient exceptionnellement autorisées à traiter les animaux atteints de maladies contagieuses, ou qui auraient des infirmeries vétérinaires et qui voudraient faire surveiller les animaux pendant la nuit, devront faire établir la chambre du gardien de manière qu'elle ne soit pas en communication avec l'écurie et que la surveillance s'exerce au moyen d'un châssis vitré.

Art. 14. — Les contraventions aux dispositions de la présente ordonnance seront constatées par des procès-verbaux ou rapports qui nous seront adressés pour être transmis aux tribunaux compétents.

Art. 15. — L'ordonnance précitée du 17 février 1831 est rapportée.

Le Conseiller d'État, préfet de police,

G. DELESSERT.

Bibliographie. — *Recherches historiques et physiques sur les maladies épizootiques*, de Paulet. — Paris, 1775. Deux volumes. — *Exposé des moyens curatifs et préservatifs qui peuvent être employés contre les maladies pestilentielles des bêtes à cornes*, par Vicq-d'Azir. — *Instruction et observations sur les maladies des animaux domestiques*, par Chabert, Flandin et Husard. — *Dictionnaire des sciences médicales (Épizooties)*, Guersant. — *Traité sur la police sanitaire des animaux domestiques*, par Delafond. — Paris, 1838. — *Traité historique et pratique sur les maladies épizootiques*, par Dupuy. — Paris, 1836. — *Dictionnaire général d'administration*. — Paris, 1848. — *Traité des maladies contagieuses et de la police sanitaire des animaux domestiques*, de Galtier. — Lyon, imprimerie Beau, 1880.

CHAPITRE IV

PROPAGATION DE LA VACCINE.

Les conseils d'hygiène sont chargés, par le décret de 1848, de la propagation de la vaccine. C'est à eux surtout qu'il appartient de faire comprendre aux populations les avantages de ce moyen prophylactique, et d'éclairer les incertitudes de ceux qui hésitent encore à adopter l'immortelle découverte de Jenner.

La nécessité de la propagation de la vaccine repose aujourd'hui sur ces deux faits incontestables et incontestés, à savoir d'une part, que le virus vaccin est un préservatif assuré de la variole, et, d'autre part, que cette préservation est seulement temporaire, et non point absolue et définitive, ainsi que l'avaient cru les premiers vaccinateurs.

La conséquence pratique de ce double fait est qu'il faut :

1° Soumettre tous les nouveau-nés à l'inoculation vaccinale ;

2° Faire vacciner tous les sujets après un laps de

temps dont il appartient à la science de fixer la durée.

Pour réussir à répandre ces vérités dans toutes les classes de la société, et surtout parmi le peuple plus disposé, par diverses raisons, à contracter la variole, les conseils d'hygiène doivent :

1° Faire comprendre aux populations la nécessité des vaccinations et des revacccinations;

2° Combattre les erreurs et les préjugés qui retardent l'emploi du vrai préservatif de la variole;

3° Réveiller la vigilance des autorités locales et la sollicitude des familles par des conférences, des conseils, des instructions répandues et affichées dans les journaux, aux portes des mairies, églises, temples, écoles, etc.;

4° Faire observer toutes les dispositions médico-administratives qui ont été instituées aux mairies, dans les hôpitaux, les lycées, pensionnats, écoles, salles d'asiles, prisons, etc.

5° Prescrire aux chefs d'usines, d'ateliers, etc., aux propriétaires ou entrepreneurs de garnis de s'assurer si leurs ouvriers, leurs locataires ou habitués ont été vaccinés et revaccinés, et de les pousser à cette mesure de préservation en leur rappelant l'avis émis par l'Académie de médecine dans sa séance du 5 juillet 1870, et qui est ainsi conçu :

« L'Académie de médecine croit utile de rendre publiques les déclarations suivantes qu'elle recommande à l'attention des populations :

A. La vaccine est le préservatif de la variole.

B. Toutefois, après un certain temps, la revaccination est indispensable pour assurer l'immunité complète contre la contagion.

C. La revaccination est absolument exempte de

danger ; l'Académie repousse formellement tout ce qui a été dit et imprimé de contraire.

D. La revaccination peut être utile à tous les âges.

E. Elle peut être pratiquée sans inconvénient pendant la durée d'une épidémie ; bien plus, il est de fait que, dans les petites localités, dans les familles, dans les pensionnats, ou dans certaines agglomérations d'individus, elle a suffi pour arrêter sur place une épidémie commençante.

F. Enfin les dernières statistiques prouvent de la manière la plus formelle que les personnes récemment vaccinées, atteintes en très petit nombre, l'ont été très légèrement et ne figurent pas dans le chiffre de la mortalité. »

6° Stimuler le zèle des médecins vaccinateurs par des allocations suffisantes et par des récompenses honorifiques.

7° Surveiller le service de la vaccination générale de l'arrondissement, et veiller avec le plus grand soin à ce que les registres, prescrits pour la constatation du nombre et des effets des vaccinations, soient tenus avec la plus grande exactitude.

En lisant les tableaux statistiques des vaccinations et des revaccinations pratiquées en France dans ces dernières années, on est obligé de constater l'indifférence des populations pour cette salutaire pratique; aussi, beaucoup d'hygiénistes, comprenant que la persuasion est impuissante pour éclairer les esprits, demandent-ils de rendre les vaccinations et les revaccinations obligatoires par une loi.

Cette mesure a été réclamée à différentes époques, par M. le Dr Chabanes de Lyon, par M. le Dr Pilat de Lille, par M. le Dr Girault au congrès international d'hygiène, par M. le Dr Vidal à la Société de médecine publique, et par M. le professeur Lorain qui s'exprimait ainsi à ce sujet : « Les sociétés ont le droit de se protéger, et tout individu non vacciné étant, à l'occasion, un danger pour le reste de la société, doit subir une atteinte à sa liberté, et être soumis d'office à la vaccination et à une revaccination périodique. »

Consulté sur l'utilité de cette mesure par M. le Ministre, le Comité consultatif d'hygiène publique de France répondait dans son rapport de 1873, ainsi qu'il suit : « Nous n'hésitons pas à le déclarer, après les ravages de la dernière épidémie, et en présence de l'inintelligente et coupable négligence du public à l'égard de la vaccine, attestée par tous les rapports des conseils d'hygiène, nous croyons qu'on s'efforcera vainement de prévenir de nouveaux désastres épidémiques, tant qu'une loi n'imposera pas à tout citoyen, sous des peines variables, l'obligation absolue de faire vacciner et revacciner ses enfants, et de se soumettre lui-même à des vaccinations périodiques. Beaucoup d'esprits sages, sans doute, n'accepteront qu'avec répugnance cette nouvelle pression exercée par l'État, au nom du salut public, sur des déterminations abandonnées, jusqu'à présent, au libre arbitre des familles. Mais il nous semble qu'ici ce grand mot de *salut public* ne peut inspirer aucune défiance, tant il est manifeste qu'en cette circonstance, l'universalité des citoyens est absolument intéressée à l'exécution de la loi, loi tutélaire entre toutes assurément, et visant un but assez élevé pour que chacun doive, sans regret, lui faire le sacrifice d'une petite part de sa liberté. » Rapport sur les travaux des conseils d'hygiène publique et de salubrité. Commissaires MM. Tardieu, Fauvel, Bouley, A. Latour, et J. Bergeron, rapporteur (Comité consultatif d'hygiène publique de France, tome V du Recueil des travaux).

S'inspirant de l'opinion émise par le Comité d'hygiène publique de France, et partisan convaincu de cette mesure, M. le Dr Liouville a déposé, sur le bureau de la Chambre des députés, à la date du 20 mars 1880, le projet de loi suivant :

Projet de loi sur la vaccination obligatoire.

Art. 1er. — La vaccination est obligatoire; elle doit être pratiquée dans les six premiers mois de l'existence.

Art. 2. — La vaccination est obligatoire tous les dix ans, dans le cours des 10e, 20e, 30e, 40e, 50e années.

Art. 3. — Lors de la déclaration de la naissance d'un enfant, il sera gratuitement remis aux déclarants un bulletin de vaccine détaché d'un livre à souche et qui devra être présenté dans un délai de six mois ; ce bulletin de vaccine constatera le nombre de pustules vaccinales, et sera signé par un docteur pratiquant dans la commune. La signature en sera légalisée.

Art. 4. — Le bulletin du vaccin devra être présenté tous les dix ans à l'officier de l'état civil dans le cours des 10e, 20e, 30e, 40e, 50e années ; il portera la constatation des revaccinations pratiquées successivement à ces diverses époques, ainsi que leurs résultats.

Art. 5. — Les parents et tuteurs ainsi que les personnes convaincues d'infractions aux art. 3 et 4 de la présente loi seront passibles d'une amende de 1 fr. à 25 fr., et, en cas de récidive, d'une amende de 25 à 100 francs.

Art. 6. — La présentation du bulletin de vaccine portant application de la présente loi, sera obligatoire pour l'entrée des établissements d'instruction primaire, secondaire, supérieure, pour l'entrée dans l'armée et les administrations de l'État.

Art. 7. — Les contraventions à l'article précédent seront passibles des peines édictées par l'art. 5 de la présente loi.

Art. 8. — Les officiers de l'état civil feront, chaque année, le relevé des noms de ceux qui n'auraient pas produit le certificat exigé pendant l'année écoulée. Ce relevé sera envoyé aux juges de paix. Les contrevenants seront poursuivis d'office.

Art. 9. — Un règlement d'administration publique assurera l'exécution de la présente loi, conformément à l'ordonnance du 10 décembre 1820, à l'arrêté ministériel du 16 juillet 1823, et aux arrêtés du 10 août 1848 et 7 octobre 1879.

Art. 10. — La présente loi entrera en vigueur dans le délai d'un mois de sa promulgation.

Nous approuvons complètement les mesures proposées ; et nous pensons qu'il est nécessaire, à l'exemple de l'Angleterre, de l'Allemagne, de la Belgique, de promulguer au plus vite une loi pour rendre la vaccination obligatoire.

CHAPITRE V

ORGANISATION ET DISTRIBUTION DES SECOURS MÉDICAUX AUX MALADES INDIGENTS.

La question des secours à donner aux malades indigents est la plus sérieuse et la plus pressante des questions d'assistance publique, et on peut dire que c'est, entre toutes, celle dont la solution pratique s'impose aux conseils d'hygiène, avec le caractère d'une nécessité évidente en même temps que d'un devoir social rigoureux.

Malgré tous les efforts déjà faits pour assurer, sur tous les points du territoire de la France, des secours aux malades pauvres, ou placés, par leur maladie même, dans un état passager d'indigence, malgré les progrès importants réalisés dans cette bienfaisante direction par la sollicitude de l'administration, par les ressources de la charité privée, par la puissance de l'association, il reste encore beaucoup à faire.

Si l'on peut affirmer que, dans la plupart des grands centres de population, les malades reçoivent en général les soins nécessaires, il est loin d'en être ainsi dans les campagnes. Il existe en effet, entre l'indigent des villes et celui des campagnes des conditions d'inégalité reconnues aujourd'hui par tout le monde ; le premier, jouissant de tous les bienfaits des institutions charitables (bureaux de bienfaisance, hôpitaux pour les malades, hospices pour les infirmes et les vieillards, maternités, dispensaires, salles d'asile, ouvroirs, crèches, etc.), l'autre, toujours livré à l'isolement et à l'abandon, sans secours réguliers à sa portée.

Dans les villes mêmes qui sont, au point de vue des secours, beaucoup plus favorisées, le mode d'assistance employé n'est pas toujours le meilleur ; aussi, conviendra-t-il d'examiner si une modification plus ou moins profonde dans la forme même de l'assistance ne donnerait pas des résultats plus généraux et plus avantageux.

L'assistance médicale publique peut s'exercer sous deux formes différentes : 1° *L'assistance hospitalière.* — 2° *L'assistance à domicile.*

1° *De l'assistance hospitalière.* — Le mode d'assistance par les hôpitaux et les hospices est un des plus anciens et des plus répandus ; c'est celui qui a régné presque exclusivement dans les villes pendant de longues années ; c'est celui que quelques philanthropes voudraient introduire dans un plus grand nombre de communes.

L'assistance hospitalière, tout indispensable qu'elle est, entraîne avec elle des inconvénients et des dangers qu'il est possible d'atténuer, mais qu'on ne peut complètement faire disparaître. Elle inspire surtout une répugnance invincible à beaucoup de personnes, ainsi que le constate M. Davenne, ancien directeur de l'assistance publique à Paris, dans un rapport qu'il a publié en 1875, sur les secours publics en France.

Voici comment s'exprime M. Davenne : « L'éloignement qu'inspire l'hôpital n'est pas sans cause légitime ; si l'on y trouve des soins que le pauvre ne pourrait se procurer chez lui, si l'active et intelligente charité des sœurs, si la science et le dévouement des praticiens en renom lui assurent le soulagement et lui font espérer la guérison de ses maux, il y a des douleurs morales qui en font acheter chèrement le bienfait. Ainsi, l'abandon du foyer domestique, l'isolement de toute affection, l'inquiétude de la famille absente, le spectacle des souffrances ou de l'agonie de ses compagnons d'infortune, sont autant de causes de regrets et de tristesse pour le pauvre malade, indépendamment de la perte de son individualité qu'il est contraint de laisser au seuil de la salle, pour y prendre le numéro du lit qu'il reçoit. »

D'un autre côté, il y a un grand nombre de lieux dans lesquels il n'existe point d'hôpital. D'après les statistiques les plus récentes, le nombre des hôpitaux, dont la presque totalité est placée dans les villes, s'élève à 1,500 environ ; il en résulte donc que le service hospitalier est absolument insuffisant.

En présence de cette insuffisance évidente de l'assistance hospitalière, on s'est demandé s'il était sage de persévérer indéfiniment dans la voie où l'on marche depuis des siècles, s'il était juste de continuer à immobiliser une forte portion des dons charitables dans des monuments de pierre, dont la fondation et l'entretien absorbent des sommes considérables, si enfin il ne serait pas préférable de réserver les revenus rendus ainsi disponibles, à secourir le pauvre dans sa demeure, quand cela est praticable. On a donc songé à donner une large et puissante extension à un mode particulier d'assistance, créé par les ordonnances de François Ier (1536-1544), et que l'on désigne sous le nom d'*Assistance médicale publique à domicile.*

2° *De l'assistance médicale publique à domicile.* — C'est en faveur de ce mode d'assistance que se prononcent beaucoup de médecins, de philanthropes et d'économistes. Ce n'est pas d'aujourd'hui qu'on remarque ces tendances; Montesquieu n'était point partisan de la multiplicité des hôpitaux; il leur reprochait d'entretenir l'esprit de paresse, et il préférait un mode de secours temporaire. M. Thiers, dans son remarquable rapport de 1850, sur l'assistance et la prévoyance publiques, n'est pas moins explicite : « Des hommes éclairés, dit-il, ont pensé que, sans chercher à réduire les hospices existants, on pourrait, au lieu de les étendre dans l'avenir, employer les nouvelles ressources dont on disposerait, à des secours à domicile, quand il s'agirait d'infirmités temporaires, etc. *Rapport*, page 146. » On lit encore, dans le rapport sur la nouvelle organisation des secours publics, présenté en 1816 au conseil général des hospices de la capitale : « Les secours à domicile sont peut-être la branche la plus importante des secours publics. Les hôpitaux et les hospices ne doivent en être en quelque sorte que le supplément; ils sont nécessaires pour ceux qui se trouvent dans un dénûment absolu, sans parents, sans amis, sans aucun moyen personnel d'existence; mais, à l'aide de secours à domicile, on peut diminuer considérablement le nombre de ceux qui demandent à y être admis, en les retenant dans le sein de leur famille.

« Il est bien plus satisfaisant pour le pauvre malade ou infirme d'être assisté chez lui et d'y recevoir les soins de sa femme, de ses enfants ou de ses parents, que de se voir pour ainsi dire isolé en se trouvant placé dans un hôpital au milieu d'individus qui ne lui sont attachés par aucun lien ni du sang, ni de l'amitié.

« La morale publique ne peut que gagner à ce mode de secours qui tend à resserrer les liens de famille, et à aider des enfants ou des parents à remplir un devoir que leur prescrit la nature. »

Le Comité consultatif d'hygiène publique et du service médical des hôpitaux de France, appréciant les avantages de ce mode d'assistance, s'exprime en ces termes, dans un rapport présenté par lui, en 1868, au ministre de l'intérieur :

« 1° L'assistance publique à domicile est une œuvre qui répond à des besoins formels des populations ; elle est destinée à combler une énorme lacune dans les soins nécessaires aux malades qui habitent des localités éloignées, non pourvues d'hôpitaux.

« 2° Elle présente sur l'hôpital l'avantage de respecter et de resserrer les liens de famille tout en assurant le secours au malade ; de donner satisfaction à la répugnance que certains nécessiteux éprouvent pour les maisons hospitalières, et de soustraire d'ailleurs les malades à l'influence parfois fâcheuse de ces établissements.

« 3° Enfin, elle nécessite des dépenses moindres que l'assistance hospitalière et permet par suite de secourir un grand nombre d'individus. »

Il résulte de ces considérations que le système de secours à domicile présente des avantages sur le secours à l'hôpital, et que, lorsque les deux systèmes peuvent être également appliqués, c'est au premier qu'il convient de donner la préférence.

Ces principes posés, voyons ce qui a été déjà fait ou proposé pour l'organisation de l'assistance médicale publique soit dans les villes, soit dans les campagnes.

DE L'ASSISTANCE MÉDICALE PUBLIQUE DANS LES VILLES.

Nous empruntons les renseignements que nous avons à fournir sur l'assistance médicale publique dans les villes, au remarquable rapport adressé en 1868, au ministre de l'intérieur, par le Comité consultatif d'hygiène et du service médical des hôpitaux de France, sur l'extension à donner à l'assistance médicale publique dans les villes et les campagnes, au nom d'une commission composée de MM. Bouillaud, Boulu, Bucquet, Devergie, Fauvel, Husson, de Lurieu, Payen, Reynaud, Delpech rapporteur.

Voici comment s'exprime le rapporteur :

Pour bien apprécier ce qui peut être fait d'utile dans les villes, sous le rapport de l'assistance médicale publique, il est intéressant d'examiner l'organisation actuelle du service à Paris.

Créée par arrêté du 23 avril 1853, cette institution, qui s'adresse aux nécessiteux non inscrits, fonctionne depuis le 1er janvier 1854.

Dépendant directement de l'administration de l'assistance publique, elle emprunte, pour ce fonctionnement, l'intermédiaire du bureau de bienfaisance.

Un registre d'inscription est ouvert au secrétariat du bureau, dans chaque arrondissement, pour recevoir les demandes de traitement ou d'accouchement gratuit faites par les personnes domiciliées sur le territoire de la circonscription médicale.

Aussitôt que l'inscription est faite, le médecin du bureau, dans le périmètre duquel habite le malade, est prévenu, et il doit se rendre immédiatement chez ce dernier pour lui donner les soins nécessaires. — S'il s'agit d'un accouchement, la visite est faite par une sage-femme. Les médicaments prescrits par le médecin sont délivrés gratuitement par les sœurs de la maison de secours du quartier, s'il s'agit de substances simples et ne présentant point de propriétés toxiques. Dans le cas contraire, ils sont fournis exceptionnellement par un pharmacien de la ville, aux frais du bureau de bienfaisance, et suivant un tarif déterminé.

Des visiteurs spéciaux, faisant partie du personnel de chaque bureau, sont chargés, de leur côté, de se rendre au domicile du malade et d'y recueillir des renseignements sur sa position et sur celle de sa famille. — Les rapports qu'ils rédigent sont soumis à une commission spéciale dont les réunions sont hebdomadaires, et qui se base sur les renseignements recueillis pour accorder, s'il y a lieu, des secours en argent et en nature. Pendant tout le temps que dure la période aiguë de la maladie, le malade est régulièrement visité par le médecin et par l'agent spécial; lorsque la convalescence est déclarée, il reçoit un dernier secours, si sa position le rend nécessaire, puis il est renvoyé aux consultations données périodiquement par les médecins du bureau de bienfaisance, et là encore il reçoit les médicaments dont il peut avoir besoin.

Il a paru avantageux au Comité d'apporter à cette organisation les modifications suivantes : L'assistance charitable du bureau de bienfaisance serait complètement distincte de l'assistance médicale. Celle-ci admettrait les malades dans deux conditions différentes. — Ceux qui seraient en état de se déplacer se présenteraient soit à la consultation de l'hôpital, soit à celle des maisons de secours spéciales, postes ou dispensaires. Examinés par les médecins, ils seraient, suivant les circonstances, admis dans les services hospitaliers ou renvoyés aux soins de l'assistance à domicile. Dans ce dernier cas, ils recevraient, soit de la pharmacie de l'hôpital, soit de celle de la maison de secours, les médicaments prescrits, suivant que ces médicaments pourraient leur être directement délivrés, ou qu'ils devraient être portés au malade confiné dans son domicile.

Dans ce dernier cas, une demande adressée à la maison de secours serait suivie de l'envoi d'un médecin et d'un visiteur spécial, qui décideraient si la nature de la maladie et les conditions d'habitation et de soins dans lesquelles le malade serait placé, permettent de le traiter à son domicile, ou s'il y a nécessité de le transporter à l'hôpital. Le Comité a cru devoir s'occuper de la nature des secours que l'assistance médicale pourrait donner, en dehors des soins médicaux et de la délivrance des médicaments. Il a formulé son opinion, à ce sujet, en décidant que ces secours devraient être assimilés, autant que possible à ceux que les malades reçoivent dans les hôpitaux. Ainsi, la portion alimentaire ne dépasserait pas les quantités nécessaires au traitement de la maladie.

Cette portion alimentaire serait fournie par l'hôpital, les maisons de secours ou des fournisseurs spéciaux, et suivant des prix convenus à l'avance. Une feuille, analogue à celle des cahiers de visite dans les hôpitaux, indiquerait, pour chaque jour, la quantité et la qualité des aliments comme celle des médicaments.

L'insuffisance des ressources présentées par l'habitation du malade pourrait être compensée, comme cela se fait déjà, par le prêt d'objets de literie et de linge déposés, pour cet usage, dans les maisons de secours. Des baignoires, des appareils variés pourraient être mis également à la disposition des malades sur les prescriptions formelles des médecins. On trouverait, en outre, dans ces établissements, des moyens de transport, et plus particulièrement des brancards destinés à la translation des blessés ou des malades.

Une question intéressante se présentait. Quelles seraient les limites de l'admission à l'assistance médicale? Devrait-on y admettre sans contrôle ceux qui se présenteraient?

Bien évidemment non, et la condition de nécessiteux est indispensable pour bénéficier des secours. — Tous les malades, quels qu'ils soient, qui demanderaient à être admis à l'assistance, seraient, sans exception, visités par le médecin et le visiteur spécial. Ceux à qui leur position permettrait de se faire soigner à leurs frais cesseraient immédiatement de recevoir des secours.

Toutefois le Comité, examinant ce qui se passe pour l'admission dans les hôpitaux de Paris, a fait cette remarque que, tandis que les indigents ou nécessiteux habitant Paris depuis six mois y sont reçus de droit à titre gratuit, les habitants qui n'ont pas six mois de séjour doivent, en principe du moins, lorsqu'ils ne tombent pas malades tout à coup, et qu'ils ne justifient pas de leur impossibilité de subvenir aux frais de leur traitement, une redevance dont la quotité est fixée par le prix moyen de la journée résultant des comptes de l'année précédente pour la maison dans laquelle ils sont traités. Il serait avantageux d'établir quelque chose d'analogue pour l'assistance. On fixerait, chaque année, le prix de revient de la journée de malade pour l'année précédente, et l'on permettrait à ceux qui n'auraient pas acquis le domicile par un séjour suffisant de se faire soigner en payant une journée basée sur les dépenses habituelles.

Le choix des médecins a longuement occupé le Comité, qui a fixé, ainsi qu'il suit, les conditions de leur nomination qui devraient autant que possible être faites au concours :

1° Le titre de docteur en médecine. (Il ne serait dérogé à cette règle que dans des cas exceptionnels.)

2° Deux années d'exercice de la médecine, à moins que le candidat ne pût exciper du même temps de service comme interne dans un hôpital, ou au moins de trois années d'externat.

3° Le domicile dans l'arrondissement, au moins autant que possible.

4° Nomination pour cinq ans, avec faculté de réélection quinquennale jusqu'à l'âge de 55 ans.

En résumé, les diverses propositions faites par le Comité, en vue de constituer les bases de l'assistance médicale publique à domicile dans les villes et dans les centres de population où il existe des administrations hospitalières sont les suivantes :

1° L'assistance médicale à domicile doit remplacer le traitement hospitalier, toutes les fois que cela est possible, et constituer une institution qui complète le service des hôpitaux auquel il y a un intérêt important à le rattacher.

2° Elle doit être bien distincte des bureaux de bienfaisance auxquels seraient enlevés les soins médicaux et qui n'exerceraient plus que l'assistance charitable.

3° Les malades pauvres sont au point de vue des secours divisés en trois séries : ceux qui sont admis à l'hôpital, ceux qui sont traités à domicile, et enfin ceux qui reçoivent des consultations et des médicaments.

4° Des médecins spéciaux rétribués, des pharmacies hospitalières ou spécialement instituées, des maisons de secours, une administration annexe de celle des hôpitaux contrôlant à chaque instant les droits des malades, les détails et les dépenses du service, constituent le mode de fonctionnement de l'assistance médicale publique à domicile dans les villes.

DE L'ASSISTANCE MÉDICALE PUBLIQUE DANS LES CAMPAGNES.

L'idée de créer un service médical en faveur des indigents de la campagne, pour suppléer, par des secours à domicile, au défaut d'hospice, de bureau de charité ou de dispensaires, est déjà ancienne.

La loi des 19-24 mai 1793 avait institué pour les malades des agences cantonales auxquelles devaient être attachés des médecins; mais cette institution resta lettre morte en France, et c'est à l'imitation de la Bavière, que le préfet du Bas-Rhin, M. Lazay-Marnésia organisa, en 1810, un service de médecins cantonaux. En 1823, une organisation analogue fut établie dans le département de la Moselle. En 1843 le département de la Haute-Saône, en 1849 celui de la Meurthe, suivirent l'exemple donné par l'Alsace. De 1854 à 1867, quarante nouveaux départements essayèrent de la médecine cantonale, sans apporter de notables changements aux principes qui avaient dirigé les premiers créateurs de cette institution.

La médecine cantonale a rendu de grands services; elle a été soutenue par M. Andrieux de Brioude, par M. Saucerotte de Lunéville, par le congrès scientifique de France tenu en 1842 à Strasbourg, par l'Académie de médecine, ainsi que le constatent les discussions de 1834 et de 1857, et enfin, en 1848, par MM. Anglade et Xavier Durrieu, représentants du peuple, qui présentèrent à l'Assemblée nationale une proposition relative à l'établissement des médecins cantonaux dans toute l'étendue du territoire français. Elle a été combattue par le corps médical dans deux circonstances solennelles ; la première fois, en 1845, pendant la session du congrès médical ; la seconde fois, le 20 avril 1868, dans la neuvième assemblée générale des médecins de France, qui, après un très beau rapport de M. le Dr Barrier, adopta la résolution suivante : « La création des médecins cantonaux n'est pas nécessaire pour assurer le service de santé des campagnes ; elle porterait une atteinte grave aux droits du corps médical. »

Examinons les raisons données pour ou contre l'institution des médecins cantonaux.

Les différents systèmes d'organisation des secours médicaux dans les campagnes, appliqués dans les divers départements, peuvent se réduire à trois :

1° Le système cantonal proprement dit ;

2° Le système des circonscriptions médicales, système inauguré dans le Loiret par M. le préfet Dubessey ;

3° Le système des petites circonscriptions, avec tarif fixe, et liberté dans le choix du médecin, ou système landais.

Système cantonal. — Le système cantonal a été décrit, comme il suit, dans le rapport du ministre de l'intérieur, en date du 24 avril 1867 :

Le service de chaque circonscription médicale est confié à un médecin désigné par le préfet. Chaque année, le bureau de bienfaisance de la commune, ou, lorsqu'il n'en existe pas, une commission composée du maire, de l'adjoint et du curé, dresse, en présence du médecin, la liste des indigents qui sont appelés à profiter de la médecine gratuite ; cette liste est ensuite soumise à l'approbation des conseils municipaux.

Le médecin cantonal traite à domicile, sur la demande du maire, ou, à son défaut, sur celle d'un membre de la commission communale, les indigents portés sur la liste. Dans les cas urgents, il peut être appelé par le malade ou sa famille, au moyen de la présentation de la carte délivrée à chacun des indigents.

Les médecins cantonaux visitent et soignent également les enfants trouvés, abandonnés ou orphelins, les vieillards infirmes placés dans les familles au compte du département. Ils donnent, au moins une fois par semaine, des consultations gratuites; chaque année ils adressent au préfet un rapport sur les résultats de leurs services.

Les médecins cantonaux sont indemnisés de leurs frais de traitement; chacun reçoit annuellement une allocation proportionnée tant à l'étendue de la circonscription qu'au nombre des indigents, enfants et vieillards qu'il est chargé de visiter; quand les ressources le permettent, des primes sont données à ceux qui se sont distingués par leur zèle.

Les remèdes sont fournis par un pharmacien domicilié dans la circonscription, ou par le médecin, s'il n'y a pas de pharmacien à 4 kilomètres de distance du domicile du malade.

Toutes les communes sont pourvues d'un mobilier spécial, linge, baignoires, et autres objets de première nécessité qui sont prêtés sur l'autorisation du médecin.

Ls système cantonal, inauguré en Alsace, adopté en 1833 par l'Académie de médecine, a été l'objet de critiques vives et de reproches que l'on peut ainsi résumer : 1° obligation pour le médecin d'étendre ses soins à des malades disséminés sur de trop grands espaces; 2° exigences abusives de la part des malades; 3° impossibilité pour ceux-ci de choisir leur médecin; 4° dépenses relativement considérables; 5° atteinte à l'indépendance du corps médical; inconvénient de faire pénétrer dans ce corps l'esprit de *fonctionnarisme;* d'y créer des monopoles et des privilèges fâcheux.

Système des circonscriptions médicales. — L'organisation de ce système a été faite par M. Dubessey, préfet du Loiret. Voici quelles en sont les bases :

1° Tous les médecins valides et honorables qui habitent le canton, et qui acceptent la mission de donner des soins aux enfants, aux vieillards assistés, aux indigents malades, sont nommés par le préfet, médecins titulaires de l'Assistance publique.

2° Les médecins âgés ou infirmes sont invités à prendre le titre de médecins consultants.

3° Les jeunes docteurs, qui viendront s'établir dans un canton, après l'organisation de l'Assistance publique, pourront, après avoir fait preuve de capacité, être nommés médecins adjoints; ils seront appelés à remplacer les titulaires en cas de vacance, et à les suppléer quand ils seront malades.

4° Les visites et consultations réclamées par les individus qui habitent le lieu où résident un ou plusieurs médecins de l'Assistance publique, pourront être accordées par tous les médecins; elles seront obligatoires pour les titulaires dans chacune de leurs circonscriptions.

5° Les cantons seront divisés en circonscriptions aussi égales que possible entre les titulaires; on donnera à chacun d'eux les circonscriptions qui renferment les villages où ils sont le plus souvent appelés.

6° Les traitements des médecins titulaires varieront entre 150 et 400 francs, suivant l'étendue des circonscriptions, le nombre des enfants assistés et des indigents inscrits.

7° Les fonctions de médecin consultant et de médecin adjoint seront gratuites; mais, lorsqu'ils remplaceront un médecin titulaire, ils recevront une indemnité.

8° Les médicaments prescrits aux indigents inscrits, aux enfants et aux vieillards assistés, seront délivrés gratuitement par le pharmacien désigné. Ils seront fournis par le médecin, si le pharmacien habite à une grande distance.

9° Il sera interdit aux malades de consulter séparément deux médecins différents, pendant la durée de la même maladie.

10° Dans les maladies graves, un médecin consultant pourra, avec le consentement du membre du bureau de bienfaisance du service, être adjoint au médecin traitant.

Le système des conscriptions multiples a l'avantage évident de rendre le service médical plus prompt et plus facile, mais il présente l'inconvénient de ne pas laisser au malade alité le choix de son médecin ; car, lorsqu'il n'habite pas le canton, il est obligé d'accepter le médecin de la circonscription. Il est vrai que, lorsqu'il peut marcher, il a la possibilité du choix, si le médecin qui lui inspire de la confiance consent à lui donner des soins.

Système des circonscriptions, avec tarif fixe, et liberté dans le choix du médecin. — L'avantage principal de ce système réside dans la satisfaction donnée au malade de choisir son médecin, dans la rapidité et l'exactitude plus grande des secours cherchés dans une proximité aussi étroite que possible. Il a été adopté par l'Association générale des médecins qui prit, à la date du

20 avril 1868, sur le rapport du Dr Barrier, les conclusions suivantes :

1° Le médecin doit participer à la formation des listes d'indigents.

2° Les communes, les départements, l'État, doivent, pour établir le budget du service médical, voter des allocations dont la somme permette d'assurer, pour la rétribution des médecins et sages-femmes, pour le payement des médicaments et autres dépenses, une quotité de 1 fr. à 1 fr. 50 au moins par indigent inscrit, laquelle devra produire celle de 5 à 6 fr. par indigent malade.

3° Les honoraires seront calculés, d'après un tarif réduit, sur un prix convenu pour chaque visite, en tenant compte des distances, pour chaque consultation, accouchement, etc.

4° Sans désapprouver l'établissement ou le maintien du système cantonal dans les départements où il serait jugé préférable, *le système de liberté au tarif fixe, tel qu'il fonctionne depuis dix ans dans les Landes*, est jugé le plus favorable aux intérêts généraux et particuliers, matériels et moraux, soit des médecins, soit des malades.

5° Le pharmacien, qu'il soit imposé par l'administration, ou librement choisi par le malade, doit établir son compte sur chaque ordonnance, d'après un tarif réduit, et le faire solder comme celui du médecin, sans frais, au bureau de la perception ou de la mairie.

6° Il est désirable que l'assistance soit, autant que possible, combinée avec les autres services qui réclament l'intervention de la médecine, dans le but de favoriser l'hygiène, le bien-être des populations et l'avancement de la science.

Tel était l'état de la question de l'assistance médicale dans les campagnes, lorsqu'en 1872, l'Assemblée nationale adopta les 15 janvier, 12 février et 11 mars, une résolution portant qu'une commission de quinze membres serait chargée d'étudier les moyens d'organiser l'assistance médicale publique dans les campagnes. La commission fonctionna avec une grande activité, et dans la séance du 9 juillet 1872 elle déposa une proposition de loi présentée par MM. Théophile Roussel et Morvan, et ayant pour objet l'organisation de l'assistance médicale dans les campagnes et dans les localités dépourvues d'un service public de secours médicaux pour les indigents.

Voici le texte de ce projet de loi, qui, ainsi qu'on pourra le voir, est surtout destinée à rendre *obligatoire* pour les communes l'assistance médicale qui, jusqu'alors, avait été facultative pour elles :

Art. 1. — Un service d'assistance médicale des indigents sera organisé dans toutes les communes de France qui en sont privées.

Art. 2. — Chaque commune devra affecter au service de l'assistance médicale des indigents une somme égale, au moins, au produit de deux centimes additionnels au principal des quatre contributions directes. Cette somme sera prise, s'il y a lieu, sur les revenus ordinaires de la commune. Dans les communes qui possèdent un bureau de bienfaisance ou un hospice, il sera fait, sur les revenus de ces établissements, un prélèvement en rapport avec les ressources de leur budget. En cas d'insuffisance ou d'absence des ressources précédentes, la commune est tenue de s'imposer jusqu'à concurrence, s'il en est besoin, de deux centimes additionnels spéciaux au principal des quatre contributions directes.

Art. 3. — Le département devra venir en aide aux communes dans lesquelles la contribution communale de deux centimes ne suffirait pas à l'organisation du service de l'assistance médicale. Il devra s'imposer au besoin, pour ce service, d'une somme égale au moins au produit d'un centime départemental. Cette somme sera prise sur les ressources ordinaires ; si elles sont insuffisantes, il sera voté un centime additionnel spécial.

Art. 4. — L'État viendra au secours des départements dans lesquels les contributions communales et départementales ci-dessus fixées ne suffiront pas pour l'organisation de l'assistance médicale des indigents. La subvention de l'État sera calculée de façon à assurer le fonctionnement de ce service.

Art. 5. — Dans les trois mois qui suivront la promulgation de la présente loi, les conseils municipaux seront appelés à délibérer sur l'organisation de l'assistance médicale des indigents de chaque commune. Une commission d'assistance composée du maire président, du curé, et, dans les communes qui ont plusieurs cultes, d'un ministre de chacun de ces cultes ; du médecin ou du délégué des médecins de la commune ; d'un membre du bureau de bienfaisance et d'un membre de la commission de l'hospice, là où ces établissements existent, et de deux membres du conseil municipal nommés par ce conseil, sera chargée de préparer un plan d'organisation de l'assistance médicale et de s'entendre avec les commissions instituées dans les communes voisines, lorsqu'il y aura lieu de réunir plusieurs communes pour former une circonscription d'assistance.

Les décisions des dites commissions seront soumises à l'approbation des conseils municipaux. En cas de désaccord entre les commissions appelées à former une même circonscription, les difficultés sont soumises d'abord au comité cantonal d'assistance qui donnera son avis, et ensuite au conseil général qui statuera. Le conseil général statuera également sur toutes les autres difficultés que pourrait rencontrer la mise en pratique de l'assistance médicale dans toutes les communes du département.

Art. 6. — La liste des indigents de chaque commune admis à l'assistance médicale sera dressée chaque année par les soins du bureau de bienfaisance, ou, à défaut, par les soins de la commission communale d'assistance, établie en vertu de l'article précédent.

Cette liste, préparée pour l'année suivante, sera soumise à la délibération du conseil municipal dans sa session de novembre. Elle sera ensuite transmise à la commission départementale du conseil général, qui l'arrêtera définitivement.

Dans les cas urgents, il pourra également y être fait des retranchements, dans le courant de l'année, sur la proposition du maire, du curé, du médecin ou d'un membre du bureau de bienfaisance ou de la commission communale d'assistance.

Art. 7. — Il sera délivré par le maire à chaque indigent inscrit sur la liste une carte nominative. Sur la présentation de cette carte, l'indigent, qui en est muni, sera admis à consulter le médecin ou l'un des médecins de l'assistance.

En cas de maladie exigeant la visite du médecin, un bon de visite sera délivré à l'indigent inscrit, soit par le maire, soit par un membre du bureau de bienfaisance ou de la commission qui en tient lieu.

Art. 8. — En cas d'accident ou de maladie exigeant une opération grave, lorsqu'un indigent malade est sans famille, ou lorsqu'il n'est pas possible qu'il reçoive à son domicile des soins suffisants, l'admission du malade à l'hôpital le plus voisin pourra avoir lieu sur la demande du médecin traitant.

Art. 9. — Il sera créé, dans chaque canton, un comité d'assistance composé :

1° D'un membre du conseil général du canton, président.

2° D'un médecin ou d'un délégué des médecins de l'assistance du canton.

3° D'un délégué du bureau de bienfaisance ou de la commission d'assistance de chacune des communes du canton.

Les attributions ce ce comité sont :

1° De surveiller le fonctionnement de l'assistance médicale dans toutes les communes du canton.

2° De donner son avis sur la répartition entre les communes ou les circonscriptions d'assistance médicale, composées de plusieurs communes mutualisées, des subventions du département et de l'État ; sur les inconvénients et les avantages des système d'assistance médicale adoptés ; sur les règlements faits ou à faire pour l'assistance médicale dans chaque circonscription ; sur la création des dispensaires, des dépôts de médicaments ; sur la désignation des hospices où doivent être reçus les malades de chaque circonscription ; sur les tarifs des soins médicaux et des prix des médicaments ; sur toutes les questions intéressant le fonctionnement de l'assistance médicale dans le canton.

Ce comité adressera tous les ans, au conseil général, pour la session d'août, un rapport sur les questions ci-dessus indiquées, et sur la situation du service de l'assistance médicale dans le canton.

Art. 10. — Le conseil général, dans la session d'août, réglera la répartition des subventions du département et de l'État entre les communes ou les circonscriptions d'assistance médicale formées entre plusieurs communes mutualisées. Il fixera les modes de rémunération des médecins ainsi que le taux des médicaments à l'usage de l'assistance, ainsi que le tarif du prix auquel ces médicaments devront être fournis aux indigents ; il avisera à ce que des traités soient passés dans ce but avec les pharmaciens, et à ce que, dans les communes ou circonscriptions dans lesquelles il n'existe pas de pharmacien, les médicaments soient fournis par les médecins, conformément au tarif fixé.

Art. 11. — Les accouchements seront pratiqués par les médecins ou les sages-femmes de la circonscription médicale d'assistance. En cas d'accouchement difficile, la sage-femme appellera le médecin chargé de la famille et qui devra répondre à cet appel.

Art. 12. — La vaccination des enfants indigents fera partie de l'assistance médicale.

Après le dépôt de ce projet de loi, il fut ouvert à ce sujet, en 1873, une enquête parlementaire à laquelle on conviait les sociétés de médecine, les corps électifs, etc., etc. Cette enquête n'ayant pas produit des résultats précis et démontrés, il en résulte que la question de l'assistance médicale doit être de nouveau mise à l'étude par les conseils d'hygiène qui, pour la résoudre, pourront consulter avec intérêt les conclusions suivantes que nous empruntons au rapport du comité consultatif d'hygiène publique et du service médical des hôpitaux de France.

En résumé, dit M. Delpech rapporteur, les secours actuellement donnés aux malades indigents ou nécessiteux sont insuffisants même dans les villes.

Dans les campagnes ils sont nuls sur un grand nombre de points, incomplètement organisés sur beaucoup d'autres.

Ce n'est pas seulement en multipliant les hôpitaux que l'on peut espérer combler cette lacune. L'institution des hôpitaux n'est pas sans quelques inconvénients qui résultent en particulier de l'agglomération des malades, de la diffusion des maladies contagieuses, de l'obligation de séparer momentanément le malade de sa famille.

Les hôpitaux sont encore l'objet d'une certaine répugnance de la part d'une partie de la population.

Leur création entraîne des dépenses considérables.

Le prix de la journée de maladie s'y élève au-dessus de celui qui résulte de l'assistance médicale publique à domicile.

Auprès des maisons hospitalières dont on ne peut méconnaître les immenses services et l'indispensable nécessité, il y a donc avantage à développer l'assistance médicale à domicile qui répond à d'autres besoins.

Cette institution devra secourir deux catégories de malades : les indigents inscrits au bureau de bienfaisance pour y recevoir des secours alimentaires et pécuniaires pendant l'état de santé, et les nécessiteux qui ne réclament que l'intervention médicale pendant le cours d'une maladie passagère.

Le traitement à domicile, déjà établi à Paris en faveur de ces derniers, a pris une extension rapide qui démontre d'une manière incontestable son utilité et la nécessité de son plus large développement.

Médicaments. — La fourniture des médicaments joue un rôle capital dans l'assistance médicale ; et, s'il est important que le malade indigent reçoive les secours éclairés de la médecine, il ne l'est pas moins qu'il obtienne des médicaments bien préparés.

Les médicaments doivent être fournis par les pharmaciens dans les communes où il en existe. Partout ailleurs, ils peuvent l'être par les médecins qui ne doivent cependant en délivrer que dans les localités où il n'existera pas de pharmacien à une distance de 4 kilomètres.

On a proposé, à différentes époques, la *création de dépôts de médicaments ou boîtes de secours* dans les communes dépourvues d'officine. Cette institution, combattue par beaucoup de personnes et notamment par MM. Théophile Roussel et Morvan, dans leur rapport à l'Assemblée nationale, paraît devoir être adoptée par l'administration, si l'on en croit la circulaire suivante adressée aux préfets, par le ministre de l'intérieur, le 20 février 1880 : « Monsieur le préfet, M. Barion, pharmacien à Paris, m'a soumis une boîte de secours de son invention, qu'il propose de placer dans les communes où il n'existe pas d'officine de pharmacien. Cette boîte de secours contient les médicaments et autres objets indispensables pour donner les soins médicaux les plus urgents dans les cas de maladie ou d'accident.

« J'ai institué une commission spéciale et technique à l'effet de lui soumettre les propositions de M. Barion. Cette commission, après avoir constaté l'utilité que présenterait, dans un très grand nombre de localités, un dépôt de médicaments mis à la disposition et des habitants et des médecins qui s'y trouveraient pris au dépourvu, a donné un état des objets qui lui ont paru devoir entrer dans la composition des boîtes.

« La plupart des *objets* (ceux qu'il y aurait danger à laisser à la disposition de tous) devront être renfermés dans un compartiment fermant à clef et mis exclusivement à la disposition des médecins qui, *seuls*, pourront en faire emploi. Et, comme il n'est pas dérogé à la loi du 21 germinal an XI qui réserve aux pharmaciens le droit exclusif de vendre des médicaments, comme, d'autre part, la boîte de secours ne doit servir que dans les cas d'urgence, l'usage des objets qu'elle contient doit être absolument gratuit.

« Le prix des boîtes est de 200 francs.

« Les maires sont responsables de la délivrance des médicaments dont l'emploi est réservé aux médecins, ils ne doivent par conséquent confier la garde de la boîte de secours qu'à des personnes leur offrant, à ce point de vue, la plus entière garantie.

« Voici la nomenclature des médicaments et objets de pansement devant être contenus dans la boîte de secours des communes :

« 1° *Dans le compartiment exclusivemnt réservé aux médecins :* 125 grammes de solution caustique d'acide phénique au 1/10° ; d'ammoniaque liquide ; — de chloroforme pur ; — d'éther sulfurique à 62° ; — d'extrait de Saturne ; — de laudanum de Sydenham ; — de perchlorure de fer à 20° ; — de teinture de quinquina.

« Calomel, 10 paquets de 0gr,50. — Émétique, 10 paquets de 0gr,10. — Ipéca, 10 paquets de 0gr,50. — Kermès, 10 paquets de 0gr,25. — Sulfate de quinine, un flacon de 30 grammes. — Nitrate d'argent.

« Une sonde (en argent) évacuatrice pour les deux sexes.

« 2° *Objets laissés à la disposition du public :* 250 grammes alcool camphré ; — 125 grammes collodion ; — 250 grammes glycérine pure ; — 500 grammes sulfate de soude ; — 125 grammes de sous-nitrate de bismuth ; — 250 grammes alcool ; — 12 aiguilles à suture assorties ;

— amadou ; — attelles assorties ; — 100 mètres de bandes assorties ; — 2 kilogr. de compresses assorties ; — ciseaux ; — épingles ; — fil et cire ; — lampe à alcool ; mortier et pilon ; — 2 pinceaux ; — porte-nitrate garni de nitrate d'argent ; — sinapismes Rigollot ; — 1 rouleau sparadrap diachylon ; — trébuchet et ses poids ; — verre gradué pour les liquides ; — 3 ventouses en caoutchouc ; — 2 cautères ; — garrot ; — ouate en grande quantité ; — éponges dans un flacon. »

Avant de terminer ce qui a rapport à cette cinquième attribution des conseils d'hygiène, nous dirons avec M. Tardieu : « L'organisation et la distribution des secours médicaux aux malades indigents sont un des problèmes les plus difficiles et les plus graves qui puissent être actuellement soumis aux méditations des hommes qui se dévouent au soulagement de leurs semblables. On ne peut, quant à présent, qu'inviter les conseils à mettre à l'étude cette question, dont ils peuvent mieux qu'aucun corps préparer la solution. »

Bibliographie. — Tardieu, *Dictionnaire d'hygiène publique et de salubrité* (articles : Dépôts de mendicité. — Bureaux de bienfaisance. — Hopitaux et hospices. — Médecins cantonaux. — Assistance publique). — Pétrequin, *De l'organisation de l'assistance publique à Lyon.* — Delpech, *Rapport à M. le ministre de l'intérieur sur l'extension à donner à l'assistance médicale publique à domicile dans les villes et les campagnes.* — Nivet, *Documents sur l'organisation de la médecine des pauvres dans les campagnes.* — Gyoux, *Du service médical des pauvres.* — Réveillé-Parise, *De l'assistance publique et médicale dans la campagne.* — Thiers, *Rapport sur l'assistance et la prévoyance publiques*, 1850. — Bourland, *Assistance publique.* — Théophile Roussel et Morvan, *Rapport sur les moyens d'organiser l'assistance médicale dans les campagnes et dans les localités dépourvues d'un service pu-*

blic de secours médicaux pour les indigents. — Davenne, *Des secours publics en France.* — Andrieux, *Les médecins cantonaux.* — Guipon, *Organisation de la médecine des indigents.* — Gachet, *L'hôpital et la famille.* — Mignot, *Utilité de la fondation des hôpitaux cantonaux.* — Chevandier (de Die), *De la médecine cantonale.* — Mignot (de Pougues), *Organisation de la médecine des indigents.* — Dusseris, *Du traitement chirurgical des pauvres à domicile.*

CHAPITRE VI

MOYENS D'AMÉLIORER LES CONDITIONS SANITAIRES DES POPULATIONS INDUSTRIELLES ET AGRICOLES.

Cette question, qui renferme un vaste programme d'hygiène industrielle et agricole, présente un intérêt capital pour les membres des conseils d'hygiène, et mérite d'être étudiée avec le plus grand soin.

Les moyens d'améliorer les conditions sanitaires des populations industrielles et agricoles doivent porter : 1° *sur l'hygiène professionnelle ;* 2° *sur l'hygiène générale de ces populations.*

De l'hygiène professionnelle. — L'hygiène professionnelle a pour but de déterminer l'influence que les professions exercent sur la santé des hommes, et de rechercher les moyens d'empêcher ou de modérer les effets inévitables qu'elles produisent.

L'hygiène professionnelle, qui a pris de nos jours une importance si considérable, est une science à la fois trop vaste et trop complexe pour être étudiée ici avec tous les développements qu'elle comporte ; aussi nous nous bornerons à indiquer les principes essentiels qui la constituent, et les principaux moyens qu'elle conseille, pour protéger la santé des ouvriers contre l'influence inévitable des professions.

Pour exercer son industrie, l'homme est obligé de se livrer à un *travail professionnel, qu'il accomplit dans un milieu particulier*, en employant des *matériaux innocents ou nuisibles*. Il importe donc, tout d'abord, de rechercher l'action de ces trois éléments, sur la santé des ouvriers.

Du travail professionnel. — Le travail professionnel, résultant et composé *du mouvement* et de *l'attitude*, modifie souvent, chez l'homme, la conformation organique et produit ces attitudes, ces déformations, ces troubles caractéristiques qui se manifestent du côté des muscles, des aponévroses, des gaines tendineuses, des os, et qui laissent des empreintes ineffaçables, propres à faire distinguer les individus.

Des matériaux employés. — Aux influences pathogéniques du travail professionnel, il convient de rattacher les inconvénients qui résultent pour les ouvriers de la nature même des matériaux employés. L'eau, le feu, les substances minérales, végétales ou animales peuvent agir, d'une façon plus ou moins directe, sur la santé de l'ouvrier, et produire toute une catégorie de maladies spéciales, connues et décrites, depuis longtemps, sous le nom de *maladies des artisans*, et en tête desquelles il faut placer l'*empoisonnement professionnel.*

Du milieu professionnel. — Nous venons de voir l'ouvrier aux prises avec son travail, se pliant à des attitudes et à des mouvements pénibles, exposé à l'action nuisible des matériaux qu'il emploie ; transportons-le maintenant par la pensée dans un atelier peu spacieux, respirant un air tantôt insuffisant, tantôt vicié par des émanations diverses, recevant en un mot d'une atmosphère confinée une atteinte nouvelle à l'intégrité des fonctions respiratoires, et nous comprendrons combien cette influence du milieu vient peser dans la balance morbifique de la profession. Tenant compte de ces différents éléments pour l'appréciation des phénomènes pathologiques provoqués par les professions, M. le Dr Proust, dans son remarquable *Traité d'hygiène*, divise, ainsi qu'il suit, les maladies professionnelles :

TABLEAU :

PHÉNOMÈNES PATHOLOGIQUES PROVOQUÉS PAR LES PROFESSIONS.	PROFESSIONS QUI LES PROVOQUENT.
1° Éruptions professionnelles de cause externe...	Déchireurs de bateaux. Blanchisseurs. Mégissiers. Tanneurs. Criniers. Pelletiers. Filateurs. Maréchaux ferrants. Cuisiniers. Ébénistes. Graveurs. Maçons. Forgerons. Verriers. Éruptions des ouvriers qui manient les verts arsenicaux, etc., etc.
2° Éruptions professionnelles d'origine interne....	Ouvriers qui travaillent le sulfate de quinine.
3° Déformations et attitudes vicieuses professionnelles.	Cordonniers. Tailleurs. Aiguiseurs. Tourneurs. Tonneliers. Charrons. Tourneurs en bois. Houilleurs.
4° Troubles professionnels du côté des muscles, des aponévroses, des gaines tendineuses, des articulations, des os.	Professions manouvrières. Facteurs. Briquetiers. Compositeurs d'imprimerie, etc., etc.
5° Accidents professionnels du côté de l'appareil respiratoire.	
A. Accidents succédant à l'inhalation des poussières.	*Poussières animales*... Batteurs de tapis de laine ou de soie. Brossiers. Cardeurs de laine. Chapeliers. Couverturiers. Matelassiers. Plumassiers. Peigneurs de laine. Tourneurs en os et en ivoire. Tisseurs en laine.

	Poussières végétales..	Balayeurs. Batteurs en grange. Boulangers. Charbonniers. Fariniers. Féculiers. Meuniers. Ramoneurs. Scieurs de long, etc., etc.
	Poussières minérales..	Aiguiseurs. Plâtriers. Maçons. Étameurs, etc., etc.
B. Accidents succédant à l'inhalation de vapeurs ou gaz irritants.	*Vapeurs sulfureuses*..	Fabricants de chapeaux de paille, d'allumettes, etc.
	Vapeurs nitreuses....	Orfèvres. Joailliers, etc.
	Chlore	Blanchisseurs.
	Acide chlorhydrique..	Ouvriers qui fabriquent la soude et le sulfate de soude.
6° Troubles professionnels du côté des appareils circulatoires, digestif, nerveux, génito-urinaire.	Indiquées aux professions qui agissent par intoxication.	
7° Troubles professionnels du côté des organes de la vision.	Verriers. Forgerons. Plâtriers. Maçons. Peintres. Graveurs, etc.	
8° Accidents succédant à une intoxication	*Saturnisme*..........	Cérusiers. Étameurs. Fondeurs de caractères. Lapidaires. Peintres. Broyeurs de couleurs, etc.
	Par le cuivre.........	Chaudronniers. Bijoutiers. Ouvriers des arsenaux, etc.
	Par le zinc	Tordeurs de fils galvanisés. Ferblantiers, etc.
	Par le mercure.......	Calambristes. Étameurs de glaces. Photographes. Fleuristes. Chapeliers, etc.

PHÉNOMÈNES PATHOLOGIQUES PROVOQUÉS PAR LES PROFESSIONS.	PROFESSIONS QUI LES PROVOQUENT.	
8° Accidents succédant à une intoxication (*suite*)..	*Par l'arsenic*.........	Ouvriers employés à l'extraction. Apprêteurs de toile. Les bronzeurs. Les corroyeurs. Les empailleurs, etc.
	Par le phosphore	Fabricants d'allumettes.
	Par la benzine, nitrobenzine, fuchsine, aniline...........	Dégraisseurs. Teinturiers, etc.
	Par le sulfure de carbone.	Ouvriers travaillant le caoutchouc, etc.
	Par l'oxyde de carbone.	Cuisiniers. Pâtissiers. Ouvriers fabricant le gaz d'éclairage, etc.
	Par l'acide carbonique.	Raffineurs. Distillateurs. Brasseurs, etc.
	Hydrogène et azote...	Mines.
9° Accidents professionnels spéciaux............	*Émanations provenant de matières animales.*	Fabriques de colle forte. Boyauderies. Savonniers. Chandeliers. Fabriques de bougie, de phosphate de chaux, etc.
	Matières résineuses...	Fabricants de vernis. Teinturiers. Peintres.
	Poudre et amorces fulminantes..........	Ouvriers artificiers.

Nous n'insisterons pas davantage sur les accidents locaux ou généraux déterminés par les différentes professions; les membres des conseils d'hygiène qui voudraient en faire une étude approfondie pourront consulter les ouvrages de MM. Tardieu, Vernois, Layet, Proust, et ceux des autres maîtres de la science moderne qui sont parvenus à terminer l'édifice de la pathologie professionnelle dont Ramazzini avait établi les fondations. Mais nous examinerons, d'une manière toute spéciale, les principales mesures hygiéniques indiquées pour empêcher ou modérer ces accidents professionnels.

Ces mesures s'appliquent soit à l'individu directement, soit à l'industrie qu'il exerce; nous aurons donc à considérer la question successivement au point de vue de l'*hygiène individuelle* et à celui de l'*hygiène industrielle.*

De l'hygiène individuelle. — Elle comprend toutes les mesures que l'ouvrier doit prendre pour préserver sa peau et ses muqueuses du contact des matières nuisibles.

Protection de la peau. — La protection de la peau s'obtient à l'aide de vêtements, de gants et de soins généraux de propreté. A cet effet on prescrira aux ouvriers de prendre les précautions suivantes :

1° Faire usage de vêtements spéciaux de travail qui doivent être en toile cirée ou gommée se laissant difficilement imprégner par les odeurs, et qui seront exactement serrés au cou, aux poignets, aux malléoles, de façon à s'opposer à l'introduction des substances gazeuses ou pulvérulentes entre les vêtements et la peau.

2° Porter des chaussures solides à fortes semelles, et ne jamais employer de chaussons ou de savates capables de laisser pénétrer les poussières.

3° Garantir leurs mains par des gants de taffetas ou de peau, toutes les fois que l'opération le permettra ; et, dans le cas où cela ne serait pas possible, les recouvrir d'un enduit préservateur, de la poudre de talc, par exemple, comme dans la manipulation des substances toxiques, ou d'un corps gras, comme dans le dévidage des cocons, etc., etc.

4° Observer avec rigueur les soins de propreté individuelle, qui doivent être exigés dans tous les ateliers et qui consistent : en grands bains, lavages fréquents des parties découvertes, tête, visage, mains, bras, toutes les fois qu'un ouvrier quittera une opération dangereuse. Ces lavages doivent être faits soit avec de l'eau pure, soit avec de l'eau rendue alcaline ou acide, ou tenant en dissolution une substance neutralisante. Des lotions fréquentes de la bouche et du nez préserveront les premières voies de tout dépôt de poussières toxiques ou altérantes. C'est ainsi que le plus souvent ces poussières sont retenues sur les gencives au pourtour des dents, ou par les poils qui garantissent l'ouverture des narines. De là, des accidents généraux par absorption consécutive (cuivre, plomb) ; des accidents locaux par suite de l'action caustique de certaines substances (bichromate de potasse, sels arsenicaux, chlorure de zinc). Une excellente mesure de préservation consistera à employer les ouvriers alternativement, et par intervalles de temps plus ou moins éloignés, dans les opérations dangereuses.

Protection des muqueuses. — La préservation des muqueuses respiratoires et digestives, mais particulièrement de la muqueuse respiratoire, s'obtient à l'aide d'appareils spéciaux désignés sous le nom de *masques et de respirateurs*.

On peut diviser ces appareils en deux classes : les

uns ont pour but principal de préserver des poussières par un véritable tamisage de l'air respiré à travers un diaphragme obstructeur ; les autres ont pour objet de mettre à l'abri de tout milieu non respirable, quelle que soit la nature de l'insalubrité.

Première classe. — Elle comprend les *respirateurs à poussières* appelés aussi *masques préservateurs*. De tout temps, les ouvriers se sont servis d'un morceau d'étoffe ou d'un mouchoir, pour se préserver des poussières tenues en suspension dans l'atmosphère ambiante.

Gosse (de Genève), le premier, eut l'idée de construire un masque préservateur qui garantissait à la fois la bouche et le nez ; ce masque, fait avec une simple éponge, était destiné à préserver les ouvriers chapeliers sécréteurs de la poussière mercurielle qui se dégage pendant le sécrétage et l'éjarrage des peaux employées dans la chapellerie. Gosse fils, reprenant l'idée de son père, confectionna un masque composé de tranches d'éponges superposées et cousues ensemble, dans lesquelles il enchâssa une paire de lunettes. Ce masque, humecté d'eau, est un excellent préservateur ; mais il a l'inconvénient d'être difficile à nettoyer, lorsqu'il est chargé de poussières. Bientôt, l'éponge fut remplacée par un morceau de laine, d'étoffe pelucheuse ou de mousseline, par une couche de coton, de crin, de ouate, et enfin par une toile métallique à mailles très serrées, appliquée en forme de masque sur la figure. La plupart des masques préservateurs de poussières employés aujourd'hui se composent généralement d'un grillage métallique simple ou double, recouvert d'un morceau de mousseline ou d'étoffe poreuse qu'il est facile de nettoyer à volonté. Tels sont les masques d'Eulemberg, de Durwel, de Leffrey. On peut encore, et cela est préférable, placer la substance tamisante, ouate, laine ou éponge, entre deux toiles métalliques (*Masque de Tyndall*, de *Paris*, de *Camus*).

MM. Gubler et Napias pensent qu'on pourrait remplacer avec avantage ces différents masques, par une simple gaze légèrement glycérinée, qui resterait facilement humide, à cause de l'affinité de la glycérine pour l'eau, et qui, grâce aux propriétés agglutinantes de cette glycérine, arrêterait sûrement les corps pulvérulents.

Citons encore le *masque Poirel*, appelé *absorbant hydraulique*, qui, bien qu'il ait été imaginé pour arrêter les poussières de grès, pourrait aussi bien servir contre toutes les substances pulvérulentes toxiques ou non. Il se compose d'un masque et d'un réservoir d'eau que l'air doit traverser pendant l'inspiration. Ce réservoir est surmonté d'une soupape qui s'ouvre par l'expiration et par laquelle s'échappe l'air venant des poumons. Ce système est, comme les précédents, lourd et incommode. Il pourrait cependant, en additionnant l'eau du réservoir d'une substance neutralisante acide ou alcaline, suivant les cas, s'opposer à l'absorption des gaz toxiques ; résultat qu'on peut d'ailleurs obtenir avec les masques d'éponge, de coton, etc., imbibés d'un liquide convenable.

M. le Dr Layet, auteur d'un remarquable ouvrage sur l'hygiène des professions, a également proposé un masque qui paraît offrir de réels avantages. Ce respirateur se compose d'une couche filtrante comprise entre deux lames de toile métallique légère. L'une de ces lames est fixe, l'autre est mobile autour d'une charnière, ce qui permet de renouveler, d'humecter, de préparer la couche filtrante (ouate ou toute autre substance). Cette partie filtrante du respirateur n'est point immédiatement en rapport avec le visage; elle en est séparée par un espace vide, véritable chambre à air, qui, interposée entre la couche filtrante et le visage, permet à l'air expiré de s'échapper par les deux côtés, en soulevant deux petites soupapes en caoutchouc, qui s'ouvrent très facilement, mais seulement de dedans en dehors. De la sorte, l'air expiré toujours chaud, ne s'échappant pas à travers le grillage du masque, celui-ci ne s'échauffe pas trop, et l'ouvrier a, devant les voies respiratoires, une couche d'air en mouvement et relativement froide.

Mais de pareils masques ne peuvent servir qu'à préserver des matières pulvérulentes.

Pour garantir les ouvriers des vapeurs nuisibles, irritantes ou délétères mêlées à l'air ambiant, on a d'abord cherché à neutraliser ces vapeurs au moment de leur passage à travers la substance tamisante, et c'est ainsi, qu'on a successivement proposé : 1° d'imbiber avec du vinaigre les tissus formant les masques (Papon); 2° les tubes inspirateurs de Brizé-Fradin, garnis intérieurement de plusieurs mèches de coton imbibées de substances soit acides, soit alcalines; 3° d'imbiber le masque en éponge de Gosse fils, d'une solution alcaline de potasse, contre les vapeurs acides ; d'eau chlorurée contre l'hydrogène sulfuré, l'ammoniaque et les miasmes putrides ; d'eau de chaux contre l'acide carbonique, etc.; 4° l'appareil de Robert destiné à préserver surtout de la fumée dans les incendies ; 5° les respirateurs Stenhouse usités en Angleterre, dans les hôpitaux et les égouts, et qui sont formés d'une couche mince de charbon de bois enfermé entre deux toiles métalliques à larges mailles, et qui servent à protéger des gaz méphitiques et des émanations organiques. Ces divers appareils, mal acceptés des ouvriers, à cause de la chaleur qu'ils développent, ne les préservant du reste que d'une manière insuffisante, on a cherché à créer des respirateurs qui puissent, tout en mettant complètement à l'abri du milieu délétère, permettre l'arrivée d'un air respirable, pris en dehors de ce milieu même. De là, l'invention des *respirateurs à double courant d'aspiration et d'expiration*, formant la deuxième classe des respirateurs.

Seconde classe. — L'invention des respirateurs à double courant d'aspiration et d'expiration constitue un moyen tout à fait radical, mais qui par là même s'applique à tous les cas où l'air serait mêlé, soit de poussières irritantes ou toxiques, soit de gaz délétères. Dans ce procédé, ou bien on amène l'air extérieur jusqu'à l'ouvrier au moyen de tuyaux, ou bien on munit l'ouvrier d'un réservoir contenant une provision d'air puisé à une source pure.

L'idée de faire arriver jusqu'à l'homme plongé dans un milieu irrespirable, l'air pur extérieur, n'est pas nouvelle. En 1785, Pilâtre de Rozier avait imaginé un appareil, composé d'un tube inspirateur et d'un tube expirateur, qui lui avait permis de rester, pendant plusieurs heures, au fond d'une cuve de brasseur, profonde de 4 mètres, et au milieu du gaz carbonique.

On trouve dans les *Annales des mines* de 1824 et dans les *Annales d'hygiène publique* de 1829, la description de certains appareils qui constituent, pour ainsi dire, l'état embryonnaire de ceux usités aujourd'hui, et que l'on doit à MM. Galibert, Rouquayrol-Denayrouse, Fayol, Léard, etc., etc.

L'*appareil Galibert* se compose d'un masque respiratoire proprement dit, communiquant par deux tuyaux de caoutchouc avec un réservoir d'air que l'ouvrier emporte avec lui, partout où il a besoin de pénétrer.

Ces deux tuyaux, dont l'un destiné à l'inspiration s'ouvre dans le bas du réservoir, et dont l'autre destiné à l'expiration s'ouvre dans le haut, viennent s'adapter à une embouchure qui a la forme et la dimension de la bouche humaine, et mettent ainsi en communication les lèvres de l'ouvrier avec le réservoir d'air respirable. Observons que l'inspiration et l'expiration s'effectuent exclusivement par la bouche, le nez étant maintenu fermé par une pince.

Des expériences nombreuses parlent aujourd'hui en faveur de cet appareil ; et son usage a été spécialement recommandé pour les ouvriers puisatiers et égoutiers, principalement quand il s'agit d'aller porter secours à des asphyxiés.

L'*appareil Rouquayrol - Denayrouse* se compose, comme le précédent, d'un masque et d'un réservoir métalliques, contenant de l'air comprimé au moyen d'une pompe, et muni à sa partie supérieure d'un régulateur spécial pour la consommation de l'air. L'air comprimé est distribué aux poumons de l'ouvrier, suivant ses besoins, par le régulateur que mettent en mouvement les mouvements eux-mêmes d'inspiration. Un simple pince-nez ferme hermétiquement les narines : l'homme est donc ainsi complètement isolé et soustrait aux influences nuisibles des atmosphères méphitiques dans lesquelles il peut séjourner. Il est employé surtout par les déchargeurs de bateaux ou débardeurs.

L'*appareil Fayol*, qui repose sur le même principe que le précédent, permet de remplir le réservoir sans pompe à air et sans soufflet ; on le gonfle comme le réservoir d'air d'un accordéon. Le ferme-bouche est bien disposé, muni de doubles soupapes. Le masque porte des verres de lunette et peut efficacement protéger les yeux.

L'*appareil Léard*, appelé *respirol*, est composé d'un masque allongé en forme de museau, de sorte qu'un espace vide se trouve ménagé entre le tube inspirateur et les voies respiratoires, et que la respiration peut se faire à la fois par la bouche et les narines. Un jeu de soupapes permet à l'air expiré de s'échapper dans l'atmosphère ambiante, sans rentrer dans le réservoir d'air comprimé que l'homme porte sur son dos.

M. Ch. de Freycinet indique, dans son *Traité d'assainissement industriel*, le procédé suivant destiné à fournir à l'ouvrier une atmosphère respirable artificielle, et qu'il a vu employer dans une fabrique d'acide sulfurique de Mannheim. Les ouvriers, qui entraient dans les chambres de plomb pour les visiter et les préparer, avaient la tête couverte de vastes casques de carton, avec des ouvertures vitrées au niveau des yeux. Ces casques, qui ménageaient entre le vase et le carton un large espace, étaient en communication avec une pompe à air au moyen d'un tube flexible ; et c'est dans cet espace que la respiration s'effectuait aisément, grâce au renouvellement constant de l'air.

Citons enfin, les divers scaphandres et la cloche à plongeur, dont on se sert pour les travaux sous-marins.

Tels sont les différents appareils de préservation individuelle parmi lesquels on pourra choisir, suivant les exigences de la profession. Malgré leur utilité incontestable, les ouvriers répugnent beaucoup à en faire usage, parce qu'ils les trouvent trop chauds, trop lourds, et qu'on leur prête souvent, dans les ateliers, un ridicule fâcheux.

Beaucoup d'autres précautions hygiéniques contribueraient, par leur application régulière, à améliorer la santé générale des ouvriers, en diminuant les dangers professionnels. On devrait leur interdire de déposer leurs aliments dans les ateliers où ils peuvent être en contact avec des poussières toxiques, et leur prescrire de prendre leurs repas en dehors de l'atelier ; il conviendrait aussi d'organiser un service médical dans tout grand établissement industriel, et de soumettre le personnel à des visites périodiques.

De l'hygiène industrielle. — L'hygiène industrielle comprend l'étude de tous les moyens employés pour l'assainissement des industries, relativement aux ateliers et aux procédés de fabrication.

Les principaux moyens usités sont : les machines ; la ventilation ; le rafraîchissement de l'air ; les hottes de dégagement ; les appareils clos ; la neutralisation des vapeurs ; l'intervention de l'eau dans les manipulations ; la substitution des substances inoffensives aux substances toxiques employées.

Des machines. — La substitution des machines à la main, dans certaines industries (battage, cardage de la laine et du coton, dévidage des cocons de vers à soie, etc., etc.) constitue à elle seule un moyen puissant d'assainissement. Elle amène en effet un grand soulagement pour l'ouvrier, et fait disparaître en grande partie les effets des attitudes et du mouvement continu. On peut dire par conséquent que les progrès de la mécanique ont puissamment contribué aux progrès de l'hygiène.

Ventilation. — La ventilation est pour les ateliers un moyen d'assainissement des plus importants. C'est peut-être même le plus important de tous, si l'on considère qu'il obvie à presque tous les inconvénients de l'encombrement, aux émanations malsaines qui proviennent soit des gaz ou des vapeurs, soit des mécanismes et de l'huile des rouages, soit de la respiration d'un personnel nombreux dans un espace limité. Le courant d'air, déterminé par la ventilation, entraîne d'ailleurs avec lui une grande partie des poussières dont l'air se trouve chargé.

Un problème qui se pose naturellement à l'esprit, dès qu'il s'agit de la ventilation, est celui-ci : dans quelle proportion doit se faire le renouvellement de l'air ? D'après les expériences les plus récentes, il faut 40 à 50 mètres cubes d'air, pour un individu adulte à l'état de santé, et 60 à 80 mètres cubes pour les ouvriers des ateliers insalubres. Il est nécessaire d'ajouter à ces chiffres 6 mètres cubes pour une bougie, 12 à 15 mètres cubes pour un bec de gaz, 20 à 25 mètres cubes pour une lampe allumée. On voit donc quelle quantité d'air il faut mettre en mouvement, pour avoir une aération convenable.

Mais, lorsqu'il s'agit des ateliers, le problème est plus complexe; il convient de tenir compte des matériaux mis en œuvre, des dégagements auxquels ils donnent lieu, de leur toxicité spéciale, etc., etc. ; en sorte que, à cet égard, on ne peut rien indiquer de général, et chaque cas particulier commande un mode de ventilation différent. Ce qu'on peut dire toutefois, c'est que la ventilation devra être d'autant plus énergique que les nécessités industrielles exigeront un nombre d'ouvriers d'autant plus grand pour un même espace, et que les matériaux mis en œuvre seront plus dangereux pour la santé de ceux qui les manient.

La ventilation se divise en *ventilation naturelle* et en *ventilation artificielle*.

Ventilation naturelle. — Elle consiste dans le renouvellement de l'air par les ouvertures naturelles des habitations à travers lesquelles s'établissent des courants plus ou moins actifs, suivant les différences qui existent entre la température extérieure et celle de l'intérieur. On a indiqué, au congrès d'hygiène tenu à Bruxelles en 1852, certaines règles très simples de construction qui permettent de donner à la ventilation naturelle une direction qui en augmente et qui en assure la puissance.

Ces règles sont rapportées dans le *Dictionnaire* de Tardieu (article : VENTILATION).

Une disposition utile des fenêtres est celle qui consiste à en avoir deux rangées superposées et sur deux faces différentes de l'atelier ; on conçoit qu'il soit possible alors d'ouvrir les fenêtres supérieures du côté où le soleil donne, et les fenêtres inférieures du côté opposé. Cette différence de niveau dans la prise d'air et dans l'issue qui est ensuite donnée à cet air suffirait à elle seule à déterminer un courant, et c'est précisément sur ce principe qu'est fondée une disposition usitée en Angleterre, connue sous le nom de *siphon automoteur Waston*, et indiquée par M. Ch. de Freycinet dans son savant *Traité d'assainissement industriel.*

La ventilation naturelle ne peut presque jamais suffire, soit que les travaux ne puissent être exécutés sans inconvénients dans les locaux ouverts, soit que le climat soit trop froid, soit que les vapeurs délétères ou les poussières toxiques soient développées en trop grande abondance. Ces conditions particulières diverses expliquent la nécessité de recourir, dans beaucoup de cas, à la ventilation artificielle.

Ventilation artificielle. — La ventilation artificielle exige des méthodes et des procédés très compliqués qui peuvent être rapportés à deux groupes distincts :

Dans le premier groupe, l'appel d'air a lieu par la chaleur d'un foyer. Ce groupe est divisé par M. Grouvelle en quatre systèmes principaux : 1° appel par un combustible brûlé directement dans le bas de la cheminée; 2° appel par un combustible brûlé directement près de la partie supérieure de la cheminée ; 3° appel par des appareils intermédiaires de transmission de chaleur, recevant leur chauffage d'un foyer placé à distance ; 4° appel par la vapeur envoyée directement dans la cheminée.

Dans le second groupe, l'appel d'air pur se fait à l'aide de différents appareils mécaniques agissant, soit par aspiration, soit par refoulement. Ce groupe comprend : 1° les machines aspirantes; 2° les diverses espèces de ventilateurs ; 3° les moteurs mécaniques agissant par refoulement.

Sans insister plus longuement sur tous ces procédés, nous dirons cependant que, quel que soit le système adopté, la ventilation doit être pratiquée dans les conditions suivantes :

1° L'appel d'air doit se faire par la *partie inférieure de l'atelier*, lorsqu'il s'agit d'entraîner, par le renouvellement de l'air, des poussières plus ou moins lourdes.

2° L'appel d'air doit se faire par la *partie supérieure de l'atelier*, lorsqu'il s'agit de purifier une atmosphère viciée par des gaz ou des vapeurs.

3° La prise d'air doit être faite à l'air vif et pur, dans un endroit éloigné des habitations malsaines de la fabrique.

4° L'air doit arriver à l'atelier, chaud en hiver, froid en été.

5° L'expulsion de l'air, chargé de poussières dangereuses ou toxiques, doit se faire de telle sorte que le voisinage n'en soit pas incommodé.

On peut rapprocher des appareils de ventilation les *hottes de dégagement*, qui présentent une sorte de parenté avec ces appareils, qui en complètent l'action et en assurent l'efficacité.

Nous ne terminerons pas ce que nous avions à dire sur la ventilation, sans parler des moyens employés pour rafraîchir l'air des ateliers. Un premier moyen consiste à établir la prise d'air dans une cave ou dans une galerie souterraine; un second, à faire passer l'air appelé contre les parois d'enveloppes ou de réservoirs métalliques dans l'intérieur desquels circule de l'eau plus ou moins froide.

Appareils clos. — Parmi les procédés industriels préconisés pour éviter les dangers que les dégagements présentent pour la santé des ouvriers, il faut encore citer les *appareils clos*, dont les cages vitrées employées dans certaines industries, les fours à châssis vitrés des émailleurs, et même les tamis à double paroi des pharmaciens nous offrent des exemples.

Les appareils clos rendent de véritables services, quand il s'agit de s'opposer au dégagement d'émanations qui ne sont pas susceptibles de prendre, par le fait de leur accumulation, une tension croissante. Pour les vapeurs, ils seraient insuffisants et même dangereux et ne sauraient dans ce cas remplacer ni les hottes de dégagement, ni les appareils de ventilation bien établis; mais, quand il s'agit de corps pulvérulents, ils offrent à l'hygiène des avantages parfaitement démontrés.

Cette mesure de préservation industrielle par les appareils clos a été appliquée, la première fois, par d'Arcet, afin de garantir les doreurs des vapeurs mercurielles. Elle est aussi en usage chez les émailleurs, dans le saupoudrage à chaud des supports de fils télégraphiques, dans les fabriques de produits chimiques (fabriques de sulfate de quinine, de chlorures, d'acides, d'aniline, de chromates, etc.).

L'appareil de Descamps, que les ouvriers, employés à la vulcanisation du caoutchouc, appellent ironiquement *lanterne magique*, est aussi basé sur ce principe. Il consiste en une caisse vitrée enveloppant la table de travail et qui met ainsi à l'abri des vapeurs de sulfure de carbone.

Lorsqu'on se sert des appareils clos, il importe d'observer la recommandation suivante indiquée par M. Ch. de Freycinet : « Toutes les fois que les circonstances le permettent, les appareils d'où les dégagements s'effectuent doivent être disposés de telle façon que les ouvriers soient dispensés de les ouvrir pour introduire ou retirer la charge. » Un ingénieux système signalé par cet auteur, et qui constitue un type parfait d'appareil clos, c'est la cloche de tôle épaisse qu'il a vue, chez un industriel, servir à abriter la meule sur laquelle on pulvérise en grand de la belladone. Cette cloche, suspendue au plafond par de grosses chaînes, peut être abaissée ou élevée à volonté. On l'abaisse dès que le chargement des substances est opéré, et le bord de la cloche vient alors s'engager exactement dans une étroite rainure convenablement disposée à cet effet. Quand la pulvérisation est effectuée, on attend un temps suffisant pour laisser les poussières se déposer, puis on remonte la cloche par un mouvement lent et doux.

Intervention de l'eau. — Une mesure préservatrice très importante à employer dans la manipulation des poussières dangereuses, c'est l'intervention de l'eau, dans les procédés d'opération industrielle. On prévient le dégagement des poussières engendrées par la pulvérisation, en humectant les matières et en en effectuant le broyage sous l'eau. Non seulement l'ouvrier est mis à l'abri de l'absorption des poussières par les voies respiratoires, mais encore l'eau prévient, jusqu'à un certain point, l'absorption par la peau. Ce procédé a été employé pour assainir l'industrie de la céruse.

Neutralisation des vapeurs. — Dans certaines industries, qui dégagent des vapeurs toxiques et irritantes, on a imaginé un mode d'assainissement, consistant dans la neutralisation de ces vapeurs. C'est ainsi que l'on emploie les vapeurs de térébenthine contre les vapeurs phosphoriques, dans les fabriques d'allumettes ; les vapeurs ammoniacales contre les vapeurs nitreuses dans le dérochage des métaux et contre les vapeurs mercurielles dans l'étamage des glaces, etc.

Substitution des substances inoffensives aux substances toxiques usitées. — Dans un rapport très intéressant, présenté au Congrès international d'hygiène tenu à Paris le 10 août 1878, MM. Gubler et Napias s'exprimaient ainsi : « Toutes les précautions prises pour sauvegarder la santé des ouvriers dans les manufactures et usines où l'on travaille des substances minérales toxiques, tous les moyens préconisés pour atténuer les dangers de l'intoxication professionnelle, quelque ingénieux qu'ils soient, doivent être considérés par l'hygiéniste comme offrant un caractère provisoire, et n'être acceptés qu'en attendant que les progrès de la science et les perfectionnements des procédés industriels aient permis une réforme hygiénique plus efficace, consistant dans la *substitution des substances inoffensives aux substances vénéneuses.* C'est à obtenir ce résultat que doivent tendre tous les efforts des hygiénistes, qui cherchent à améliorer les conditions de l'hygiène professionnelle. »

Nous ne saurions indiquer ici tous les essais tentés

par les hygiénistes, pour substituer des substances inoffensives aux substances toxiques employées dans l'industrie, dans le but d'atténuer les dangers de l'intoxication professionnelle, si fréquente chez les ouvriers qui travaillent le mercure, le plomb, le phosphore, l'arsenic, etc. ; mais nous citerons à titre d'exemples : 1° le procédé de M. le Dr Hillairet qui a pour but de remplacer le mercure par la mélasse, dans la préparation des poils de lièvre et de lapin destinés à la fabrication des chapeaux de feutre ; 2° la substitution du phosphore rouge au phosphore blanc dans l'industrie des allumettes chimiques; 3° les vernis à la chaux et au peroxyde de manganèse proposés par M. Constantin, pharmacien à Brest, pour remplacer les émaux plombifères, incolores ou bruns employés pour l'émaillage des poteries communes ; 4° les essais tentés par M. Turpin dans la peinture décorative des jouets en caoutchouc.

Nous croyons, avec MM. Gubler et Napias, qu'il faut par tous les moyens chercher à substituer à des substances dangereuses d'autres matières qui soient sans action nuisible sur la santé, et considérer comme un véritable service rendu à l'humanité tout progrès accompli dans ce sens.

Hygiène générale. — Après avoir indiqué les moyens de préserver les ouvriers des inconvénients propres à leur profession, il nous reste à examiner, sous le nom d'*hygiène générale*, les améliorations qu'il convient d'introduire dans la manière d'être physique et morale de l'ouvrier, pour lui permettre de compenser les effets nuisibles de sa profession.

C'est là, dit Me Layet dans son excellent *Traité de l'hygiène des professions*, le côté purement philosophique et social de la question professionnelle. Le *salaire*, la *demeure*, l'*alimentation*, la *famille*, la *morale*, l'*instruction* et l'*épargne;* tels sont les éléments obligatoires de cette hygiène générale qui exigerait, pour être étudiée comme elle le mérite, des développements incompatibles avec le plan de cet ouvrage. Nous nous bornerons à en indiquer l'importance et la nécessité, au point de vue de l'influence qu'elle doit nécessairement avoir sur la santé des travailleurs, et sans insister davantage sur ce vaste sujet, nous dirons en terminant avec M. Tardieu : « Les moyens d'améliorer les conditions sanitaires des populations industrielles et agricoles, s'ils ne peuvent être tous indiqués avec certitude et réalisés dans un temps prochain, doivent du moins être recherchés consciencieusement et avec le ferme désir d'arriver à un résultat utile. Les conseils d'hygiène comprendront tout ce qu'a d'élevé et de délicat cette partie de leur mission. — Déjà, sur quelques points, des efforts très louables ont été tentés et peuvent marquer la voie à suivre. Ils ont principalement consisté dans une enquête ouverte sur l'industrie dominante dans chaque canton et sur les procédés qu'elle emploie. — Il y a certainement dans cette étude, l'une des plus fécondes qui puissent être soumises aux conseils, la source d'indications extrêmement précieuses, et qui pourront être mises à profit dans l'intérêt de la santé publique. »

Bibliographie. — Bertrand, *Thèse sur les professions et les métiers.* — Patissier, *Traité des maladies des artisans.* — Villermé, *Sur la population de la Grande-Bretagne considérée dans les districts agricoles et manufacturiers et dans les grandes villes.* — Joire, *Des logements du pauvre et de l'ouvrier considérés sous le rapport de l'hygiène publique et privée dans les villes industrielles* (*Ann. d'hyg. publ.*, 1834-1851). — Passot, *Des logements insalubres et de leur assainissement.* — Tardieu, *Mémoires sur les modifications physiques* *et chimiques que détermine dans certaines parties du corps l'exercice de certaines professions pour servir à la recherche médico-légale de l'identité* (*Ann. hyg. publ.*, 1849-1850). — *Dictionnaire d'hygiène publique et de salubrité* (articles PROFESSION. — HYGIÈNE RURALE. — ASSAINISSEMENT. — VENTILATION). — Michel Lévy, *Traité d'hygiène.* — Proust, *Traité d'hygiène.* — Motard, *Traité d'hygiène générale.* — Vernois, *Traité d'hygiène industrielle.* — *De la main des ouvriers et des artisans au point de vue de l'hygiène et de la médecine légale* (*Ann. hyg. publ.*, 1862). — Beaugrand, *Comptes rendus des travaux d'hygiène professionnelle* dans les *Annales d'hygiène publique.* — Layet, *Hygiène des professions et des industries.* — Ch. de Freycinet, *Traité d'assainissement industriel.* — *Traité d'assainissement municipal.* — Péclet, *Édition de Hudelo* (article VENTILATION). — *Recueil des travaux du Comité consultatif d'hygiène publique de France* (article HYGIÈNE PROFESSIONNELLE). — Hannover, *Maladies des artisans*, traduit par Beaugrand. — Becquerel, *Traité élémentaire d'hygiène* (Appendice, *Hygiène appliquée*). — Gosse, *Des maladies causées par l'exercice des professions.* — Bernardini Ramazzini, *De morbis artificum diatriba.* Padoue, 1713. — *Rapports généraux du Conseil de salubrité de la Seine.* — Trébuchet, *Recherches sur la mortalité des ouvriers à Paris* (*Ann. hyg. publ.*, 1835-1858).

CHAPITRE VII

SALUBRITÉ DES ATELIERS, ÉCOLES, HOPITAUX, MAISONS D'ALIÉNÉS, ÉTABLISSEMENTS DE BIENFAISANCE, CASERNES, ARSENAUX, PRISONS, DÉPOTS DE MENDICITÉ, ASILES, ETC.

La salubrité des ateliers, écoles, hôpitaux, maisons d'aliénés, etc., etc., doit être de la part des membres des conseils d'hygiène l'objet d'une surveillance générale, dit Tardieu. Mais leur action ne peut s'exercer que dans des limites assez restreintes, car la plupart de ces établissements ressortissent à des autorités spéciales, ayant tout pouvoir sur eux. Toutefois, comme il est certain que l'administration ferait appel aux lumières des conseils d'hygiène, si une cause d'insalubrité permanente ou passagère résidait dans l'intérieur de ces établissements, nous croyons utile d'indiquer les principes généraux sur lesquels repose leur hygiène, afin de faciliter aux membres qui seront consultés l'accomplissement de leur délicate mission.

La salubrité des habitations publiques (écoles, hôpitaux, etc.) est soumise à des conditions générales et à des règles d'appropriation spéciales qui varient, suivant que l'édifice est habité d'une manière permanente, comme les hôpitaux, les lycées, les casernes, les prisons, ou d'une manière temporaire, comme les théâtres, les églises, les salles d'assemblée, les ateliers, etc., etc.

CONDITIONS GÉNÉRALES

Tous ces établissements doivent être édifiés sur un emplacement convenablement choisi, situé à une grande distance des habitations privées, ou tout au moins en dehors des quartiers populeux et du centre des villes. Ils doivent être construits avec de bons matériaux, et de plus être aérés, ventilés, chauffés et éclairés de manière qu'il n'en résulte aucun danger pour ceux qui y séjournent. Ayant déjà donné, au chapitre *Assainissement des localités et des habitations*, des indications sur le choix de l'emplacement et sur la qualité des matériaux de construction, nous allons aborder de suite les questions relatives à la ventilation, au chauffage et à l'éclairage, qui jouent un rôle principal dans la salubrité des établissements publics.

Aération et ventilation. — Les édifices où séjournent un plus ou moins grand nombre d'êtres vivants renferment une masse d'air qui doit fournir aux phénomènes de combustion et de respiration nécessaires à l'entretien et aux actes de la vie. Or, cette masse d'air confiné peut être altérée : 1° par la respiration, la transpiration cutanée et pulmonaire, et les matières animales qu'elle entraîne avec elle ; 2° par les émanations qui résultent de l'évaporation des surfaces liquides ou mouillées des différents objets ou meubles, instruments ou appareils affectés à l'usage de l'homme sain ou malade ; des produits excrémentitiels, gazeux, liquides ou solides, normaux ou morbides ; et 3° par les foyers de combustion et les appareils d'éclairage. Toutes ces causes altèrent l'air intérieur, en absorbant l'oxygène qu'elles remplacent par l'acide carbonique, l'hydrogène carboné et autres gaz contraires à l'hématose, ainsi qu'en produisant de la chaleur et de la vapeur d'eau, sources de putréfaction des matières animales.

Pour corriger les graves inconvénients qui résultent de ces différentes causes de viciation de l'atmosphère, il convient soit d'augmenter la capacité des enceintes closes, soit d'opérer le renouvellement de l'air.

Il n'est pas toujours facile, on le comprend, d'augmenter la capacité des enceintes déjà construites, mais il est toujours possible d'obtenir le renouvellement de l'air dans les lieux habités, en employant une bonne ventilation.

Les principes sur lesquels repose une bonne ventilation peuvent se résumer ainsi : « *Procurer aux êtres vivants, d'une manière non interrompue, une suffisante quantité d'air respirable, c'est-à-dire assez riche en oxygène, assez pur, assez chargé de vapeur d'eau, et à une température assez modérée, pour entretenir les fonctions vitales et expulser l'air vicié par les causes naturelles ou accidentelles que nous avons énumérées.* »

Bien qu'il appartienne à l'art de l'ingénieur de rechercher et d'apprécier les différents systèmes de ventilation, nous croyons devoir insister d'une manière particulière sur cette partie de la technologie qui présente un immense intérêt pour les membres des conseils d'hygiène ; et, sans prétendre les juger, nous nous efforcerons de compléter l'aperçu que nous avions déjà donné (article *Hygiène industrielle*) des principales méthodes de ventilation usitées aujourd'hui, en insistant principalement sur celles qui s'appliquent aux établissements publics.

Nous avons déjà dit (voir *Hygiène industrielle*) que la ventilation se divisait en *ventilation naturelle* et en *ventilation artificielle.*

A. *Ventilation naturelle.* — Dans le premier cas, elle a lieu par l'ouverture des orifices extérieurs d'une pièce (portes et fenêtres), et le renouvellement de l'air s'opère plus ou moins activement, suivant la différence de densité de l'air extérieur et intérieur, suivant la position, la grandeur des orifices d'admission, suivant la direction des vents, etc., etc. ; mais on comprend de suite que ce mode de ventilation, suffisant dans quelques conditions, est incertain, incommode et très inefficace, surtout la nuit, pendant le sommeil, et dans les enceintes continuellement habitées par des réunions nombreuses.

B. *Ventilation artificielle.* — La ventilation artificielle, qui s'obtient à l'aide de procédés divers que nous examinerons, est indispensable pour opérer le renouvellement de l'air dans les espaces clos, renfermant une population plus ou moins considérable, et pour lesquels les moyens de ventilation naturelle ne sont pas suffisants.

Elle se divise en ventilation *par appel* et en ventilation par *refoulement ou injection.*

1° *Ventilation par appel.* — Elle consiste à extraire l'air d'un local par une sorte de succion. La succion fait un vide que vient aussitôt combler l'air du dehors pénétrant par les ouvertures accidentelles, ou par des orifices destinés à lui favoriser l'accès de la pièce à assainir.

Pour opérer l'aspiration de l'air vicié, on emploie soit la chaleur artificielle, soit des moyens mécaniques.

α. *Emploi de la chaleur artificielle.* — Il est nécessaire d'indiquer tout d'abord le principe sur lequel repose la ventilation par appel, obtenu à l'aide de la chaleur artificielle.

Supposons que l'intérieur d'un édifice communique avec une cheminée d'une certaine hauteur, dans laquelle on puisse échauffer l'air par un moyen quelconque. Cet air, dilaté par la chaleur, tendra à s'élever et produira un tirage qui appellera l'air extérieur dans l'édifice ; de cette manière la ventilation sera établie.

Pour que le courant persiste, il faut évidemment que l'air de la cheminée soit constamment chauffé, et que les orifices d'accès de l'air extérieur demeurent suffisamment ouverts.

L'air de la cheminée d'appel peut être échauffé de différentes manières :

1° Soit par un combustible (gaz, coke, charbon, bois) brûlé directement dans le bas de la cheminée ;

2° Soit par un combustible brûlé directement à la partie supérieure ou près de la partie supérieure de la cheminée ;

3° Soit par des appareils intermédiaires de transmission de chaleur, recevant leur chauffage d'un foyer placé à distance ;

4° Soit par la vapeur envoyée directement dans la cheminée.

β. *Emploi des moyens mécaniques.* — L'aspiration de l'air vicié peut aussi être faite à l'aide d'appareils mécaniques mis en mouvement par des moteurs animés, hydrauliques ou à vapeur. Parmi ces appareils nous citerons : 1° les machines aspirantes à piston ; 2° les machines aspirantes à cloches plongeantes ; 3° la vis pneumatique de Motte et la vis à hélice de Sabloukoff; 4° les ventilateurs à ailes courbes ou à ailes plates ; 5° la roue pneumatique de Fabry.

2° *Ventilation par refoulement.* — La ventilation par refoulement ou par injection consiste à refouler dans le local à ventiler une certaine quantité d'air pur. On détermine ainsi un trop-plein qui favorise la sortie d'un volume d'air d'autant plus considérable, que la quantité d'air introduite est elle-même plus grande. Elle s'obtient, en général, à l'aide des *ventilateurs*, parmi lesquels nous citerons ceux de M. Combes à palettes droites et à palettes courbes, et les ventilateurs de Letoret et de Pasquet.

Quel est le meilleur système de ventilation artificielle ? Chacun des deux systèmes présentant des avantages et des inconvénients, le choix entre la ventilation par appel ou par refoulement ne peut pas être absolu ; c'est l'expérience de l'ingénieur, les conditions locales, etc., qui peuvent seules le guider. — La grande difficulté, dit Michel Lévy, dans son remarquable *Traité d'hygiène*, est l'appropriation des divers procédés de ventilation aux diverses catégories d'édifices publics. On ne ventile pas une prison comme une salle de spectacle, un hôpital comme une caserne. L'appareil par refoulement, qui réussit plus ou moins à l'hôpital Lariboisière, procurerait-il dans les 1224 cellules de Mazas la répartition égale de la ventilation que l'on y obtient par les procédés de l'aspiration centrale ? L'étendue et la division des espaces à ventiler peuvent contrarier la sécurité et la régularité du fonctionnement des appareils, entraîner une forte élévation de la dépense. Des expériences comparées, prolongées, variées, sont encore nécessaires pour rallier l'architecte ou l'hygiéniste à tel ou tel procédé de ventilation.

C. *Ventilation renversée.* — Après avoir indiqué les systèmes rivaux de ventilation, nous allons examiner la *méthode dite de ventilation renversée*, dans laquelle l'évacuation de l'air vicié s'opère par le bas de la salle, tandis que, *dans la méthode dite naturelle*, cette évacuation a lieu par le haut.

Cette méthode, qui peut s'appliquer, quelle que soit la manière dont on opère la ventilation, permet, mieux que la méthode naturelle, de réaliser, avec perfection et certitude, les trois principes fondamentaux de l'art de ventiler, qui se résument de la manière suivante :

1° Renouveler intégralement, en un certain espace de temps, l'air du local que l'on considère ;

2° Placer les bouches d'arrivée de l'air pur le plus loin possible des personnes, afin de leur éviter la sensation d'un vent très désagréable ;

3° Placer les bouches de sortie de l'air vicié le plus près possible des personnes, afin d'assurer la plus grande pureté de l'air de la salle.

Cette méthode de ventilation, qui n'est que l'application de la plus ancienne méthode d'aération, celle des mines, avait déjà été employée à Londres en 1844, dans la prison modèle de Pentoville. Proposée depuis par M. le Dr Tripier (voir *Annales d'hygiène et de médecine légale*, 1858, 2e série, t. X; 1859, juillet; 2e série, t. XII, p. 107), elle a été appliquée par M. le général Morin dans le grand amphithéâtre du Conservatoire des arts et métiers, et dans ces dernières années par MM. Davioud et Bourdais, pour la ventilation de la salle du Trocadéro.

Jusqu'ici, dit M. de Parville, dans une intéressante causerie scientifique sur la ventilation, on faisait déboucher l'air par des bouches ménagées dans le plancher, et on l'évacuait par des orifices de sortie placés à la partie supérieure ; c'est le cas ordinaire des hôpitaux et théâtres.

MM. Davioud et Bourdais ont renversé le système, en se fondant sur une observation très juste. Quand une veine gazeuse sort d'un orifice, elle s'élève verticalement en colonne ; quand elle entre au contraire par un orifice, chaque filet pénètre horizontalement, se recourbe et passe sans engendrer d'appel vertical sensible. La sortie de l'air en colonne est gênante pour le spectateur, l'air le frappe désagréablement. L'évacuation en filets courbes ne présente pas cet inconvénient. Il y a donc avantage à faire échapper l'air par en bas, et à le faire entrer par en haut. En effet, au Trocadéro, l'air frais et pur, puisé dans les carrières du sous-sol, débouche par la calotte sphérique centrale de la salle et s'en va par 5000 bouches disposées sous les fauteuils.

L'air des carrières est refoulé dans de hautes cheminées à l'aide d'un ventilateur à hélice. Il arrive par de larges conduites, presque des couloirs, jusqu'à la rosace centrale. Il est appelé au dehors au contraire par d'autres ventilateurs, qui l'aspirent dans d'autres cheminées.

Ce système peut être appliqué au chauffage pendant l'hiver. L'air chaud sous pression pénétrera par la rosace centrale et sortira aspiré par les hélices.

Avant d'adopter un système quelconque de ventilation dont le choix, avons-nous dit, peut être déterminé par des considérations variables, suivant les édifices, la capacité des salles, la dépense, le goût et la science de l'architecte, il importe d'examiner :

1° La vitesse du renouvellement atmosphérique qu'il procure ;

2° La ration d'air nécessaire à chaque individu placé dans les espaces à ventiler, et aux appareils d'éclairage employés ;

3° Les qualités de l'air introduit.

A. C'est à l'aide des anémomètres que l'on parvient à mesurer avec exactitude la vitesse des courants d'air, et par conséquent la vitesse du renouvellement atmosphérique. On emploie le plus ordinairement l'anémomètre de M. Combes, celui du général Morin, celui de Newmann, décrits dans le *Dictionnaire* de Tardieu, tome IV, page 333, article *Ventilation*.

B. La ration d'air nécessaire à chaque individu et aux appareils d'éclairage placés dans les espaces à ventiler a été fixée, ainsi qu'il suit, par M. le général Morin, dans son admirable *Manuel de ventilation et de chauffage* :

α. *Volume d'air à extraire et à introduire par heure et par individu dans divers édifices publics.*

		Mètres cubes.
École d'enfants		12 à 15
École d'adultes		25 à 30
Amphithéâtre de cours		30 à 60
Ateliers..	ordinaires	60
	insalubres	100
Casernes.	de jour	30
	de nuit	40 à 50
Salles de spectacle		40 à 50
Hôpitaux.	malades ordinaires	60 à 70
	blessés et femmes en couches.	100
	en temps d'épidémie	150
Prisons.		50

β. *Air nécessaire pour l'éclairage*, qui dans les établissements publics se fait ordinairement à l'huile ou au gaz.

Un bec d'huile a besoin de 106 litres d'air à 16° par heure.

Un bec de gaz a besoin de 1 m. c. 563 litres d'air à 16° par heure.

C. La recherche des qualités que doit avoir l'air atmosphérique introduit par la ventilation présente un intérêt capital. Ainsi que nous l'avons déjà dit, cet air doit être pur, assez chargé de vapeur d'eau, à une température assez modérée pour entretenir les fonctions vitales.

Pour savoir si l'air introduit est suffisamment pur, il faut en faire l'analyse à l'aide d'un des nombreux procédés indiqués dans tous les traités de chimie, en se rappelant, toutefois, que ce qu'on appelle air pur ou air respirable, ce n'est pas, comme on pourrait le croire, un mélange de 21 p. de gaz oxygène et de 79 p. de gaz azote, mais un air ayant la composition suivante : oxygène, azote, acide carbonique, vapeur d'eau, ammoniaque, ozone, iode, débris de substances minérales ou végétales, corpuscules organiques, miasmatiques ou autres, ainsi que cela résulte des expériences de MM. Lavoisier, Boussingault, Dumas, Regnault, de Saussure, Schœnbein, Chatin, Tyndall, Pasteur, Miquel.

L'air introduit doit être assez chargé d'humidité, et son degré hygrométrique doit varier entre 60 et 80° à l'hygromètre de Saussure. — En deçà, il est trop sec, et présente l'inconvénient d'amener à la surface de la peau et des muqueuses une évaporation considérable ; au delà, il est trop humide, et dans ce cas il arrête cette évaporation, en causant un malaise particulier que nous ressentons au moment où l'atmosphère est trop humide.

Enfin, l'air introduit doit être à une température

assez modérée pour que la température de la pièce puisse être maintenue entre 15 à 18° environ. — Pour obtenir ce résultat, il est nécessaire de le chauffer en hiver avec des poêles ou des calorifères soit à air chaud, soit à vapeur, soit à eau chaude, et de le rafraîchir en été, à l'aide d'un des procédés suivants : 1° faire circuler l'air contre les parois de tubes remplis d'eau très fraîche ; 2° faire tamiser l'air neuf à travers de grandes chambres remplies de toiles mouillées sur lesquelles on projette avec force des jets d'eau multipliés et très divisés ; 3° faire passer l'air à travers des caves froides, ou à travers de l'eau refroidie par des mélanges réfrigérants, ou enfin à travers un jet d'eau projetée avec force et pulvérisée.

Nous ne quitterons pas cette grande question de l'aération, sans parler de l'*aération extérieure*, destinée à procurer aux édifices publics un air pur, éclairé, ensoleillé, et qu'on peut réaliser en observant les principes suivants :

Choisir un emplacement bien dégagé, de manière que la lumière puisse arriver sans obstacle au bâtiment, et que l'atmosphère d'alentour subisse l'influence bienfaisante du soleil. Éviter à tout prix le voisinage des rues étroites et malsaines, ou de maisons trop rapprochées, et ne pas tolérer près des bâtimntes l'existence des grands arbres, qui interceptent la lumière et communiquent aux édifices l'humidité de l'atmosphère.

CONDITIONS PARTICULIÈRES AUX DIFFÉRENTS ÉDIFICES PUBLICS

Après avoir indiqué les conditions générales qui assurent la salubrité des habitations publiques, nous allons examiner les principes sur lesquels repose l'hygiène particulière de ces différents établissements, et résumer les règles qu'il convient d'observer, quand il s'agit de fonder, de déplacer ou de modifier un de ces établissements.

1° Églises.

L'hygiène a été peu consultée dans l'édification de ces monuments. Ils s'élèvent, en général, au milieu de quartiers populeux et de rues étroites. Leurs abords ne sont ni spacieux ni dégagés ; des portes basses conduisent dans une enceinte sombre, froide, où l'air est incessamment vicié par la respiration des fidèles et par la combustion des cierges et des aromates ; des vitraux colorés, ne s'ouvrant jamais ou que par des vasistas insuffisants, oblitèrent les fenêtres ; l'immensité du vaisseau, le dallage en pierre, la forme en croix latine ordinairement adoptée, ne permettent pas d'opérer un chauffage et une ventilation convenables. — Nous ne parlerons pas des inhumations pratiquées autrefois dans les églises et qui sont aujourd'hui formellement prohibées, à cause des dangers qu'elles présentent et des accidents terribles qu'elles ont produits.

Pour remédier à ces causes d'insalubrité (humidité et froid), il faut opérer le dégagement extérieur de ces édifices, les ventiler et faire pénétrer abondamment la lumière solaire dans leur intérieur, et pour cela, ouvrir largement les vitraux et les portes ; les chauffer en employant soit les calorifères à air chaud, soit les calorifères à circulation d'eau chaude perfectionnés par MM. Léon Duvoir et Grouvelle, en observant toutefois que ces derniers appareils ne peuvent être établis que conformément aux prescriptions contenues dans la circulaire du 11 février 1845, signée Legrand, et l'ordonnance de police du 15 juillet 1846, signée Delessert, concernant l'emploi des calorifères à eau, et dont le texte se trouve rapporté dans le *Dictionnaire d'hygiène publique et de salubrité* de Tardieu, tome Ier, pages 392 et suivantes.

2° Théatres.

La construction défectueuse, l'insuffisance d'aération, l'étroitesse et l'encombrement des places constituent, pour les théâtres, autant de causes nuisibles à la santé des spectateurs.

La question de la salubrité des théâtres et des conditions hygiéniques que devraient offrir ces lieux de récréation et de repos avait déjà donné lieu à une enquête faite par Lavoisier, Seguin, de Humbolt et Gay-Lussac, lorsqu'il y a plus de trente ans l'administration municipale de Paris chargea une Commission composée de Darcet, Bérard, Cadet de Gassicourt et Marc, de reprendre la question, et d'indiquer un remède au mal constaté. Le détail des expériences de la Commission est resté inédit ; toutefois Darcet publia les conclusions de son travail, et recommanda l'adoption des mesures suivantes :

1° Évacuation supérieure et centrale de l'air vicié ; évacuation se produisant sous l'influence d'un appel énergique, déterminé au centre de la voûte par la chaleur du lustre.

2° Renouvellement de l'atmosphère de la salle par de l'air pris dans les corridors et dans les caves, et amené dans les salles par des canaux venant, dans l'épaisseur des planchers, s'ouvrir au devant des loges.

Ce sont ces conclusions, indiquées par Darcet, qui furent adoptées, sur le rapport de M. le général Morin, par la Commission chargée, en 1861, d'étudier le chauffage et la ventilation du théâtre Lyrique et du théâtre du Châtelet.

Appliqué avec un succès très douteux dans la construction de ces deux théâtres, le système, proposé par la Commission, qui repose sur la méthode de ventilation naturelle par appel central du lustre, fut vivement critiqué en 1862, dans une brochure publiée par M. Émile Trélat, sous le titre : *Le Théâtre et l'architecte*, à laquelle nous croyons devoir emprunter les lignes suivantes.

La souffrance du spectateur dans nos salles de théâtre est notoire. Actuellement, ce spectateur est soumis à une température beaucoup trop élevée et jamais réglée, il respire un mauvais air ; il entend mal dans un grand nombre de places ; et dans toutes nos salles, même dans les meilleures, le son se répartit inégalement. Il est, pour un grand nombre de places, mal assis ou gêné dans les changements d'attitude nécessités par une longue attention en même lieu ; il voit incomplètement de presque toutes les places, très mal de quelques-unes, bien de quelques autres.

L'utilisation des procédés que l'expérience a consacrés dans des applications importantes et connues, après que la science les avait indiqués, et l'emploi des ressources nouvelles que l'industrie donne à l'art, permettent aujourd'hui à l'architecte d'obtenir, sans accroissement sensible de dépenses, les résultats suivants : avoir une température régulière et douce dans toutes les parties de la salle et dans toutes les saisons ; respirer un air sain, largement et également renouvelé dans toutes les parties de la salle ; entendre bien et également bien dans toutes les parties de la salle ; être convenablement assis partout avec une suffisante liberté dans les attitudes, voir complètement de la plus grande partie des places, bien des autres.

Aujourd'hui le constructeur de théâtre peut remédier complètement aux quatre cinquièmes des vices qui affectent nos salles, en appliquant avec méthode les excellents principes contenus dans les ouvrages de M. Lachez : *Acoustique et optique des salles de réunion publique*, et de M. Cavos : *Traité de la construction des théâtres*.

Mais son action sera surtout efficace, pour l'audition et la salubrité. Ici l'art peut tout, et tout bien faire. Il le peut simplement, par un moyen unique et efficace. On ne respire pas dans nos salles; on y est soumis à une température excessive, parce que le vaisseau étant relativement restreint et à peu près clos, il ne s'y fait naturellement aucun renouvellement d'air, et que les pauvres artifices imaginés pour ventiler n'y produisent, à vrai dire, qu'un résultat insensible aux spectateurs. On ne le croirait pas; mais il n'a été rien fait jusqu'à présent, pour modifier cet état de choses, qui, sans difficultés techniques et sans dépenses considérables, peut être victorieusement changé même dans nos anciennes salles. Maintenant, il se fait en pure perte une ventilation qui, en volume d'air entré dans la salle et extrait de la salle, représente la quantité d'air suffisante à un excellent aérage de tous les spectateurs. A l'Opéra de Paris, plus de 100,000 mètres cubes d'air sortent, chaque heure, par la cheminée qui surmonte le lustre ; cela représente pour chaque spectateur, l'Opéra contenant 1,900 places, un cube de plus de 50 mètres. Mais cet air, sait-on à quoi il sert ? Il sert à ventiler, assainir et remuer sans utilité aucune, et avec des inconvénients que j'indiquerai plus loin, l'atmosphère centrale du vaisseau, atmosphère non habitée, non respirée par les spectateurs. En effet, ces 100,000 mètres cubes qui sortent par la cheminée du lustre proviennent, pour les neuf dixièmes, de la scène, et pour le dernier dixième, de bouches distribuées dans la salle, ou sous les banquettes du parterre et au pourtour des loges. En sorte que, sous l'influence du lustre, qui détermine un courant dans sa cheminée, il se produit à la partie centrale de la salle une colonne d'air ascensionnelle composée de veines fluides, venues en grande partie de la scène, et qui montent directement jusqu'à l'orifice de sortie, sans avoir bénéficié en rien au public. — En sorte que, si l'on pouvait teindre en couleur éclatante toutes les particules d'air mises en mouvement dans nos salles, on verrait constamment une masse compacte et colorée embrasser toute l'ouverture de la scène et s'avancer au-dessus du parterre jusqu'aux deux tiers environ de la profondeur de la salle, en s'infléchissant et se rétrécissant pour aller verticalement s'engager dans la cheminée du lustre. Cette masse d'air colorée serait rejointe par quelques linéaments, partant de points régulièrement épars dans la salle et se confondant dans le courant vertical.

C'est ainsi que s'opère l'énorme et insuffisante ventilation de toutes nos salles de théâtre. C'est ainsi que pénètrent, traversent et s'échappent, en deçà des places occupées, de grandes quantités d'air mises en mouvement sans profit pour la pureté et pour la température de l'atmosphère respirée par les spectateurs. Faut-il, après cela, s'étonner que tout le monde soit si mal à son aise au théâtre ; que l'hiver on y ait mal à la tête et souvent froid aux pieds ; que l'été on y étouffe partout ? Non ; mais il faudrait condamner l'architecte si, prévenu désormais d'un pareil état de la question, il ne préparait une solution qui fût un remède au mal constaté. Est-il en mesure de le faire? on s'en convaincra plus loin.

La ventilation par le lustre est un mouvement d'air produit en pure perte, qui n'aère pas le spectateur; qui ne permet pas de lui assurer une température convenable et régulière (résultat qu'on ne peut obtenir que par un renouvellement d'air porté à une température réglée dans le voisinage des places occupées); qui est un double obstacle à la répartition égale du son : 1° par le courant, qui entraîne directement hors de la salle les couches d'air que la voix de l'acteur met les premières en vibration; 2° par les différences de densité qu'elle entretient dans l'atmosphère de la salle (conséquence de la répartition inégale de la température).

Alors, que faut-il faire? A peu près le contraire de ce qui se fait. Il faut :

1° Renoncer à l'idée séduisante, mais erronée et surannée, d'utiliser la chaleur du lustre pour renouveler l'air de la salle.

2° Organiser un courant d'air suffisant, régulier, uniforme, également réparti sur tous les espaces occupés par les spectateurs et toujours porté à la température la plus agréable et la plus saine; de telle sorte qu'en tout temps et en toutes ses parties, la salle soit maintenue dans un état atmosphérique tel, que le thermomètre et le baromètre y marquent simultanément les mêmes degrés.

3° A cet effet, disposer ce courant de manière que l'air vienne de la scène, pénètre dans la salle en s'épanouissant régulièrement de tous côtés, puis s'échappe derrière les spectateurs. Cet air, passant forcément et insensiblement à travers le public, serait un véritable et fidèle distributeur de température convenable et de son, la température haute en hiver, basse en été, prise aux bouches béantes sur les montants de l'avant-scène, le son venant du même point de départ, la scène. Il va sans dire que les bouches d'introduction d'air seraient mises en communication avec les calorifères ou les prises d'air frais, selon la saison.

4° Pourvoir au mouvement assuré de l'air, soit à l'aide de machines insufflantes poussant cet air dans la salle et le forçant à s'échapper par les bouches de sortie, soit par une aspiration fonctionnant au delà de ces bouches, soit par les deux moyens simultanément.

5° En tout cas, réglementer l'ouverture des bouches de sortie avec un soin tel, que le débit soit absolument égal à tous les orifices.

Nous ne nous permettrons pas de discuter les théories de M. Émile Trélat qui, ainsi que le dit très judicieusement Tardieu, unit si heureusement à la science de l'architecte et de l'ingénieur le sens héréditaire de l'observateur et de l'hygiéniste, mais nous devions les indiquer, parce qu'elles nous paraissent résumer avec beaucoup d'exactitude les vrais principes de l'hygiène des salles de spectacle.

Nous ne terminerons pas ces notes relatives aux théâtres, sans dire un mot du service médical, organisé par la circulaire du préfet de police en date du 12 mai 1852, à la suite d'accidents et d'indispositions signalés dans quelques théâtres de Paris.

Arrêté du 12 mai 1852 sur le service médical des théâtres.

Nous, préfet de police,

Vu les instructions qui nous ont été adressées, les

19 février et 30 avril dernier, par M. le ministre de l'intérieur, relativement au service médical à instituer dans les théâtres ;

L'arrêté, en date du 23 février dernier, par lequel M. le ministre de l'intérieur a réglé ce service à l'Opéra ;

Arrêtons ce qui suit :

Art. 1er. — Dans chaque théâtre ou salle] de spectacle de Paris, il y aura un service médical qui sera composé d'un nombre de médecins en rapport avec l'importance de l'établissement.

Art. 2. — Le service sera divisé par semaine et réglé entre les médecins, à la fin de chaque mois, pour le mois suivant. Il sera communiqué au directeur qui, après l'avoir approuvé, nous en donnera connaissance.

Art. 3. — Ce service devra être distribué de manière qu'il y ait constamment un médecin présent dans la salle, depuis le commencement jusqu'à la fin de la représentation.

Lorsque le service de la soirée sera partagé entre plusieurs médecins, aucun d'eux ne pourra se retirer avant d'avoir été relevé par un de ses collègues.

Il y aura, à chaque répétition de pièces à spectacle, un médecin de service qui sera prévenu par la direction.

Art. 4. — Lorsqu'un des médecins voudra échanger son tour de service de semaine, il devra en prévenir le commissaire de police de la section, en lui justifiant du consentement par écrit de son remplaçant, avant l'ouverture des bureaux.

Art. 5. — Une stalle d'orchestre ou de balcon sera réservée, chaque jour de représentation, pour le médecin du service de la salle. Elle devra être placée le plus près possible de l'une des portes d'entrée. A la place du numéro, elle portera ces mots : *médecin de service.*

Art. 6. — Le médecin de service se rendra, chaque matin, à la direction du théâtre auquel il sera attaché, pour savoir s'il y a lieu de constater à domicile les maladies d'artistes ou d'employés qui motiveraient des refus de service. En cas d'urgence, le directeur devra le faire prévenir à domicile.

Art. 7. — Un local sera mis, dans l'intérieur des bâtiments, à la disposition des médecins de service. Il devra être convenablement meublé, chauffé, éclairé, et contenir une petite pharmacie dont la composition sera réglée par nous, et placée sous la surveillance d'un membre du conseil de salubrité.

Art. 8. — Des rapports semestriels sur le service médical seront adressés par nous à M. le ministre de l'intérieur.

Art. 9. — La nomination des médecins dans les théâtres et spectacles, à l'exception du théâtre de l'Opéra, qui est en dehors de ce règlement, et le remplacement des médecins qui manqueraient à leur service ou qui se feraient remarquer par leur inexactitude, seront faits par M. le ministre de l'intérieur, d'après nos propositions et sur la présentation des directeurs. Leurs fonctions seront gratuites. Leur révocation, pour manquement et inexactitude dans le service, sera proposée par nous à M. le ministre de l'intérieur.

Signé : PIETRI.

État du mobilier, des médicaments et objets de pansement devant exister dans les chambres du service médical des théâtres et salles de spectacle, en vertu de l'article 7 *de l'arrêté du* 12 *mai* 1852, déterminé par une commission du conseil de salubrité composée de MM. Baude, Soubeyran, Chevalier, Cadet de Gassicourt, Vernois, Boutron, Lecanu, Trébuchet, Devergie rapporteur.

Mobilier. — Un lit ou un canapé suffisamment long et large pour recevoir une personne et appliquer un premier pansement de fracture ; un oreiller, trois chaises, une table ; une cuvette, un pot à eau, deux verres, une carafe, un sucrier, un verre d'étain fin, une cuiller à café, une cuiller à bouche ; deux chandeliers, quatre serviettes, un savon de toilette ; une couverture de laine, deux morceaux de flanelle d'un mètre pour frictions ; un placard ou une armoire suffisamment grande pour recevoir les médicaments et les objets de pansement, mis en ordre et en évidence de manière à être promptement trouvés au besoin.

Nota. — Cette armoire doit avoir deux clefs, l'une pour les médecins de service au théâtre, l'autre pour une personne désignée par le directeur. Sur la porte de l'armoire et à l'intérieur, on doit afficher la liste des objets qu'elle renferme, avec les doses des médicaments prescrits.

Médicaments. — 125 grammes eau distillée de menthe ; 125 grammes eau de Cologne ; 250 grammes eau-de-vie camphrée ; un flacon de 50 grammes d'amiante imprégné d'ammoniaque ; deux flacons de 30 grammes chacun d'éther sulfurique ; 125 grammes eau de fleurs d'oranger ; 125 grammes d'acétate d'ammoniaque liquide ; 10 paquets d'émétique de 5 centigrammes chacun dans un flacon à large goulot ; 500 grammes de farine de moutarde ; 500 grammes de sel gris ; 500 grammes de sucre.

Objets de pansement. — Une pièce de sparadrap ; deux pièces de taffetas d'Angleterre ; 100 grammes d'amadou ; 125 grammes de charpie ; une douzaine de compresses de 30 centimètres de long sur 25 de large ; six bandes de 2 mètres de long sur 5 centimètres de large ; six épingles à suture ; six serres-fines ; 30 grammes d'épingles ordinaires ; deux attelles à fracture de cuisse, deux attelles à fracture de jambes, deux attelles à fracture de bras ; quatre coussins de balle d'avoine ; deux draps fanon ; une pièce de ruban de fil écru.

Porte-secours propre à être transporté dans toutes les parties de la salle, garni des objets ci-après : 100 grammes sirop d'éther ; un flacon de 30 grammes rempli d'amiante imprégné d'ammoniaque ; 30 grammes eau de mélisse ; 30 grammes teinture de menthe ; un flacon sel volatil de vinaigre ; deux lancettes ; une paire de ciseaux ; une pièce de taffetas d'Angleterre ; un morceau d'agaric ; un peu de charpie ; quelques bandes de 2 mètres ; quelques compresses.

Appareils pour les cirques, l'hippodrome et les arènes impériales seulement ; quatre appareils complets à fracture, ainsi composés, savoir : un de cuisse, un de jambe, un de bras, un d'avant-bras.

L'état qui précède a été approuvé par M. le préfet de police et notifié à tous les directeurs de théâtres.

Bibliographie. — D'Arcet, *Note sur l'assainissement des salles de spectacle* (*Ann. d'hyg.*, 1re série, t. Ier, p. 152, 1829). — Bonnaire, *Influence du théâtre sur la santé publique* (*Théâtres de Paris*, 1834). — A. Tripier, *Sur la ventilation et l'éclairage des salles de théâtre*, in *Ann. d'hyg.*, 2e série, t. X, p. 67, 1858 ; 2e série, 1864, t. XII. — Émile Trélat, *le Théâtre et l'architecte*. — Paris, 1860. — Morin, *Note sur la ventilation des théâtres*, in *Compt. rend. de l'Acad. des sc.*, t. III, p. 336, 1861. — Bonnafont, *Des modifications à introduire dans les salles de spectacle au double point de vue des artistes et de l'éclairage de la scène*, in *Revue britannique*, 1861. — Figuier, *Merveilles de la science, éclairage et ventilation* *des théâtres.* — Laboulaye, *Dictionnaire des arts et manufactures* (article : Ventilation des théâtres). — Tardieu, *Dictionnaire d'hygiène et de salubrité* (article : Théatre), p. 249, t. IV. — Becquerel, *Traité d'hygiène*, p. 450.

3° Casernes.

La plupart des casernes à constructions massives et à étages superposés, telles qu'on les connaît en France, depuis Vauban, présentent des causes nombreuses d'insalubrité indiquées par tous les médecins militaires, parmi lesquels nous citerons Michel Lévy, Demoget, Jæger, Cabrol, Sarrazin, Marvaud, Morache, Arnould, Chassagne.

Édifiés habituellement dans les quartiers populeux des villes, ces établissements où l'air, la lumière et l'eau sont souvent dispensés avec parcimonie, où l'agglomération des hommes est une cause constante d'émanations nauséabondes, où enfin les règles les plus élémentaires de l'hygiène sont parfois inobservées ou même méconnues, abritent une population qui fournit, on le sait, un contingent plus élevé à la maladie et à la mortalité que la population du même âge dans la vie civile.

L'hygiène des casernes, régie par les mêmes lois que celle de toutes les habitations en général, et en particulier les habitations destinées à la vie en commun, est de plus soumise aux règles spéciales suivantes, tracées par le Conseil de salubrité de la Seine :

1° Les cours seront très spacieuses et plantées d'arbres, autant que les localités pourront le permettre.

2° Toutes les chambrées auront un plafond élevé de 5 mètres; elles seront parfaitement ventilées et disposées de manière à recevoir le soleil pendant une partie de la journée.

3° Les planchers supérieurs doivent être plafonnés, et les murs du rez-de-chaussée être revêtus à l'intérieur d'un mastic imperméable à l'humidité.

4° Les couchettes seront de fer, à une seule place, et séparées l'une de l'autre par un espace de $0^{m},50$ au moins.

5° Les latrines, même celles qui sont à ciel ouvert, doivent être assainies par le moyen d'un tuyau d'appel, et les pissotières garnies d'une cuvette à la Déparcieux.

6° Les buanderies seront placées au rez-de-chaussée, et leur sol sera dallé en pente douce ; un petit caniveau, creusé à la partie la plus déclive, aboutira au ruisseau de la cour, pour que les eaux puissent s'écouler facilement ; on défendra tout savonnage dans les étages supérieurs.

7° Dans le cas où l'on serait obligé de pratiquer des corridors, il faudrait y établir une grande ventilation par de larges ouvertures aux deux extrémités opposées.

8° De grands réfectoires seront établis dans les casernes ; alors, il sera défendu aux soldats de prendre leurs repas dans les chambrées.

9° Il serait à désirer que dans les casernes de cavalerie, et surtout dans celles des gendarmes, qui sont exposés à des courses plus fréquentes, et par tous les temps, il y eût des espèces d'antichambres ou de vestiaires où ils déposeraient leurs manteaux et leurs buffleteries mouillés.

10° On devrait supprimer tous les cachots souterrains ; c'est assez qu'ils soient placés au rez-de-chaussée ; on aura soin, surtout, que ces lieux de punition soient bien aérés et bien ventilés.

11° Enfin, on enjoindra à MM. les officiers des corps

casernés, de veiller à ce que la plus grande propreté règne dans la caserne.

Malgré la sagesse et l'influence salutaire de ces diverses prescriptions, l'hygiène des casernes laisse encore beaucoup à désirer et on est obligé de reconnaître que la mortalité est encore bien grande dans ces établissements.

La plupart des nations ont depuis longtemps fait des efforts sérieux pour remédier à de si graves inconvénients. L'Angleterre notamment, en construisant au commencement de ce siècle la caserne de *Chatam*, et plus récemment celle de *Chichester* à bâtiments multiples, a réalisé un progrès très sensible dans l'hygiène du logement des troupes.

La France se préoccupe aussi de cette grande question, et ne tardera pas sans doute à apporter des réformes profondes dans le casernement des troupes, en adoptant et en appliquant les principes exposés par M. l'ingénieur Tollet, dans le mémoire qu'il a présenté à l'Académie des sciences, le 21 février 1876, et que nous allons essayer de résumer.

D'après le projet proposé par M. Tollet, il est urgent :

1° De condamner irrévocablement les grandes casernes régimentaires et d'en suspendre immédiatement l'exécution.

2° De modifier au mieux, en vue de l'assainissement, les casernes exécutées sur le type de 1874.

3° D'adopter pour les casernes restant à faire un parti entièrement conforme aux exigences de l'hygiène.

Il est inutile d'insister sur le premier chef; l'expérience du passé, et les avis formulés depuis plus de cent ans par les hygiénistes les plus compétents, démontrent la nécessité de condamner rigoureusement la continuation de constructions formées de gros blocs antisanitaires, si dommageables pour les forces de l'armée et pour la fortune publique.

Examinons les solutions présentées par M. Tollet sur les 2° et 3° points.

Aujourd'hui, les casernes construites sur le type de 1874 contiennent quatre étages : un rez-de-chaussée consacré à des services spéciaux ; deux étages pleins affectés, par chambrées de 12 et de 24 hommes, aux soldats du service actif ; un étage mansardé pour les réservistes.

M. Tollet, considérant que les corps de logis des casernes régimentaires construites sur le type de 1874 comportent des dispositions menaçantes pour l'état sanitaire des casernements, qu'ils réunissent un beaucoup trop grand nombre de soldats sous un même toit ; qu'ils sont malencontreusement composés de plusieurs étages ; qu'ils contiennent des développements considérables de matériaux dangereusement enfermés, sans aération, dans l'intérieur des constructions ; que la capacité des bâtiments ne ménage à chaque homme qu'un cube insuffisant de 14 mètres d'air clos, conseille d'apporter, dans les casernes construites ou à construire, les modifications suivantes qui ont été successivement adoptées par l'Académie des sciences, par le Conseil de salubrité du département de la Seine, sur le rapport de M. le baron Hippolyte Larrey, par l'Académie de médecine, sur le rapport de M. le Dr Hillairet, et enfin par la Société de médecine publique, sur le rapport de M. Émile Trélat, au nom d'une commission composée de MM. H. Bouley, président, le Dr Napias, secrétaire général, le Dr Dally, le Dr Gallard, Laffolye, le Dr Pinard.

Modification du casernement type de 1874. — 1° Transporter dans des locaux construits au périmètre des cours, les services établis au rez-de-chaussée, et diviser ce rez-de-chaussée en six grandes salles où les hommes se réuniraient le jour, ce qui supprimerait les chambrées, désormais transformées en dortoirs habités la nuit seulement;

2° Consacrer entièrement les trois étages aux hommes du service actif, et les distribuer en dortoirs contenant 30 ou 40 lits.

Ces dispositions fourniraient les avantages suivants :

A. La disparition d'une grande quantité de matériaux intérieurs (plafonds, cloisons séparatives, corridors, etc.), qui réduisent d'un tiers au moins les espaces libres, et qui doublent et triplent les surfaces intérieures susceptibles d'infection et interceptent la ventilation.

B. Les matériaux intérieurs enlevés seraient les matériaux actuellement menacés d'infection. Ceux qui restent, directement soumis au lavage des courants d'air transversaux établis par les fenêtres ouvertes pendant toute la journée.

C. Chaque homme ne dispose dans les casernes actuelles que de 14 mètres de vide qui doivent lui suffire pour la double vie de nuit et de jour. La nouvelle disposition lui ménagerait un minimum de 25 mètres, et il n'en ferait usage que la nuit.

Nouveaux casernements. — En ce qui concerne les établissements qui ne sont pas encore commencés, dit M. Tollet, dans le remarquable ouvrage qu'il a publié en 1880 sous le titre : *Logements collectifs*, le problème à résoudre consiste à donner à respirer aux occupants, dans les logements collectifs, un air constamment pur et à une température convenable.

La solution de ce problème est liée à des éléments très complexes dont les principaux sont :

1° L'*agglomération* produite par le nombre d'individus réunis dans le même établissement, et engendrant le miasme de l'encombrement (miasme physiologique de M. Bouchardat, miasme zoohémique de M. Fonssagrives) ;

2° Le *fractionnement* des groupes logés ;

3° La *dissémination* de logements sur une surface de terrain choisi ;

4° L'*aération extérieure* donnée par l'emplacement (site, orientation et nature du sol) ;

5° La *ventilation intérieure* obtenue par la forme architecturale et par le système de construction des logements ;

6° La *propreté des logements*, de leurs abords et de leurs occupants ; l'*intermittence de l'occupation*.

Pour réaliser les conditions favorables à la solution du problème, M. Tollet a formulé un certain nombre de réformes que nous résumerons, après avoir donné quelques détails techniques qui feront connaître l'ensemble du système proposé par cet habile ingénieur, et que nous empruntons au très remarquable rapport lu à l'Académie de médecine, le 16 mars 1875, par l'honorable M. le Dr Hillairet, mon savant compatriote. « Donner à l'armée, dans des constructions en pleine campagne (camps permanents), comme à proximité des villes (casernements), des logements incombustibles, plus commodes, plus salubres et plus économiques que les casernes actuelles. » Tel est le problème posé par M. Tollet et qu'il me paraît avoir complètement résolu, dit M. Hillairet. Comme les campements, les nouveaux casernements sont à bâtiments multiples, mais non fractionnés à l'infini, à l'exemple de ceux de la caserne de Chichester. Ils sont composés de pavillons séparés, sans étages, à rez-de-chaussée élevé, et de dimensions suffisantes pour contenir largement une compagnie. Le bois, les briques crues, le pisé, la pierre même, qui donne trop de massivité et souvent de l'humidité, en sont absolument proscrits et remplacés par des matériaux durs, doués de quelque porosité et d'une grande résistance. En n'employant que le fer et la brique, on allie en effet les conditions essentielles de légèreté et de solidité, et l'on éloigne en même temps tous risques d'incendie. L'impénétrabilité de ces matériaux n'est pas non plus propice à l'envahissement de ces insectes gênants, hôtes ordinaires des habitations militaires.

En général, la forme des constructions est loin d'être indifférente, sous le rapport de la salubrité. On peut poser en principe que celle qui, à développement égal de coffrage, donne la plus grande section d'air, est réellement la plus avantageuse. Si l'on compare les constructions polygonales adoptées jusqu'à ce jour pour les casernes et les campements permanents, aux constructions circulaires ou arrondies par exemple, on reconnaît que celles-ci sont infiniment préférables, parce que tout le galbe de leur coffrage est parfaitement libre, tandis que celui des constructions polygonales, surtout dans les baraquements, est encombré de charpentes indispensables au soutien de la couverture et des murs d'appui, et qu'elles forment, au point d'intersection des plans dont elles se composent, des angles rentrants, réceptacles de poussière, de matières organiques qui y séjournent indéfiniment et constituent une grande source d'insalubrité. Cet inconvénient grave ne se rencontre pas dans les formes arrondies.

Je ne m'arrêterai point à énumérer les nombreuses raisons qui plaident en faveur de l'ogive contre le plein cintre. L'ogive équilatérale ou à tiers point qui, parmi les autres variétés du même style, présente les meilleures conditions de légèreté et de solidité, a surtout fixé l'attention de l'auteur ; elle se prête mieux aussi à l'adaptation de la couverture qui n'exige pas le renfort des pieds-droits ; de plus, la forme en est gracieuse, et l'intérieur, qui n'offre aucun angle rentrant, est parfaitement libre de tout encombrement provenant de la construction même. L'immense avantage qu'elle présente encore, contrairement aux formes polygonales, c'est de permettre d'utiliser, sans aucune perte pour le cube d'air, tout le coffrage du vaisseau.

L'ossature en fer de ces constructions ogivales est composée de nervures verticales et horizontales. Celles qui s'élèvent verticalement comme celles qui les traversent horizontalement, sont distantes de 1 à 2 mètres et reliées par un boulonnage solidement établi, tandis que les nervures de la voûte sont fixées par des petites fermes pareillement espacées. Ces nervures sont en quelque sorte le squelette du bâtiment.

Le remplissage de l'intervalle qui sépare les nervures, et qui constitue la partie solide du petit édifice, est en briques pleines (cuites), hourdées en mortier de ciment, sur une hauteur de 2 mètres, doublées à l'intérieur d'un revêtement en briques creuses qui viennent ajouter à la paroi un véritable matelas d'air, et contribuer ainsi à la salubrité de l'habitation. La partie supérieure de l'ogive est en briques creuses revêtues intérieurement de plâtre, et extérieurement, de ciment ou de tuiles de Montchanin. En somme, l'épaisseur des parois de ces constructions, qui ont une grande solidité, est seulement de 15 à 22 centimètres, bénéfice considérable sous le rapport de la salubrité comme de la dépense.

Après avoir donné l'idée de l'ensemble de ces constructions (système Tollet), nous dirons qu'elles présentent les avantages suivants : — L'agglomération et l'encombrement sont évités par la multiplicité des pavillons, qui par leur forme et la nature des matériaux employés, permettent aux hommes : 1° de bénéficier d'un cube d'air plus considérable et sans cesse renouvelé ; 2° de jouir d'une température toujours égale, ni trop chaude en été, ni trop froide en hiver, et jamais humide, en raison des matelas d'air contenu dans les parois du gros œuvre.

Enfin ces constructions, complètement incombustibles, sont inaccessibles aux insectes et aux rongeurs qui infestent habituellement les casernes. Le galbe intérieur du bâtiment, de forme arrondie et sans aucun angle rentrant, ne permet en aucune façon l'accumulation et la stagnation des poussières et des matières organiques si facilement putrescibles. En tout cas, le lessivage intérieur et le flambage au besoin, en est très facile (Dr Hillairet).

Nous terminerons ce que nous avions à dire sur cet important sujet, en résumant les réformes proposées par M. Tollet, en ce qui concerne l'établissement des nouveaux casernements et qui forment, pour ainsi dire, le Codex de ces nouvelles constructions.

1° Placer les casernes autant que possible en dehors et à proximité des villes ;

2° Fractionner les masses casernées par unités d'effectifs, et les disséminer sur une surface qui ménage au moins 50 mètres superficiels par tête.

3° Supprimer les étages superposés ;

4° Donner aux coupes des salles la figure qui fournira le maximum d'air clos avec le minimum des matériaux enveloppants, et qui favorisera la ventilation ;

5° Substituer le fer au bois dans la construction ;

6° Supprimer tous corridors, cloisonnements et greniers, autrement dit, faire en sorte que les matériaux constituant les parois des salles, présentent au contact de l'atmosphère extérieure des surfaces autant que possible égales à celles qui seront en contact avec l'atmosphère intérieure ;

7° Établir dans les parties les plus éloignées des lits, et notamment dans toute la longueur du faîtage, des gaines de ventilation qui pourront rester ouvertes, même la nuit ;

8° Disposer le sol des logements de telle sorte qu'il soit imperméable, facile à laver à grande eau, inaccessible à l'humidité et aux rongeurs ;

9° Arrondir tous les angles rentrants, supprimer toutes les charpentes saillantes et enduire les parois de substances imperméables ;

10° Rendre la propreté des logements et des hommes obligatoire ;

11° Mettre des lavabos à la portée du soldat ;

12° Donner aux sous-officiers des chambres individuelles convenables, avec accès et lavabos particuliers ;

13° Séparer tous les services généraux et éloigner des dortoirs toutes les émanations mauvaises.

Bibliographie. — Michel Lévy, *Traité d'hygiène publique et privée*, t. II, p. 517 (Article CASERNE). — Tardieu, *Dictionnaire d'hygiène publique et de salubrité*, t. I, p. 350 (Article CASERNE). — Morache, *Traité d'hygiène militaire*. — Tollet, *Les logements collectifs*. — Baron Hyppolite Larrey, *Rapport* *à l'Académie des sciences*, le 21 février 1876. — Dr Hillairet, *Nouveau système de construction de M. l'ingénieur Tollet.* — Rapport lu à l'Académie de médecine le 16 mars 1875. — *Rapport de M. Émile Trélat* in *Ann. Société de médecine publique*. Séance du 26 mars 1879.

4° Hopitaux.

Pour étudier, comme elle mérite, la question des hôpitaux qui intéresse à un si haut point la santé publique, nous devrions, avec Mongez, Percy et Willaume, remonter à l'origine de ces établissements, suivre et approfondir leur histoire, démontrer leur utilité contestée par certains philanthropes, indiquer avec Poyet, Tenon, Coqueau, Coste, les améliorations successives qu'ils ont subies, etc., etc. ; mais toutes ces considérations, très intéressantes sans doute, nous entraîneraient dans des développements incompatibles avec le plan de cet ouvrage ; aussi, nous bornerons-nous à exposer les règles tracées par l'hygiène moderne pour faire disparaître les causes d'insalubrité de nos hôpitaux actuels, et pour assurer les conditions hygiéniques de ceux qui ne sont pas encore construits.

L'insalubrité des hôpitaux actuels peut tenir aux causes générales suivantes :

1° *A des causes indépendantes de l'hôpital.* — Emplacement; superficie; proximité d'usines et de fabriques répandant des émanations nuisibles.

2° *A des causes dépendantes de l'hôpital.* — Vices des constructions et des dispositions intérieures ; insuffisante capacité des salles ; ventilation et chauffage défectueux ; service des eaux imparfait ; agglomération trop nombreuse des malades produisant l'encombrement, etc., etc.

L'emplacement des hôpitaux actuels est tout à fait inacceptable, dit M. Émile Bertin, professeur d'hygiène à la Faculté de médecine de Montpellier, dans une remarquable note publiée par lui dans les Annales d'Hygiène publique et de Salubrité, numéro d'octobre 1879. Il n'est plus permis d'établir, et c'est uniquement par concession aux nécessités financières, qu'il est possible de tolérer un hôpital au milieu d'une grande cité. L'hôpital est un foyer de transmissions morbides pour la ville, et la ville, une source d'insalubrité pour l'hôpital.

Leur superficie est partout au moins dix fois trop étroite, car « si l'haleine de l'homme sain est funeste à l'homme », que doit être pour lui celle de l'homme malade ?

La forme, adoptée jusqu'à ce jour pour les constructions hospitalières, est aujourd'hui radicalement et unanimement condamnée. Michel Lévy voudrait en finir avec le méphitisme des hôpitaux-monuments, et demande avec insistance qu'on en délivre nos populations et notre armée ; un autre appelle les hôpitaux en pierre, des casernes de la mort ; tout le monde s'accorde à blâmer le type tout entier de ces édifices. Des bâtiments en gros blocs, ramassés sur eux-mêmes, et où l'on s'est posé pour unique problème d'entasser le plus de malades dans le moins d'espace possible ; des murailles massives et poreuses, véritables magasins de germes morbides ; des cours fermées, sorte de puits que l'air visite par en haut seulement ; des services généraux, cuisines, tisanerie, pharmacie, buanderie, salles de bains ordinaires, d'hydrothérapie, et même d'autopsie, éparpillées dans le rez-de-chaussée, mêlés de la sorte aux services des cliniques, et commençant à vicier l'atmosphère que vont successivement se transmettre de bas en haut les étages superposés des malades ; des salles de malades enfin, venant en dernière ligne dans cette énumération comme dans les dispositions architecturales, superposées et juxtaposées, communiquant en hauteur par les fenêtres, latéralement ou bout à bout par les portes, comme pour mieux utiliser et multiplier leurs émanations malsaines, ouvertes en général à l'air et au soleil sur une seule façade, encombrées de cloisons aux angles rentrants, de plafonds aux poutres saillantes, comme pour augmenter indéfiniment les surfaces d'absorption sans profit pour celles d'aération, et créer partout des points morts de ventilation et des accumulations de poussière : tels sont les hôpitaux que le moyen âge a légués à la Renaissance, que le nom de Vauban a couverts depuis de sa glorieuse sanction, et que la génération actuelle a pour mission de modifier.

Si, poussant plus loin notre critique, nous examinons ce qu'on fait pour chasser de nos salles d'hôpitaux l'air vicié non seulement par l'acide carbonique, mais encore par ces sporules miasmatiques qui s'exhalent du corps des malades, que trouvons-nous ? Dans la plupart de nos hôpitaux, un système de ventilation naturelle, presque toujours insuffisant ; dans d'autres, comme à l'hôpital de Lariboisière, le système de ventilation par appel proposé par Léon Duvoir, et le système de ventilation par refoulement conseillé par Grouvelle assisté de Thomas et Laurens ; dans d'autres enfin, comme dans les hôpitaux de Necker et de Baujon, le système mixte du docteur Van Hecke.

Mais la perfection de ces procédés est-elle capable de combattre victorieusement les influences nosocomiales ? La mortalité de nos hôpitaux, signalée par tous les savants (Renault, Devergie, Larrey, Malgaigne, Gosselin, Trébuchet, Davenne, Briquet, Michel Lévy, Tardieu), qui prirent part à la célèbre discussion de 1862 à l'Académie de médecine, ne démontre-t-elle pas, au contraire, avec la plus triste éloquence, que l'assainissement de ces lieux de souffrance est encore un problème imparfaitement résolu ?

Les moyens propres à faire disparaître les causes d'insalubrité que nous venons de passer en revue, se déduisent naturellement des préceptes généraux d'hygiène qui doivent présider à la construction des nouveaux hôpitaux, et qui ont été indiqués avec tant de netteté par la Société de chirurgie de Paris, à propos de la reconstruction de l'Hôtel-Dieu.

D'après la Société de chirurgie de Paris, les hôpitaux doivent être établis dans les conditions suivantes :

1° Un hôpital doit être placé dans un lieu découvert, sur un sol sec et sur un terrain déclive. Ce terrain doit être vaste. Un espace superficiel de 50 mètres carrés par malade représente un minimum qui devra, autant que possible, être dépassé, et qui d'ailleurs doit croître progressivement avec le nombre des malades.

2° L'atmosphère d'un hôpital sera d'autant plus pure, qu'il sera plus éloigné des agglomérations populeuses. On ne devrait conserver au centre des villes que des hôpitaux d'urgence nécessairement restreints, et des hôpitaux d'enseignement. Cette mesure de salubrité serait en même temps une mesure d'économie, et permettrait aux grandes villes, comme Paris, d'installer leurs hôpitaux sur de vastes terrains peu coûteux.

3° De bonnes dispositions hygiéniques sont faciles à obtenir dans des hôpitaux de 200 à 250 malades.

Elles deviennent à peu près impossibles à réaliser dans les grandes villes, si on dépasse le double de ce chiffre. Dans ces limites de nombre, les dépenses de toute nature ne sont pas plus élevées que pour des hôpitaux plus populeux.

4° Les éléments de l'atmosphère se mélangent surtout dans le sens horizontal; il faut combattre par l'espacement les effets de contact et de proximité qui constituent l'encombrement et qui se produisent de malade à malade, de salle à salle, de bâtiment à bâtiment.

5° Ce n'est pas seulement en augmentant l'espace cubique alloué à chaque malade, mais encore et surtout en augmentant l'espace superficiel, aujourd'hui insuffisant dans nos hôpitaux, qu'on luttera efficacement contre les influences contagieuses. Pour des motifs de même ordre, il est indiqué de ne pas multiplier les étages, chacun de ceux-ci engendrant une couche atmosphérique plus ou moins viciée. Au point de vue rigoureux de l'hygiène, on ne devrait jamais superposer plus de deux rangées de malades.

6° Ce serait une illusion de croire qu'un large cube d'air à l'intérieur des salles remplace le manque d'espace et d'aération extérieure, de croire qu'une abondante ventilation supplée à l'une ou l'autre des conditions précédentes. Rien ne supplée à l'insuffisance ou au défaut de l'aération naturelle.

7° Les bâtiments complètement isolés, ayant tous la même orientation, exposés sans aucun obstacle aux rayons du soleil, à l'action de la pluie et des vents, seront disposés sur une seule ligne ou en lignes parallèles, à larges intervalles de 80 à 100 mètres, de manière à obtenir une séparation efficace et une libre et facile aération extérieure.

8° De petites salles de 15 à 20 lits sont faciles à surveiller au point de vue des soins ; la gêne réciproque des malades y est moins grande ; les chances de contagions directes moindres aussi ; l'enlèvement de toutes les impuretés plus rapide. Elles doivent être préférées pour les services ordinaires, sans préjudice des dispositions spéciales à adopter pour certaines catégories de malades, qui réclament un plus large espace et l'isolement dans des chambres séparées.

9° Le mobilier des salles ne doit apporter aucun obstacle à la circulation de l'air. Il est nécessaire que les chefs de service aient le droit de faire supprimer les rideaux de lits, lorsqu'ils le jugent convenable.

10° Les salles seront séparées par les paliers et les pièces de service commun. Il serait avantageux que l'une d'elles pût recevoir, pendant le jour et pour les repas, tous les malades qui se lèvent. Ce serait une évacuation incomplète, mais quotidienne, de la salle.

11° L'évacuation périodique et régulière des salles, et leur repos pendant un temps de plusieurs mois, donnent dans les hôpitaux militaires français et dans les hôpitaux étrangers, des résultats qui indiquent l'adoption générale de cette mesure, particulièrement impérieuse en temps d'épidémie.

12° Tout sera disposé pour que les matières odorantes et infectantes, déjections, objets de pansement, eaux de lavage, etc., etc., puissent être rapidement détruites et enlevées, qu'elles ne séjournent jamais à l'intérieur ou à proximité des pièces occupées par les malades et ne donnent lieu à aucune émanation appréciable.

Depuis la publication du rapport de la Société de chirurgie, M. Tollet a proposé de construire les nouveaux hôpitaux d'après le système dont il est l'inventeur et que nous avons décrit, article *Casernes*. Les avantages de ce nouveau système de construction d'hôpitaux sans étages et à pavillons isolés, démontrés par les excellents travaux du Dr Chassagne et du Dr Sarrazin, aujourd'hui appréciés par tous les hygiénistes, ont été résumés, ainsi qu'il suit, par M. le docteur Émile Bertin :

« Il est très important de réduire à un seul étage l'espace occupé dans les pavillons isolés. Cette recommandation, déjà formulée il y a près d'un siècle, avec une précision qui condamne notre longue hésitation, par un membre de l'Académie des sciences, Le Roy, répond à un grand nombre de besoins hygiéniques.

On évite d'abord ainsi de doubler, de tripler, de quadrupler quelquefois, par la superposition des malades, la condensation des masses hospitalisées, que l'on doit tendre au contraire à disséminer le plus possible, et on cesse de condamner les étages supérieurs à baigner dans les émanations ascendantes des couches inférieures de malades.

On réduit la hauteur des constructions, et de la sorte, l'air et le soleil circulent pour le mieux tout autour de chacune d'elles, et pour peu que la pente du sol s'y prête, la vue d'un vaste horizon vient encore augmenter l'aspect riant d'un lieu dont il importe d'atténuer les tristesses.

On supprime la nécessité d'un plafond, ce qui constitue de suite un avantage multiple. La voûte qui recouvre alors la salle, surtout en lui donnant, selon l'heureuse inspiration de M. Tollet, la forme ogivale, se prête aussi bien à l'évacuation de l'air vicié que le système des plafonds horizontaux y est réfractaire. L'air expiré par les malades tend en effet à s'élever par sa chaleur spécifique jusqu'au sommet de la salle, aidé le plus souvent dans cette ascension par la marche des courants intérieurs ; arrivé contre l'écran transversal que représente le plafond ordinaire, il s'arrête, se refroidit et retombe, lorsqu'il n'est pas emmagasiné dans son épaisseur. Cette dernière portion constitue pour l'avenir une réserve de germes morbides, et la première ramène dans les poumons des malades un air qui leur a déjà servi. Au contraire, la forme ogivale, au moyen d'ouvertures longitudinales au niveau et tout le long du faîtage, réalisées par un double système de châssis à tabatière et de ventouses à registre, joue le rôle du manteau de cheminée, qui condense les émanations du foyer, pour les conduire directement vers leur issue. L'air qui monte de bas en haut dans les salles ainsi disposées, au lieu de rencontrer un obstacle qui le retienne ou le rejette, continue de s'élever en augmentant au contraire de vitesse à mesure que l'ogive se rétrécit, sans que cet accroissement de courant puisse en rien porter préjudice aux malades, puisqu'il se produit seulement à plusieurs mètres au-dessus de leur tête ; arrivés jusqu'au faîte, sans qu'une seule saillie en ait retardé la marche ascendante, l'air vicié et les miasmes qu'il contient sont du premier coup et en totalité rejetés au dehors, et entraînés dans les intervalles extérieurs des pavillons si largement en rapport avec l'atmosphère commune. En outre, la suppression du plafond entraîne la disparition des soupentes ou combles qui étaient un réservoir de miasmes et une sorte de *marais aérien*. Enfin, la courbure de la voûte résout au mieux le problème d'enfermer le maximum d'air dans le minimum de parois enveloppantes, qui sont en même temps des substances d'absorption ; et s'il est vrai qu'on peut remplacer le cube d'air par l'accroissement de ventilation, il faut reconnaître que le renouvellement de l'air ne se fait que par des courants dont il est bon d'éviter la pénétration trop rapide.

Comme un soubassement est absolument indispensable, pour que l'étage occupé par les malades soit à une certaine distance du sol toujours plus ou moins humide, et que ce soubassement doit rester absolument inoccupé, pour que la réduction du bâtiment à un seul étage soit bien effective, cet espace libre, conséquence directe, comme on le voit, de ce système de construction, devient une ressource très utile pour divers genres d'assainissement de la salle de malades.

La réduction du pavillon à un seul étage a encore pour heureux résultat de supprimer les escaliers. Or les escaliers, dans les hôpitaux, comme dans tous les logements collectifs, sont en même temps qu'un réservoir d'air vicié un obstacle forcé à l'aération des salles, puisqu'il faut en prendre forcément l'espace, soit sur la façade, aux dépens des fenêtres, soit à l'intérieur, aux dépens de la ventilation longitudinale. On a prétendu que dans les hôpitaux à un seul étage, le service serait plus fatigant, à cause des distances plus grandes à parcourir; la comparaison de la dépense de force exigée par les parcours horizontaux ou verticaux, non seulement détruit cette objection, mais elle en fait même un argument de plus. On prouve, par des calculs précis, que le travail mécanique représenté par l'élévation ou l'abaissement d'un poids ou de son propre corps à une certaine hauteur, est douze fois plus considérable que le travail nécessaire pour accomplir le même transport sur un parcours horizontal équivalent. Ainsi, la dépense de force musculaire sera la même pour monter ou descendre un escalier de 10 mètres, que pour parcourir une distance horizontale de 120 mètres ; et, comme dans les plus grandes disséminations des masses hospitalisées, les moyennes d'éloignement ne dépassent pas 70 à 80 mètres, tandis que dans les hôpitaux-monuments les étages d'escaliers atteignent facilement 20 mètres de hauteur, on peut établir que les distances verticales y dépassent sensiblement en équivalence de fatigue celle qu'occasionnent les espacements horizontaux.

Enfin, ces pavillons de faible hauteur relative se prêtent seuls, comme ils en sont eux-mêmes la conséquence nécessaire, au système de constructions légères, en fer et en briques, imposé désormais à l'architecture hospitalière par toutes les conclusions de l'hygiène et par toute l'expérience de ces dernières années. La supériorité des hôpitaux transitoires, des tentes ou baraques américaines, sur les anciens hôpitaux permanents, principalement en ce qui concerne les blessés, est en effet désormais universellement reconnue, et il n'est plus contestable que les constructions légères dont il s'agit allient au bénéfice de l'aération, qui constitue la principale raison de cette supériorité, les avantages d'être plus que la toile et le bois à l'abri contre l'incendie et susceptibles de résister à l'imprégnation miasmatique. Ainsi, les hôpitaux transitoires ont supplanté, dans l'opinion des hygiénistes, les hôpitaux permanents de l'ancien type, et les hôpitaux permanents à matériaux légers, viennent à leur tour s'y substituer aux hôpitaux transitoires.

Au moyen du système que j'envisage, la question si

grave de *durée* des établissements nosocomiaux se trouve annulée ou sensiblement réduite. La durée sanitaire de tout hôpital a pour limite fatale l'époque de son infection ; et le seul moyen de reculer indéfiniment le terme de sa vieillesse, qui correspond à cette fâcheuse échéance, et qui devrait être toujours le moment de son abandon, est de retarder indéfiniment aussi, d'empêcher si c'est possible d'une façon absolue, cet événement et ses conséquences. Or, ces pavillons en fer et en briques, cimentés ou stuqués à l'intérieur, à pavé en mosaïque et sans plafond, non seulement présentent à toutes les absorptions une résistance considérable, mais peuvent se laver et se désinfecter comme un verre en cristal, ou un vase en porcelaine. Aussi M. Marmottan, rapporteur au Corps législatif de la loi sur l'organisation des services hospitaliers de l'armée, concluait-il récemment qu'il fallait tous les construire sur ce type, et M. Paul Bert, qu'il fallait en inscrire l'obligation dans la loi.

Grâce à ces diverses dispositions, chaque pavillon isolé devient un véritable petit hôpital, baigné dans l'air, abreuvé de lumière et entouré de verdure, que sa séparation des services généraux et ses proportions réduites permettent d'affecter au traitement des malades, et dont chaque détail n'est plus commandé par les exigences spéciales de ce traitement. »

Telles sont les principales bases sur lesquelles l'hygiène moderne recommande de faire reposer l'édification des établissements hospitaliers. Contrairement à l'usage, encore observé de nos jours, de faire servir tout monument abandonné de ses hôtes, vieux couvents, vieilles casernes, etc., au traitement collectif des malades, et de subordonner, en tout cas, dans les constructions spéciales, les intérêts de la salubrité aux exigences du service, on arrive aujourd'hui, enfin, à reconnaître cette vérité, que dans un établissement hospitalier, l'*administration doit être le moyen*, et le *malade le but*, et que par suite, cet établissement ne doit pas être une première maison venue, où l'on recueille des malades, mais un édifice spécial, dont tous les détails, toute l'organisation et tout le fonctionnement, doivent être institués en vue de leur guérison.

Bibliographie. — Proust, *Traité d'hygiène publique et privée* (Article Hopitaux). — Michel Lévy, *Traité d'hygiène publique et privée* (Article Hopitaux). — Tardieu, *Dictionnaire d'hygiène publique et de salubrité* (Article Hopitaux). — Jacquemet, *Des hôpitaux et des hospices, des conditions que doivent présenter ces établissements au point de vue de l'hygiène et des intérêts des populations.* — Roubaud, *Des hôpitaux au point de vue de leur origine et de leur utilité, des conditions hygiéniques qu'ils doivent présenter et de leur administration.* — Tollet, *Logements collectifs.* — Dr Chassagne, *Les hôpitaux sans étages et à pavillons isolés.* — Dr Ch. Sarazin, *Le nouvel hôpital de Bourges*, in *Revue d'hygiène de Vallin*, n° 4, 1879. — Émile Bertin, *Le nouvel hôpital Saint-Éloi de Montpellier* (*Annales d'Hygiène et de Médecine légale*, octobre 1879). — Grassi, *Études sur le chauffage et la ventilation de l'hôpital Lariboisière.* — Maxime Vernois et Grassi, *Mémoire sur les appareils de ventilation et de chauffage établis à l'hôpital Necker, d'après le système du docteur Van Hecke.* — Laboulaye, *Dictionnaire des arts et manufactures* (Article Ventilation des hopitaux (Grouvelle). — Tardieu, *Rapport fait au conseil municipal de Paris au sujet du projet de construction du nouvel Hôtel-Dieu.*

5° Asiles d'aliénés.

Toutes les considérations générales que nous avons présentées sur la construction et l'hygiène des hôpitaux étant applicables aux asiles d'aliénés, nous ne reviendrons pas sur ce sujet, et nous indiquerons de suite quelles sont les conditions spéciales relatives à ces établissements, imposées par la loi du 30 juin 1838 sur les aliénés, et par l'ordonnance du Roi du 18 décembre 1839, portant règlement sur les établissements publics et privés consacrés aux aliénés.

L'ordonnance royale de 1839 porte, que toute personne qui sollicite l'autorisation d'ouvrir un établissement d'aliéné, doit justifier :

1° Que l'établissement n'offre aucune cause d'insalubrité tant au dedans qu'au dehors; et qu'il est situé de manière que les aliénés ne soient pas incommodés par un voisinage bruyant ou capable de les agiter;

2° Qu'il peut être alimenté en tout temps d'eau de bonne qualité et en quantité suffisante ;

3° Que par la disposition des localités, il permet de séparer les sexes, l'enfance et l'âge mûr ; d'établir un classement régulier entre les convalescents, les malades paisibles et ceux qui sont agités ; de séparer également les aliénés épileptiques ;

4° Que l'établissement contient des locaux particuliers pour les aliénés atteints de maladie accidentelle et pour ceux qui ont des habitudes de malpropreté ;

5° Que toutes les précautions ont été prises soit dans les constructions, soit dans la fixation du nombre des gardiens pour assurer parfaitement le service de l'établissement.

Ces prescriptions, résumant parfaitement les principales conditions de salubrité et d'aménagement intérieur que l'on doit imposer aux établissements publics ou privés, consacrés au traitement des aliénés, nous n'ajouterons rien, et nous terminerons cette étude en indiquant la bibliographie, qui pourra être consultée par les membres des conseils d'hygiène, désireux d'approfondir les importantes questions relatives aux aliénés.

Bibliographie. — Esquirol, *Des établissements d'aliénés en France et des moyens d'améliorer leur sort.* — Paris, 1819. Parchappe, *Des principes à suivre dans la fondation et dans la construction des asiles d'aliénés.* Paris, 1851. Ferrus, — *Des aliénés*, 1834. — Fabret, *Des maladies mentales et des asiles d'aliénés.* — Dagonet, *Asile d'aliénés.* Paris, 1865. — Foville, *Les aliénés*, 1870. — Girard de Cailleux, *Études pratiques sur les maladies nerveuses et mentales.* — Pinel, *Traité complet du régime sanitaire des aliénés*, ou *Manuel des établissements qui leur sont destinés*, 1836. — Mundy, *Des divers modes d'assistance publique appliqués aux aliénés*, 1865. — Pain, *Des divers modes d'assistance publique appliqués aux aliénés*, 1865. — Brierre de Boismont, *Programme pour la formation des plans d'un asile modèle destiné à la ville de Madrid* (*Ann. médico-psychol.*, juillet 1860, p. 395).

6° Salles d'asiles. — Écoles primaires. — Lycées.

Dans une circulaire du 15 juin 1876, relative à l'amélioration de nos établissements scolaires, et rappelée par M. Bardoux, ministre de l'instruction publique, dans une plus récente, du 16 août 1878, nous lisons ce qui suit : « Il faut que les locaux scolaires présentent par leur étendue et leur disposition intelligente, toutes les garanties désirables de commodité et de bonne hygiène ; il faut surtout que l'air et la lumière pénètrent abondamment dans les salles de classe. Ne l'oublions pas, il faut rendre le séjour de l'école attrayant pour l'élève, et donner au père de famille cette conviction que la santé de son enfant ne peut pas être compromise par la fréquentation de nos établissements scolaires. »

Examinons les principes qui permettent de réaliser les conditions de ce programme, et pour cela, étudions les éléments essentiels sur lesquels repose l'hygiène de ces établissements.

« Tous ces édifices, dit Michel Lévy, dans son *Traité d'hygiène publique et privée*, t. II, p. 511, doivent réunir, au plus haut degré, les avantages d'une bonne exposition, de l'isolement sur des points élevés, de l'abondance d'eaux salubres, d'un chauffage convenable en hiver, d'une ventilation régulière dans les salles de classes et d'études, dans les dortoirs, de la propreté des latrines, qui laissent tant à désirer dans la plupart de ces établissements, etc., etc. Que la lumière solaire, dont l'influence sur le développement du corps est si profonde, pénètre facilement dans toutes les parties des bâtiments, qu'une température douce, égale, y règne pendant la saison froide, dont on connaît les effets meurtriers sur les enfants en bas âge. Des dortoirs spacieux, des salles d'études accessibles à l'air et au soleil, des cours et des jardins pour les jeux, les promenades et les exercices gymnastiques, des bains et des soins exacts de propreté, un sommeil suffisant, une surveillance nocturne qui prévienne les écarts d'une funeste précocité ; une nourriture abondante, saine, variée et préparée avec une propreté sévère, un temps de récréation après les repas ; une juste pondération des travaux intellectuels et des exercices propres à développer la force physique ; un mobilier scolaire bien étudié et convenablement choisi, la séparation en quartiers et en cours de récréation distinctes suivant les âges et les intelligences, la visite journalière d'un médecin qui soumet les élèves à une exploration particulière à leur entrée à la maison, qui les suit dans les phases de leur évolution et qui fait fléchir la règle commune suivant les indications de leur santé ; une infirmerie isolée où toutes les sollicitudes de la famille entourent le jeune malade, mais dans laquelle il ne faut pas créer par l'accumulation des malades un foyer d'infection, le soin de renvoyer sous le toit domestique tous ceux dont l'état peut donner lieu à des craintes de propagation morbide ou réclamer des soins tout particuliers : telles sont les vraies règles de l'hygiène de ces établissements. »

Mais tous ces établissements sont loin de répondre aux conditions théoriques que nous venons d'indiquer, et présentent, en général, de nombreuses causes d'insalubrité.

Si les membres des Conseils d'hygiène ne peuvent exercer qu'une action secondaire sur l'administration intérieure, l'alimentation, les soins médicaux ou moraux, régis du reste par des règlements spéciaux, ils doivent signaler et donner les moyens de faire disparaître les causes d'insalubrité suivantes, que l'on rencontre dans beaucoup de ces établissements :

1° *Causes d'insalubrité extérieures* inhérentes aux quartiers, aux emplacements occupés, au voisinage des bâtiments interceptant la lumière et l'air, à la proximité soit d'usines ou de fabriques répandant des émanations nuisibles, soit d'hôpitaux ;

2° *Causes d'insalubrité intérieures*, telles que l'insuffisante capacité des salles et par suite le manque d'air respirable, un éclairage défectueux, des moyens de chauffage imparfaits, l'humidité, le méphitisme des latrines, les amas d'eaux pluviales et ménagères, l'absence de moyens d'approvisionnement d'eau pour l'entretien de la propreté, le manque de préaux couverts pour la récréation des enfants, un mobilier scolaire défectueux, etc., etc.

Comme pour les hôpitaux, les moyens propres à

faire disparaître ces causes d'insalubrité se déduisent naturellement des règles générales d'hygiène que nous avons déjà indiquées, et des règles particulières tracées par les savants qui se sont occupés de l'hygiène scolaire, et que nous allons essayer de résumer.

1° *Emplacement.* — Choisir un terrain sec ou rendu sec, situé aux extrémités de la ville, sur une partie plutôt élevée que déclive; fuir le voisinage (au moins à 500 mètres) d'un hôpital, d'une caserne, d'une grande usine, d'un marché public, d'un cours d'eau peu profond et sujet à rester demi-sec en été, de prairies marécageuses et de tout établissement bruyant; s'isoler le plus possible de toute habitation, et disposer les bâtiments et les cours, de façon que les voisins ne puissent pas avoir des jours sur l'établissement; réserver une partie de l'espace pour des jardins et des cours; y planter beaucoup d'arbres, y ménager un accès facile.

2° *Orientation.* — Préférer l'exposition sud-est et nord-ouest qui, dans nos climats, permet l'accès du soleil le matin et le soir. Cependant, on n'oubliera pas que telle exposition favorable en apparence, et même en principe, peut, suivant la localité, être mal choisie; si par exemple elle place le bâtiment et ses ouvertures sous le vent dominant, sous un vent chargé de pluie, d'humidité, d'effluves et de principes nuisibles.

3° *Disposition des bâtiments.* — α. Proportionner l'étendue des bâtiments à l'effectif de la population qu'ils doivent loger, n'avoir qu'un premier étage surmonté de greniers, installer les classes au rez-de-chaussée élevé de plusieurs marches au-dessus du niveau du sol; au-dessus des classes, les salles d'études, les dortoirs, les vestiaires; dans une autre partie, au rez-de-chaussée, les cuisines et leurs dépendances, les salles de jeux et d'exercices, la gymnastique; et au-dessus, les appartements des fonctionnaires et employés (proviseur, censeur, économe, aumônier), les salles de physique, de chimie, de dessin, et le laboratoire de chimie, quand il ne trouvera pas sa place au rez-de-chaussée.—Dans un pavillon isolé, au rez-de-chaussée, les salles de bains et de bains de pied, au premier étage, l'infirmerie et la lingerie. Dans un autre pavillon, la chapelle ; et à l'entrée du lycée, la loge du concierge, le vestiaire des professeurs, le parloir, les bureaux de l'administration. Au-dessus le vestiaire général et la brosserie. — Ne pas oublier de pratiquer des caves qui assainissent tous les locaux du rez-de-chaussée et qui permettent l'installation d'un calorifère général à air chaud. (Vernois, *Codex hygiénique des lycées et collèges.*)

β. Observer avec soin toutes les règles de propreté et d'hygiène conseillées pour la salubrité des habitations.

γ. D'après une circulaire ministérielle du 30 juillet 1858, l'aire d'une classe doit présenter, par élève, une superficie de 1 mètre carré et une hauteur de 4 mètres ; soit 4 mètres cubes par élève. Observons toutefois, que cette proportion est beaucoup trop faible, et que d'après les calculs du général Morin, elle doit être de 12 à 15 mètres cubes pour les écoles d'enfants et de 25 à 30 mètres cubes pour les écoles d'adultes, par heure.

δ. Les dortoirs doivent avoir une aération constante en dehors de la présence des élèves, et un cubage d'air au minimum de 20 mètres par élève (Vernois, *Codex hygiénique des lycées et collèges*).

4° *Éclairage naturel.* — Les salles d'études et de classes doivent être éclairées d'un seul côté et par le côté gauche (Dr Dally, Dr Guillaume, Dr Liebreich, Em. Trélat).

Si on accepte l'éclairage bilatéral, à droite et à gauche, préféré par le Dr Gariel, il faut mitiger par des rideaux, l'effet trop éblouissant des rayons de lumière.

Ne jamais les éclairer par devant ou par derrière.

Éclairage artificiel. — Se fait à l'aide du gaz et des huiles végétales.

Toutes les fois que la chose sera possible, il faudra se servir du gaz qui a l'avantage de la propreté et de la célérité. Voici dans ce cas, les précautions à prendre dans les études et les classes : Laisser toujours un vasistas ouvert ; placer les réflecteurs à 1^{m},50 ou 1^{m},20 de la tête des élèves. Se servir de verres neutralisants (verres colorés au noir de fumée ou verres bleus) ; mettre à l'entour de la flamme un contre-abat-jour, de manière à ce que les rayons qui arrivent sur le papier des élèves ne soient que des rayons de deuxième réflexion ; combattre la vacillation de la flamme en plaçant immédiatement après le compteur un régulateur (système Clegg) ; se servir de l'abat-jour Dalloz (en usage dans les ateliers du Moniteur Universel, à Paris, 13, quai Voltaire) ; s'assurer de la parfaite épuration du gaz ; observer dans la disposition des conduits et des compteurs les prescriptions imposées par les règlements civils (Vernois, *Codex hygiénique des lycées et collèges*).

5° *Ventilation.* — On ne saurait installer dans ces établissements des systèmes de ventilation analogues à ceux qu'une nécessité bien plus impérieuse impose aux casernes ou aux hôpitaux. Il ne s'agit que d'assurer dans les locaux où sont réunis les élèves, soit le jour, soit la nuit, une aération vive et suffisante, en rapport avec la destination spéciale de la pièce (dortoir, réfectoire, infirmerie, classe, étude). La meilleure méthode et la plus efficace, est celle qui repose sur une ventilation produite par des ouvertures opposées, et dont l'action, en l'absence des enfants, peut être prolongée pendant un grand nombre d'heures. Toutes les fois que l'aération ne peut se faire par deux côtés opposés, il faut la favoriser en pratiquant des ouvertures multipliées et d'un diamètre convenable, de distance en distance, dans les murs des deux côtés les plus longs de la classe, disposées les unes un peu au-dessus du niveau du plancher, d'un côté, les autres au ras du plafond, de l'autre côté, ou à la partie supérieure d'une fenêtre munie d'un grillage mécanique. Chaque ouverture doit pouvoir se fermer à volonté. Celles d'en bas donneront entrée à l'air pur, plus froid; celles d'en haut, issue à l'air vicié qui, par sa température plus élevée, tend toujours à monter vers le plafond.

6° *Chauffage.* — Employer, suivant les cas et les établissements, poêle à circulation d'eau chaude et à air libre; calorifère à prise d'air extérieure et à double enveloppe (système Leras et Péclet); appareil Geneste ou thermo-conservateur; calorifères à air chaud; poêles en faïence. — La température, qui sera constatée par un thermomètre, ne doit pas être moindre de 12° ni dépasser 16°.

7° *Mobilier scolaire.* — Les bancs et les tables doivent varier d'après la taille de chaque élève. C'est là une question capitale admise par tous les hygiénistes, qui attribuent à la mauvaise installation des tables et des bancs, les déviations de la colonne vertébrale que l'on remarque chez tant d'enfants.

En général, les bancs sont trop élevés. — Pour que l'enfant soit bien assis, il faut que ses pieds reposent sur le plancher, sur une traverse ou sur un petit banc, et que ses jambes soient pliées à angle droit. « C'est pourquoi il importe, dit le Dr du Mesnil, de calculer la hauteur du banc de telle sorte que le genou étant plié à angle droit et le tibia posé verticalement, le pied puisse appuyer de toute la plante sur le plancher, ce qui est réalisable, quand la hauteur du banc est égale à la hauteur du tibia depuis le talon jusqu'au creux poplité. »

Il faut laisser entre les tables et les bancs une distance très faible, car sans cela, les enfants sont obligés de s'asseoir sur le bord du banc, de se coucher pour ainsi dire sur la table, d'où des dangers pour la vue, les organes de la poitrine et la colonne vertébrale (Dr Falk, Dr Erisman, Dr Riant).

Il faut munir les bancs d'un dossier suffisant, pour prévenir la fatigue en soutenant les reins. C'est une réforme demandée aujourd'hui par tous les hygiénistes, et qu'il serait bon d'introduire dans toutes les écoles.

Il faut veiller à la hauteur des tables. Cette hauteur des tables devrait être telle que, lorsque les élèves sont commodément assis sur les bancs, le bord de la table arrive à la hauteur du creux de l'estomac. Dans ce cas-là, le coude et l'avant-bras reposent naturellement sur l'inclinaison de la table. Le bras descend librement à côté du tronc, et forme avec l'avant-bras un angle droit. C'est dans cette position que les mouvements de l'avant-bras peuvent s'exécuter en toute liberté, qu'ils exigent le moins d'efforts et par conséquent fatiguent le moins (Dr Guillaume.)

On a proposé de nombreux types de mobiliers scolaires, que nous n'avons pas à indiquer ici ; nous citerons cependant les modèles du Dr Guillaume, dits de Neufchâtel ; ceux de M. Gréard, directeur de l'enseignement primaire de la Seine, qui nous paraissent, quant à présent, devoir être préférés, surtout pour les écoles rurales.

8° *Service des eaux.* — Choisir une eau potable, surveiller la nature des conduites, et des réservoirs et employer pour ces conduites, des tuyaux de plomb doublés d'étain.

9° *Lieux d'aisances.* — Les lieux d'aisances sont défectueux dans la plupart des établissements, et présentent de nombreuses causes d'infection et de malpropreté.

Les causes d'infection sont dues : 1° à la communication directe (avec ou sans appareils obturateurs) du conduit de la fosse avec les égouts de la ville, des puisards ou puits perdus ; 2° au trou de chute sans obturateur et fosse sans tuyau d'aération ; 3° aux fosses très grandes et vidées très rarement ; 4° aux fosses communes aux solides et aux liquides ; 5° au défaut de ventilation des cabinets ; 6° aux cabinets placés dans un enfoncement, où il y a stagnation obligée de l'air infect ; 7° aux parois souillées chroniquement de matières et d'urines décomposées ; 8° à l'absence de tout moyen de désinfection.

Les causes de malpropreté tiennent : 1° aux cabinets trop vastes, permettant à l'élève de se poser à droite et à gauche ; 2° au trou de chute situé à la base du mur et obligeant l'élève à se placer trop en avant ; 3° à la pente défectueuse du sol pour l'écoulement des urines ; 4° au mauvais état du sol et à la stagnation des urines ; 5° à l'absence d'urinoirs spéciaux ; 6° à la disposition vicieuse des portes.

La question des latrines scolaires présente un grand intérêt. Aussi, à la suite d'un rapport présenté par M. le Dr Perrin, sur l'urgence d'une réforme à introduire dans les latrines scolaires, sous le rapport de l'hygiène physique et morale de l'enfance, la Société de médecine publique a décidé, après avoir pris l'avis d'une commission prise dans son sein, et dont M. le Dr Riant était rapporteur, d'adopter les conclusions suivantes :

A. *Mesures d'une application immédiate et générale.*

1° Suppression des fosses permanentes, remplacées par des réservoirs mobiles enlevés très fréquemment.

2° Installation (dans les écoles des garçons) d'urinoirs séparés, à raison de 3 au moins pour 100 enfants, avec sol incliné vers le trou de chute et pourvu d'une rigole, avec des parois recouvertes d'ardoise ou de faïence, pour en faciliter le fréquent lavage et en assurer l'exacte propreté.

3° Installation des cabinets d'aisances (trois au minimum pour cent élèves), présentant les dispositions suivantes :

a. Sol des cabinets surélevé de 10 centimètres sur le sol de la cour.

b. Portes s'ouvrant de dedans en dehors.

c. Portes des cabinets élevées à 10 centimètres du sol, pleines jusqu'à 1m,60, à claire-voie au dessus, pour faciliter la ventilation.

d. Distance entre la porte et la partie antérieure du siège, 55 centimètres.

e. Angles partout arrondis, pas de coins.

f. Cabinets recouverts, sinon dans toute leur étendue, au moins à 1 mètre de hauteur, de peinture à l'huile au blanc de zinc, de peinture émaillée au silicate de zinc, ou revêtus de faïence ou de ciment, afin de permettre de fréquents lavages et de ne conserver la trace d'aucune malpropreté.

g. Ventilation active.

h. Suppression absolue des ouvertures dites *à la turque*.

i. Adoption d'un siège en bois pouvent être lavé ou ciré, sur lesquel les enfants s'asseoient, mais ne montent jamais, condition indispensable pour la propreté. Ce siège doit être muni d'une tablette placée à 30 centimètres au plus au-dessus du sol, ayant une forme ovale à grand diamètre antéro-postérieur, pour éviter que la tablette puisse être mouillée par l'urine. (Entre le bord antérieur de la tablette et la lunette, il ne doit jamais y avoir plus de 5 à 6 centimètres.)

4° Adoption du système moule ou carth-closet, partout où le water-closet est impraticable. (Dans le système moule, la terre projetée au moyen d'un appareil automoteur adapté au siège, enveloppe les matières, supprime les émanations, et ne détruit pas, comme beaucoup de désinfectants, la valeur de l'engrais.

5° Nécessité dans chaque école ou lycée, et pour tout le temps de la présence des enfants, d'un surveillant spécial préposé à la tenue des cabinets d'aisances.

B. *Dispositions à établir partout où il sera possible, et au fur et à mesure que les conditions d'hygiène générale le permettront.*

1° Application du *système diviseur*.

2° Cuvettes en faïence ou en fonte émaillée, à parois verticales, applicables à tous les sièges.

3° Appareils automoteurs hermétiques.

4° Adoption d'un siphon, d'un tuyau de chute.

Tel est le programme adopté par la Société de médecine publique, et qui présente une réforme d'hygiène qui ne doit plus être ajournée.

10° *Cours.* — Elles doivent recevoir largement l'air et le soleil.

Leur sol doit être sec, et non recouvert de gros gravier.

Par conséquent, il faut fuir les cours encaissées et humides. Contre l'encaissement, il y a souvent des obstacles insurmontables. Contre l'humidité, on peut toujours pratiquer le drainage et rendre facile l'écoulement des eaux.

Elles devront toujours avoir des préaux couverts. (Vernois, *Codex hygiénique des lycées et collèges*).

Il importe en terminant l'énumération de ces règles hygiéniques, de rappeler l'*instruction*, rédigée par M. le Dr Delpech et approuvée par le Conseil de salubrité de la Seine, *sur les premiers symptômes des maladies contagieuses qui peuvent atteindre les enfants de 2 à 14 ans admis dans les salles d'asiles et les écoles primaires*. Les membres des Conseils d'hygiène doivent veiller à ce que cette instruction se trouve entre les mains de tous les instituteurs primaires et des directrices des salles d'asiles qui pourront, en la consultant, être mis en mesure d'isoler immédiatement les enfants dont la présence deviendrait un danger pour leurs camarades.

Voici le texte de cette instruction :

HYGIÈNE DES ÉCOLES. — INDICATION SOMMAIRE DES PREMIERS SYMPTOMES DES MALADIES CONTAGIEUSES QUI PEUVENT ATTEINDRE LES ENFANTS DE DEUX A QUATORZE ANS ADMIS DANS LES SALLES D'ASILE ET LES ÉCOLES PRIMAIRES.

Rapport de M. le docteur DELPECH, *adopté par le Conseil*

d'hygiène publique et de salubrité, dans sa séance du 22 août 1879.

Il n'est point sans difficulté d'exposer les premiers caractères des maladies contagieuses qui peuvent atteindre les enfants reçus dans les salles d'asiles et les écoles primaires, avec une précision assez grande pour que les instituteurs puissent les reconnaître dès l'abord. Ces affections ne revêtent point toujours, en effet, dès leur origine, et à une époque où elles peuvent cependant déjà se transmettre, des caractères tranchés, même pour le médecin le plus instruit et le plus expérimenté. Il est par suite absolument impossible de les rendre, par une courte description, facilement reconnaissables pour des personnes très éclairées et très intelligentes, sans doute, mais peu familiarisées avec l'observation médicale. Mais la plupart d'entre ces maladies et celles en particulier dont il est le plus nécessaire de préserver les enfants, en raison de la rapidité de leur marche et de leur puissance de diffusion, présentent heureusement, à leur début, des caractères communs qui, à défaut d'un diagnostic précis, permettront, ce qui est important surtout, de faire reconnaître l'opportunité de l'isolement des enfants qui en sont atteints.

Les maladies contagieuses peuvent, en effet, être rangées en deux classes : celles qui s'accompagnent de fièvre, et celles dans lesquelles la série des symptômes qui constituent la fièvre n'existe point.

Or, les maladies éruptives, qui tiennent, comme fréquence et comme gravité, le premier rang parmi les maladies contagieuses propres à l'enfance, sont des maladies fébriles ; on aura donc rempli, pour la plus grande part, le but de préservation qui est l'objet de cette note, en éloignant de la classe ou de la salle d'asile, et en maintenant chez ses parents, tout enfant atteint de fièvre.

Cette mesure, prise d'une manière générale et dans les cas même où il ne s'agirait point d'une affection démontrée contagieuse par la suite des faits, n'a aucun inconvénient. L'enfant fébricitant est peu apte au travail, il ne profiterait point de sa présence à la classe, et, de plus, la fièvre, quelle que soit sa cause, exige, avant tout, du repos, une température modérée et constante, et un régime spécial. Elle ne peut que s'aggraver par la fatigue qui résulterait des allées et venues de l'enfant, exposé de plus aux intempéries des saisons.

Tout enfant, atteint de fièvre, sera donc éloigné de ses condisciples, et avec plus de soin que jamais, dans les moments où règnent les fièvres éruptives. La fièvre dont il est frappé est-elle éphémère, dépend-elle d'une indisposition sans gravité, l'enfant reviendra promptement à l'école; est-elle le premier symptôme d'une maladie sérieuse et durable, on l'aura placé dans les circonstances les plus favorables à sa guérison; est-elle enfin contagieuse, on en aura préservé les autres enfants en lui étant utile à lui-même.

L'existence de la fièvre chez les enfants qu'ils dirigent doit donc être, pour les instituteurs, les institutrices et les directrices, l'objet d'une recherche attentive, lorsqu'ils se plaignent d'une indisposition.

Or, s'il est parfois difficile de constater certains caractères de la fièvre, son existence même est, en général, facilement reconnue par des personnes même étrangères à la médecine.

L'augmentation de la température du corps, l'accélération du pouls en sont les principaux caractères.

L'augmentation de la chaleur se perçoit par l'application de la main sur la peau du malade, et en particulier sur celle de la poitrine, de l'aisselle et souvent de la face et du front. L'accélération du pouls ne peut se constater exactement qu'au moyen de la montre ; mais il est possible, avec un peu d'habitude, de se rendre compte d'une manière approximative de sa fréquence plus grande et de sa dureté plus prononcée.

A ces deux signes de la fièvre, il faut joindre les frissons ou la sueur, la soif plus vive, le manque d'appétit, la langue plus ou moins blanche, ou rouge, ou sèche, la coloration du visage, l'éclat exagéré ou l'alanguissement des yeux, le malaise général, la fatigue, la courbature, le mal de tête, l'abattement intellectuel ou l'excitation et le délire. Ces caractères, ou plusieurs d'entre eux, diversement groupés et d'une intensité variable, ne laisseront cependant en général aucun doute sur la présence d'un état fébrile.

L'enfant renvoyé dans sa famille ou qui y aura été retenu malade pendant plus d'une semaine par la volonté de ses parents devra, pour rentrer en classe, présenter une autorisation signée par le médecin-inspecteur.

Tout importantes qu'elles soient, les considérations qui précèdent resteraient insuffisantes, même en ce qui concerne les maladies contagieuses fébriles, si les principaux symptômes de celles-ci n'étaient point rapidement indiqués. Cet examen fera l'objet de la deuxième partie de cette note.

Il est important d'établir, dès l'abord, qu'il ne faut jamais se fonder sur la légèreté d'un cas de maladie contagieuse pour attacher moins d'importance à l'empêcher de se propager. Ce raisonnement, que l'on fait généralement, est tout à fait erroné, l'affection la plus légère manifestée chez un premier enfant pouvant chez un autre développer la plus grave maladie.

Les fièvres éruptives, qui sont le type des maladies contagieuses fébriles de l'enfance, seront examinées les premières. Elles comprennent quatre maladies bien connues :

La variole,
La varicelle,
La rougeole,
La scarlatine.

Nous en rapprocherons les oreillons, qui leur ressemblent par quelques-uns de leurs caractères, quoiqu'ils ne s'accompagnent pas d'éruption.

En second lieu viendront :

La stomatite ulcéreuse,
L'angine couenneuse ou diphtéritique et le croup,
La dyssenterie,
La fièvre typhoïde,

affections qui ont pour siège principal les voies digestives.

Puis viendront :

La coqueluche, qui atteint les voies respiratoires,
Et les inflammations contagieuses des yeux :
L'ophthalmie catarrhale,
L'ophthalmie purulente.

Au dernier rang seront placées les affections parasitaires :

La gale, affection parasitaire animale,
Et les teignes :
La teigne faveuse,
La teigne tonsurante,
La teigne décalvante,

dues à des parasites végétaux.

Comme appendice viendra une névrose (l'épilepsie),

qui, chez les enfants en particulier, se développe assez fréquemment sous l'influence de la terreur causée par la vue d'une attaque épileptique. C'est là encore un genre de contagion.

FIÈVRES ÉRUPTIVES.

A. *Variole.*

La variole ou petite-vérole est très rare dans les asiles et écoles, où le certificat de vaccine est exigé, et où les enfants n'ont pas, pour la plupart, atteint l'âge auquel la vaccine a perdu partie de sa puissance préservatrice.

La variole débute par de la fièvre, des vomissements, des douleurs de reins.

Après deux jours au moins et trois jours au plus, éruption commençant par la face, constituée par des taches plus ou moins nombreuses, d'abord à peine saillantes, puis se transformant en pustules qui présentent à leur centre une dépression en forme d'ombilic. — Elles se terminent par des croûtes qui devront avoir complètement disparu avant la rentrée de l'enfant, qui devra, en outre, avoir été baigné deux ou trois fois.

Toutes les fois qu'un instituteur pourra faire revacciner ceux de ses élèves qui ont dépassé la dixième année, il devra en saisir l'occasion. En temps d'épidémie de variole, cette précaution est de la plus haute importance.

L'opinion assez répandue que, pendant les épidémies, la vaccine favorise le développement de la variole, est absolument erronée.

B. *Varicelle.*

Varicelle ou petite-vérole volante.

Maladie sans gravité, précédée quelquefois, mais non constamment, par la fièvre ; caractérisée par le développement de bulles de la grosseur d'un petit pois remplies d'un liquide transparent comme de l'eau claire et qui devient plus tard louche ou sanguinolent, et se terminant par des croûtes.

Ces bulles sont précédées par une tache rosée. Elles se montrent par poussées successives, surtout vers le soir, en s'accompagnant en général d'un léger accès de fièvre.

On reconnaît la varicelle lorsqu'il n'existe qu'un petit nombre de bulles mal caractérisées sur le corps, et en ce qu'il existe toujours dans les cheveux des bulles ou des croûtes.

C. *Rougeole.*

Au début : malaise, fièvre, éternuements, larmoiement, rougeur des yeux, toux bruyante ; plus rarement : saignement de nez, diarrhée passagère.

Après trois ou quatre jours, quelquefois beaucoup plus tôt, apparition au menton et sur la face de petites taches roses irrégulières, en général un peu saillantes, qui gagnent bientôt le corps en proportions variables, et qui peuvent devenir assez abondantes pour le couvrir complètement, en laissant entre elles de petites portions de peau plus ou moins pâles et de forme irrégulière.

Pour les petits malades, *conservés chez leurs parents* et garantis des refroidissements, la rougeole, qui est une maladie très contagieuse, est en général bénigne.

D. *Scarlatine.*

Début : malaise extrême, fièvre intense, peau sèche et brûlante, mal de gorge, vomissements.

Très rapidement, parfois en même temps que le premier malaise et même avant, le plus souvent à la fin de la journée, chez un enfant jusqu'alors bien portant et qui rentre du dehors, par exemple, apparition subite d'une éruption, tantôt générale, tantôt disposée par plaques, sur différents points du corps, à la face, à la partie interne des cuisses, aux aines, aux articulations. Cette éruption est d'une rougeur framboisée, uniforme au premier aspect, mais constituée, à un examen attentif, par un nombre énorme de petits points rouges dont un certain nombre sont plus saillants, acuminés, et se transforment souvent en petites vésicules miliaires.

Très souvent, la pression des articulations, de celles des poignets en particulier, permet de constater l'existence de douleurs à forme rhumatismale.

Aucune maladie n'est d'ailleurs moins semblable à elle-même que la scarlatine, tantôt d'une bénignité extrême, tantôt d'une gravité terrible. Elle est parfois si fugace qu'on n'a le droit d'affirmer son existence qu'à l'époque où l'épiderme s'enlève par larges plaques surtout aux pieds et aux mains.

Elle est extrêmement contagieuse, et, tandis qu'après une dizaine de jours et après avoir pris un bain, un enfant convalescent de rougeole peut sans danger être mis en contact avec ses camarades, il faut au moins six semaines pour épuiser la puissance de propagation de la scarlatine.

Après les fièvres éruptives, il faut placer, parmi les maladies contagieuses les plus fréquentes de l'enfance, les oreillons, qui s'en rapprochent, a-t-il été dit, par quelques caractères.

E. *Oreillons.*

Début tantôt soudain, tantôt précédé de quelques jours de malaise et même de fièvre parfois très vive.

Puis sentiment de gêne vers l'articulation de la mâchoire, bientôt suivi d'un gonflement souvent très volumineux, plus ou moins tendu, donnant l'idée d'une fluxion, dont il diffère par l'absence de toute douleur dentaire et en ce qu'il tend à gagner, d'une manière plus marquée, le cou, soit en arrière, soit au-dessous de la mâchoire.

Rarement les deux côtés sont pris à la fois; un seul peut rester atteint, mais, le plus souvent, tous deux le sont successivement.

Assez fréquemment encore, un gonflement semblable envahit tout à coup d'autres points du corps et en particulier les organes génitaux.

MALADIES CONTAGIEUSES AYANT LEURS PRINCIPAUX SYMPTOMES VERS LES VOIES DIGESTIVES.

Dans la bouche et dans l'arrière-gorge peuvent se développer deux maladies éminemment contagieuses : la stomatite ulcéreuse et l'angine diphtéritique ou angine couenneuse.

A. *Stomatite ulcéreuse.*

La stomatite ulcéreuse est quelquefois précédée par un malaise, le plus ordinairement sans fièvre. Elle se caractérise par le développement, sur le bord des gencives, et souvent aussi à l'intérieur des joues, des lèvres et sur le voile du palais, d'ulcérations grisâtres, saignantes, qui tendent à gagner en étendue et en profondeur.

Elle s'accompagne, d'ailleurs, d'une fétidité extrême de l'haleine qui appelle suffisamment l'attention.

B. *Angine diphtéritique.*

L'angine diphtéritique ou couenneuse est une maladie terrible et éminemment contagieuse.

Elle consiste dans le développement à l'arrière-gorge et spécialement, au début, sur les amygdales, d'une couenne ou concrétion grise ou blanchâtre, quelquefois noircie par du sang altéré, et qui tend à gagner les parties voisines et en particulier le larynx, où elle constitue le croup.

Son début est très insidieux : un peu de gêne en avalant, un léger enrouement sont souvent les seuls symptômes appréciables. Aussi, toutes les fois qu'un enfant les présente, faut-il regarder l'arrière-gorge avec soin, en abaissant la langue avec une cuiller, pour isoler et soigner, dès l'abord, les enfants qui, sous les apparences d'un simple mal de gorge, seraient atteints de diphtérite. Souvent, dès cette époque, on trouve en arrière de l'angle de la mâchoire des glandes engorgées et, dans les cas les plus graves, un gonflement très accentué de cette région et des parties voisines du cou.

Assez ordinairement un enchifrènement du nez, avec écoulement plus ou moins abondant, indice de l'envahissement des fosses nasales par les fausses membranes, a précédé tous les symptômes.

L'angine couenneuse précède presque toujours le croup ou laryngite diphtéritique. En effet, il est rare que le larynx soit envahi d'emblée par les fausses membranes. Développées dans l'arrière-gorge, elles descendent vers les voies respiratoires qu'elles ferment en produisant l'asphyxie. Il ne faut pas confondre le croup, maladie lente et progressive, avec le faux croup. Celui-ci débute subitement, en général vers le milieu de la nuit, chez un enfant presque toujours bien portant pendant la journée précédente. Il se manifeste par une toux très bruyante, tandis que celle du croup est éteinte. La voix est presque toujours assez claire, tandis qu'elle est rauque et voilée dans le croup. Il n'existe ni fausses membranes dans l'arrière-gorge, ni glandes en arrière de la mâchoire. Le faux croup est généralement sans gravité ; il n'est pas contagieux.

C. *Dyssenterie.*

La dyssenterie peut être contagieuse. Il ne faut pas la confondre avec la diarrhée, qui est caractérisée par l'expulsion plus ou moins fréquente de selles liquides.

Dans la dyssenterie, les besoins d'aller à la garde-robe sont fréquents, quelquefois incessants ; mais, avec des efforts considérables, l'enfant ne rend que des glaires, le plus souvent teintes de sang et chaque fois en petite quantité.

Il sera, dès l'abord, nécessaire d'empêcher l'enfant de se rendre aux cabinets d'aisances fréquentés par ses camarades. D'ailleurs, les coliques et le malaise le forceront bientôt à abandonner l'école.

D. *Fièvre typhoïde.*

La fièvre typhoïde se placerait naturellement après les fièvres éruptives et les oreillons.

Mais, comme il s'agit ici non pas de classification dogmatique mais de simples notions pratiques, elle a été placée parmi les affections qui frappent spécialement les organes de la digestion.

Elle débute rarement d'une manière brusque. Les enfants perdent l'appétit et les forces ; ils sont fatigués et abattus. Bientôt il se manifeste de la fièvre, un mal de tête intense, de l'obtusion de l'intelligence, de la dureté d'oreille et des bourdonnements, des vertiges, de la difficulté à se tenir debout, le plus souvent des saignements de nez, puis des coliques et de la diarrhée, de la douleur et de la tuméfaction du ventre; la langue est sale, souvent rouge à la pointe et sur les bords; mais déjà l'enfant a dû quitter l'école et a cessé d'être un danger pour ses condisciples.

COQUELUCHE.

Parmi les affections qui frappent spécialement les *voies respiratoires*, il en est une, la coqueluche, qui se propage, par contagion, avec une grande puissance. Elle est malheureusement difficile à distinguer à son origine, qui est celle d'un simple rhume avec enrouement. Toutefois la toux a de la tendance à se produire par quintes isolées et avec une plus grande fréquence la nuit que le jour. Une ou plusieurs semaines peuvent se passer dans cette incertitude; puis la coqueluche se manifeste avec tous ses symptômes.

Elle procède alors par accès ou quintes, plus nombreuses la nuit que le jour, et entre lesquelles, à moins de complications, la toux est nulle ou à peu près nulle.

La quinte débute en général par un sentiment de malaise, pendant la durée duquel l'enfant lutte contre la toux qui va éclater; puis tout à coup celle-ci se déclare par des secousses rapides, se succédant sans interruption et se perpétuant jusqu'à rendre la suffocation imminente.

A ce moment, quelques efforts d'inspiration se produisent; ils sont suivis d'une inspiration sifflante, presque convulsive, à laquelle on donne souvent le nom de reprise et qui est encore suivie souvent de quelques secousses de toux.

Le plus ordinairement, après un moment de repos, il se développe une seconde quinte, plus faible que la première et plus courte, après laquelle l'enfant expectore une masse plus ou moins considérable de mucosités épaisses qui sont en partie rejetées au dehors, en partie avalées. Souvent il rejette en même temps les aliments contenus dans l'estomac.

C'est l'expectoration, qu'elle se montre après une seule quinte ou seulement après la seconde, qui met fin à l'accès, après seize secondes à une minute environ.

La coqueluche, surtout chez les jeunes enfants, se complique souvent d'accidents graves et même mortels; il faudrait donc isoler immédiatement ceux qui en sont atteints, même à un degré très léger.

OPHTHALMIES.

Parmi les maladies qui doivent attirer l'attention des instituteurs et surtout des directrices d'asiles, il faut attacher une grande importance aux ophthalmies. Il en est deux, l'ophthalmie catarrhale et l'ophthalmie purulente, qui sont l'une et l'autre très contagieuses. La seconde surtout peut amener rapidement la perte d'un œil et même des deux yeux. Elles sont surtout à craindre chez les très jeunes enfants, mais elles peuvent se transmettre à des enfants plus âgés et même aux adultes.

Ces deux ophthalmies ont pour caractère la production d'une sécrétion abondante, puriforme ou purulente, qui baigne les yeux et qui s'échappe entre les paupières. Celles-ci sont en général rouges et tuméfiées; mais, comme ce dernier symptôme ainsi que la rougeur de l'œil lui-même peuvent appartenir à d'autres inflammations oculaires, il faut se fonder uniquement, pour reconnaître l'ophthalmie catarrhale et l'ophthalmie purulente, sur l'abondance et la quantité de l'écoulement.

MALADIES CONTAGIEUSES.

Parasitaires.

Quatre parasites différents constituant des maladies contagieuses peuvent se rencontrer dans les écoles et asiles : un parasite animal et trois parasites végétaux, d'où résultent deux genres de maladies : la gale et les teignes.

1° *Gale.*

La gale est le résultat de la présence dans l'épaisseur de la peau, sous l'épiderme, d'un animal particulier, l'*acarus scabiei* ou *sarcopte* de l'homme.

Elle est caractérisée par le développement, sur différents points du corps, et en particulier aux pieds et aux mains, de petites vésicules transparentes qui déterminent une assez vive démangeaison.

On les recherche surtout aux mains, dans l'intervalle des doigts et aux poignets. Souvent elles ont été écorchées par les ongles des malades et sont remplacées par une petite croûte brunâtre. Il en part fréquemment une petite traînée blanchâtre, grisâtre ou brune, de deux à cinq millimètres de long, ressemblant à une légère égratignure et se terminant par une petite bosselure d'une couleur plus foncée.

Cette traînée est la trace du sillon que la femelle se creuse sous l'épiderme. Elle en habite le fond, au-dessous de la bosselure, d'où il est assez facile de l'extraire et où elle dépose ses œufs.

L'acare de la gale est un animal nocturne ; il en résulte que l'on contracte cette maladie assez rarement pendant le jour. Mais cette observation n'a rien d'absolu ; il faut donc éloigner de l'école les enfants qui en sont atteints et prévenir les familles de les faire coucher seuls. D'ailleurs, la gale peut se guérir en quelques heures, si elle est convenablement traitée.

2° *Teignes.*

Les teignes sont au nombre de trois :

A. La teigne faveuse,

B. La teigne tonsurante,

C. La teigne décalvante.

Elles résultent de la présence à la surface du corps, et plus particulièrement du cuir chevelu, de végétaux parasitaires d'une organisation très élémentaire et dont la nature intime ne peut être démontrée qu'à l'aide du microscope. Ils se transmettent d'un individu à un autre au moyen de semences extrêmement ténues, nommées spores ou sporules. Chaque teigne a son végétal spécial et des symptômes particuliers.

A. *Teigne faveuse.*

La teigne faveuse est la teigne proprement dite. Le végétal qui la constitue est l'achorion de Schœnlein.

Elle siège généralement au cuir chevelu, bien qu'elle puisse occuper toutes les parties garnies de poils. Elle se reconnaît à la décoloration des cheveux et des poils, devenus d'abord grêles et cassants, et à la production de croûtes jaunâtres, inégales, variables par leur étendue et leur saillie, constituées par des espèces d'écailles creusées en godets.

Ces croûtes sont uniques ou multiples; en se réunissant, elles peuvent occuper la plus grande partie et même la totalité du cuir chevelu.

Les plaques croûteuses se dessèchent, se brisent et se divisent en fragments et en poussière qui se répandent de tous côtés et vont propager la maladie.

Les enfants accusent toujours de violentes démangeaisons; ils se grattent et favorisent la destruction des croûtes et leur diffusion. Leur tête exhale une odeur fétide toute particulière, analogue à celle de l'urine de chat.

La teigne faveuse est très contagieuse. Tout enfant qui en serait atteint doit être éloigné des asiles et écoles jusqu'à sa complète guérison, certifiée par le médecin-inspecteur.

B. *Teigne tonsurante.*

Végétal : le tricophyton tonsurant.

Cette affection, très contagieuse, est caractérisée par des plaques arrondies, siégeant plus particulièrement sur le cuir chevelu et reconnaissables à ce que les cheveux y sont grêles, friables, moins colorés que ceux des parties voisines. De noirs ou de blonds, ils sont devenus rougeâtres ou d'un gris cendré. De plus, ils sont rompus très également à deux ou trois millimètres au-dessus du niveau de l'épiderme. Il se forme ainsi une véritable tonsure qui peut avoir l'étendue d'une pièce de deux ou de cinq francs et au delà.

Tantôt il n'existe qu'une seule plaque, tantôt il s'en développe plusieurs, dont l'extension progressive détermine la réunion et qui peuvent envahir ainsi la plus grande partie de la tête.

La surface des plaques est inégale et parsemée d'aspérités; elle est hérissée de débris grisâtres, pulvérulents et d'une teinte un peu bleuâtre. Elle est comme chagrinée.

C. *Teigne décalvante.*

Végétal : le microsporon d'Audoin.

La teigne décalvante est caractérisée par la chute des cheveux sur des plaques d'une étendue variable à partir de celle d'une pièce de vingt centimes. Au lieu d'être rompus, comme dans la teigne tonsurante, ils ont absolument disparu, laissant la peau douce, unie et d'une blancheur remarquable.

C'est cette particularité qui a valu à la teigne décalvante le nom de *pelade.*

La chute des cheveux est souvent, comme dans les deux autres espèces de teigne, précédée et accompagnée de démangeaisons.

Les sourcils et, chez les adultes, les parties du corps couvertes de poils, peuvent être dénudés par l'affection parasitaire comme le cuir chevelu.

Elle peut, par la multiplicité des plaques et leur développement en surface, laisser le corps entier complètement dépourvu de poils.

Parfois, mais non constamment, ceux-ci subissent avant leur chute les altérations de force et de couleur déjà décrites.

La pelade, la plus innocente en apparence des teignes, est peut-être la plus dangereuse, en ce sens qu'elle peut passer longtemps inaperçue. Un enfant, dans ses cheveux épais, peut avoir une ou plusieurs petites plaques dénudées sans qu'on y fasse attention, et pendant cette période, il peut communiquer à ses camarades une affection dont il n'a pas même conscience. Les deux moyens les plus habituels de sa propagation dans les écoles sont l'habitude que les enfants ont, dans leurs jeux, de prendre la coiffure les uns des autres, et celle des personnes chargées de leur toilette de peigner et de brosser avec les mêmes peignes et brosses un certain nombre d'entre eux. Cette dernière pratique doit être absolument interdite ; elle a souvent répandu la pelade chez un grand nombre d'élèves d'une même maison d'éducation. Il faut aussi inspirer aux enfants une répugnance salutaire, qu'ils garderont utilement toute leur vie, pour une facilité trop grande à se servir de la coiffure des autres personnes. C'est, en effet, pour les adultes, par ce moyen que se propagent les maladies du cuir chevelu, lorsqu'elles ne sont point contractées, ce qui peut-être est plus fréquent encore chez les coiffeurs, en raison de l'usage commun des peignes et des brosses qu'ils emploient.

C'est ici que se termine l'étude des premiers symptômes ou des caractères propres aux maladies contagieuses qui peuvent atteindre les enfants des écoles et des asiles. Mais, à côté de ces contagions directes, il en est une autre qu'il est impossible de passer sous silence, c'est la contagion de l'imitation et de la terreur.

ÉPILEPSIE.

Une des maladies les plus terribles, l'épilepsie, se transmet, et cela plus particulièrement chez les enfants, par la vue d'une attaque épileptique, que ce soit l'exemple, que ce soit l'épouvante qui la fasse naître. Il faut donc éloigner à tout prix des écoles les enfants qui en sont atteints et qui, frappés subitement d'une attaque, peuvent devenir dangereux pour leurs condisciples.

Si une attaque imprévue venait à se produire, il

faudrait immédiatement éloigner les autres élèves, pour leur en éviter le spectacle. On leur dirait, par exemple, sans prononcer le nom de la maladie, qu'il s'agit d'une syncope, que leur camarade se trouve mal, que sa maladie n'a aucun danger, qu'il va revenir à lui, mais qu'il a besoin de calme et de silence et qu'il faut le laisser seul.

L'épilepsie, nommée souvent *haut mal, mal caduc*, est une maladie du cerveau caractérisée par des attaques revenant à des intervalles plus ou moins éloignés, variables chez le même malade, et entre lesquelles, surtout dans l'origine, la santé peut être parfaite.

Ces attaques sont plus ou moins soudaines : tantôt elles frappent comme la foudre, de la façon la plus inopinée ; tantôt une sensation, qui varie chez chaque individu, l'avertit du mal qui va l'atteindre. Elles affectent deux formes : l'une légère, vertige épileptique; l'autre intense, attaque convulsive, ou grand mal.

Le vertige épileptique consiste dans une perte subite de connaissance, pendant laquelle l'enfant reste souvent dans la situation qu'il occupait : s'il parlait, s'il était à table, la main levée, portant, par exemple, un aliment à sa bouche, ou s'il était debout, appuyé contre un objet qu'il avait pu saisir, il interrompt la phrase commencée et reste quelques instants immobile, les yeux fixes et hagards; la face est pâle et quelquefois agitée par de légers mouvements. Après quelques secondes, une ou deux minutes au plus, l'enfant finit souvent la phrase commencée ou introduit l'aliment dans sa bouche sans avoir conscience de l'interruption apportée à l'acte qu'il accomplissait ; quelquefois il reste plusieurs minutes assoupi ou étonné.

D'autres se livrent à un acte dont ils n'ont pas conscience et après lequel ils rentrent dans leurs habitudes régulières.

Quelques-uns tombent sur le sol et se relèvent peu d'instants après, sans se rendre compte de ce qui leur est arrivé.

Le vertige épileptique, au point de vue spécial des écoles, n'a d'importance qu'en ce qu'il annonce souvent pour l'avenir de grandes attaques dont il est le diminutif. C'est à ce titre qu'il doit entraîner l'éloignement des enfants qui en sont atteints ; car par lui-même il ne se transmettrait point, et le plus ordinairement même il passe à peu près inaperçu, du moins quant à sa signification.

Il n'en est pas de même du *grand mal*, de l'attaque épileptique proprement dite.

Qu'il soit ou non précédé d'une sensation prémonitoire, il débute brusquement. L'enfant pâlit et tombe privé de connaissance et frappé d'insensibilité, quelquefois en jetant un cri ; le corps se raidit, il est agité de mouvements convulsifs peu étendus d'abord, plus intenses ensuite, et parfois tellement violents que les malades peuvent se blesser gravement en se frappant sur la terre et sur les objets qui les avoisinent, mais se passant sur place et sans déplacement important du corps.

La face est devenue rouge, violacée, horrible à voir ; les traits sont déviés, agités de mouvements convulsifs ; les dents grincent ; une écume plus ou moins abondante s'écoule de la bouche, soit en bavant, soit avec bruit, et alors, poussée par des mouvements d'expulsion saccadés, elle forme des bulles au devant des lèvres. Souvent la langue est mordue, déchirée et cette écume est sanglante.

L'attaque peut durer trente à quarante secondes

seulement ou se prolonger pendant quelques minutes et même, beaucoup plus rarement, pendant des heures. Puis la raideur et les convulsions diminuent et cessent, la face reprend une pâleur extrême, un ronflement bruyant accompagne un assoupissement profond qui peut durer quelques minutes ou plusieurs heures, après lesquelles l'enfant s'éveille, n'ayant aucun souvenir de ce qui s'est passé, mais étonné, brisé de fatigue, endolori par les contusions qu'il s'est faites, soit en tombant, soit pendant l'accès.

L'épilepsie peut atteindre les deux sexes. Une autre affection convulsive bien moins grave, connue généralement sous le nom d'*attaques de nerfs*, peut frapper les plus âgées parmi les jeunes filles des écoles. Rarement, cependant, elle se manifeste à une époque aussi peu avancée de la vie. Si toutefois une enfant en présentait les symptômes, elle devrait être éloignée de ses compagnes. L'imitation, en effet, est une cause puissante de leur développement, qui, une fois produit, peut avoir pour l'avenir les conséquences les plus douloureuses.

Les attaques de nerfs sont excitées par la moindre contrariété, elles sont facilement reconnaissables à l'agitation générale, aux cris, aux pleurs, aux mouvements beaucoup plus étendus, plus violents que ceux de l'épilepsie, et surtout en ce que la perte de connaissance est nulle ou incomplète.

D'ailleurs, la distinction à établir entre les deux affections n'a ici qu'une importance secondaire. L'une et l'autre doivent, en effet, entraîner l'éloignement de l'enfant et son renvoi à ses parents d'une façon absolue pour l'épilepsie et pour les attaques de nerfs, jusqu'à ce qu'il soit bien démontré que, développées accidentellement par une cause morale, elles ne tendent pas à se reproduire.

Il faut étendre, d'ailleurs, à toutes les névroses convulsives ce qui vient d'être dit des attaques de nerfs. L'une d'elles, la *danse de Saint-Guy*, ou chorée, consiste dans la production de mouvements involontaires, irréguliers, qui peuvent envahir tout le corps ou se borner aux membres, au cou, à la face. Tantôt presque insaisissable, en raison de son peu d'intensité, elle peut acquérir des proportions très cruelles, empêcher la marche, détruire toute possibilité de mouvements volontaires et s'opposer absolument, par exemple, à ce que l'enfant puisse porter les aliments à la bouche, en raison du désordre de ses actes musculaires.

Presque absolument réservée aux jeunes filles, cette affection peut, dans une certaine mesure, se transmettre par imitation. C'est, d'ailleurs, un spectacle pénible et non sans danger à donner aux autres enfants que celui de cette agitation constante et douloureuse, et les choréiques doivent être exclues des écoles. Peut-être devrait-on étendre cette exclusion à tout enfant très fortement atteint de ces tics de la face, de ces grimaces involontaires et parfois hideuses qui, nées dans le jeune âge, peuvent persister toute la vie. Les enfants, très imitateurs, les reproduisent souvent par moquerie et peuvent en contracter l'habitude, qui, sans inconvénient pour la santé, peut cependant avoir pour leur avenir de regrettables conséquences.

Bibliographie. — Tardieu, *Dictionnaire d'hygiène et de salubrité* (Articles : LYCÉES. — SALLES D'ASILE). — Michel Lévy, *Traité d'hygiène publique et privée* (Articles : SALLES D'ASILE. — ÉCOLES. — LYCÉES, t. II, p. 511). — Vernois, *État hygiénique des lycées de l'empire*. — *Codex hygiénique des lycées* *et collèges de l'empire.* — Dr Guillaume, *Hygiène des écoles.* — Dr Riant, *Hygiène scolaire.* — Virchow, *Hygiène des écoles.* — Dr du Mesnil, *L'exposition et le congrès de Bruxelles.* — Dr Dally, *Hygiène pédagogique* (*Ann. d'Hyg. publ.*, 1878, 2e série, t. XLIX, p. 108). — Trélat, *Hygiène de la vue dans les écoles* (*Ann. Hyg. publ.*, 1877, t. XLVIII, p. 263). — Gariel, *Éclairage diurne dans les écoles* (*Ann. Hyg. publ.*, 1877, t. XLVIII, p. 453). — Falk, *Les bancs dans les écoles.* Analyse dans les *Ann. Hyg. publ.*, vol. LXXIV, 1871, p. 468. — Narjoux, *Les écoles publiques en France et en Angleterre.* — Gallard, *Notions d'hygiène à l'usage des instituteurs primaires* (Quatre Conférences faites à la Sorbonne). — Péclet, *Instruction pour le chauffage et l'assainissement des écoles primaires et des salles d'asile.*

7° PRISONS.

L'hygiène de ces établissements laisse beaucoup à désirer. Ils sont en général mal situés, mal tenus, mal aérés, et trop encombrés. On comprend d'ailleurs qu'un bâtiment construit au point de vue de la sécurité publique, et destiné surtout à empêcher les évasions, ne remplisse pas les conditions qu'on exige habituellement dans les habitations privées. Les portes, les fenêtres destinées à livrer largement passage à l'air et à la lumière, sont nécessairement bloquées et rétrécies, quand il s'agit de prisonniers. On doit cependant chercher autant que possible à concilier les exigences de police avec la santé des détenus, et placer les prisons dans les meilleures conditions de salubrité. A cet effet, il conviendra d'observer les règles suivantes :

Choisir pour emplacement des prisons, quelles qu'elles soient, un lieu exempt d'humidité, ouvert, élevé et balayé par les vents. Les constructions seront disposées de manière à assurer la libre circulation de l'air. Il faut, de plus, qu'elles soient assez vastes pour procurer aux détenus, tant dans leurs ateliers que dans leurs dortoirs, un espace suffisant et bien aéré. Les cours destinées à servir de préaux doivent être grandes, autant que possible plantées d'arbres et entourées d'arcades, sous lesquelles les prisonniers pourraient se promener pendant les temps de pluie. Le mur d'enceinte extérieur doit toujours être séparé des bâtiments par un intervalle assez large. C'est le seul moyen d'assurer la ventilation complète de toutes les parties de la prison. Il importe que toute prison puisse se procurer l'eau avec facilité et en abondance ; cela est nécessaire pour entretenir la propreté des détenus et celle des différentes parties de l'établissement.

La nourriture accordée aux détenus devrait toujours être suffisante et de bonne qualité. Les industries insalubres, qui ne feraient qu'ajouter encore aux autres causes d'affaiblissement et de maladie qui existent déjà dans les prisons, en seront exclues. On prendra toutes les précautions jugées nécessaires contre celles qui peuvent être pernicieuses, soit à cause des matières irritantes qui se dégagent des matières premières, soit à cause des gaz délétères que respirent les travailleurs.

Nous n'insisterons pas davantage sur les conditions qui assurent la salubrité des prisons, parce que la surveillance hygiénique de ces établissements appartient plutôt à l'inspection générale des prisons qu'aux membres des conseils d'hygiène.

Bibliograhie. — Howard, *Des prisons et des maisons de force.* — Danjou, *Des prisons et de leur régime.* — Villermé, *Des prisons telles qu'elles sont et telles qu'elles devraient être.* — Moreau-Christophe, *De l'état actuel des prisons en France.* — Ferrus, *Des prisonniers, de l'emprisonnement et des pri-*

sons. — Fraisse, *Prisons et détenus.* — Tardieu, *Dictionnaire d'hygiène publique et de salubrité*, t. III, p. 241 et suiv. (Article : SYSTÈME PÉNITENTIAIRE). — Michel Lévy, *Traité d'hygiène publique et privée*, t. II, p. 568 (HABITATIONS PÉNITENTIAIRES).

CHAPITRE VIII

QUESTIONS RELATIVES AUX ENFANTS TROUVÉS.

Nous ne croyons pas devoir étudier ici les questions très diverses et très complexes que soulève, au point de vue social, économique et moral, le problème difficile de l'éducation des enfants trouvés, parce que ces questions, dévolues par le décret de 1848 aux conseils d'hygiène, sont aujourd'hui complètement rayées du cadre de leurs attributions, et placées, par les décrets et lois promulgués depuis 1849, sous l'autorité et la direction des administrations hospitalières, des administrations départementales et de l'inspection des enfants trouvés.

Les membres des conseils d'hygiène qui voudraient approfondir ces questions devront consulter les ouvrages suivants :

Tardieu, *Dictionnaire d'hygiène publique et de salubrité* (Article : ENFANTS TROUVÉS, p. 110, t. II). — *Dictionnaire d'économie politique*, de Coquelin et Guillaumin, t. Ier, ENFANTS TROUVÉS (article signé F. Cuvier). — Dr Brochard, *La Vérité sur les enfants trouvés*. — Th. Roussel, *Loi de 1874, relative à la protection des enfants du premier âge et en particulier des nourrissons.* — Terme et Montfalcon, *Histoire statistique et morale des enfants trouvés.* — Chauffard, *Sur la mortalité des nourrissons.* — Dr Nadaud d'Angoulème, *De la mortalité des nourrissons dans la Charente et des moyens d'y remédier.* — Husson, *Discours sur la mortalité des jeunes enfants.* — Dumesnil, *L'Industrie des nourrices et la mortalité des nourrissons.* — Lauth (Gust.), *Études sur les maternités, causes et prophylaxie de la mortalité, secours à l'hôpital et à domicile.* — Monot, *De l'industrie des nourrices et de la mortalité des petits enfants.* — Penard, *Du rétablissement des tours.* — Becquerel, *Traité élémentaire d'hygiène privée et publique.* — Les différents auteurs indiqués à la bibliographie contenue dans le *Dictionnaire d'hygiène publique et de salubrité*, de Tardieu, et dans le *Dictionnaire d'économie politique,* de Coquelin et Guillaumin (Article : ENFANTS TROUVÉS).

CHAPITRE IX

QUALITÉ DES ALIMENTS, BOISSONS, CONDIMENTS ET MÉDICAMENTS LIVRÉS AU COMMERCE.

La qualité des aliments, boissons, condiments et médicaments livrés au commerce doit être constatée par des inspections sinon régulières, du moins provoquées de temps en temps. Elles auront surtout pour but de rechercher et de poursuivre les falsifications, et de faire disparaître les substances alimentaires altérées, qui seraient de nature à nuire à la santé publique. Cette mission acquiert une importance toute particulière dans le cours des épidémies. Il n'est pas hors de propos de faire remarquer que les attributions des conseils d'hygiène doivent rester complètement distinctes de celles des écoles de pharmacie et des jurys médicaux, chargés par la loi de la visite des officines et des médicaments, et ne s'exercer que dans des cas urgents et exceptionnels. C'est en ces termes que se trouve définie, dans l'instruction accompagnant le décret de 1848, la neuvième attribution des conseils d'hygiène.

Ayant déjà indiqué dans un ouvrage spécial, publié en collaboration avec M. le docteur Ricard, et intitulé : *Manuel pratique de l'inspecteur des pharmacies* (Delahaye et Cie, place de l'École-de-Médecine, 1880), la méthode à suivre pour vérifier la pureté des médicaments tenus par les pharmaciens et droguistes, ainsi que la qualité des substances alimentaires vendues par les épiciers, je ne reviendrai pas sur ce sujet, et je me bornerai à donner quelques instructions sommaires sur l'essai pratique des principales substances qui forment la base de l'alimentation.

Cet essai pratique, qui n'a pas la prétention de remplacer les nombreux et remarquables traités de falsifications auxquels il faudra toujours recourir, lorsqu'on voudra faire une analyse complète d'un corps, permettra cependant aux membres des conseils d'hygiène de s'assurer rapidement de la pureté relative des substances alimentaires, et de décider si elles peuvent être livrées à la consommation, sans danger pour la santé publique.

1° DU PAIN.

Le pain est le résultat d'une pâte faite avec la farine de blé, une certaine quantité d'eau, additionnée de *levain* qui y détermine une fermentation, appelée autrefois fermentation panaire, mais qui n'est autre en définitive, qu'une fermentation alcoolique, avec formation d'alcool et dégagement d'acide carbonique.

La farine de blé, qui forme la base du pain, analysée par Kirchoff, Proust, Vogel, Vauquelin, Millon, Payen, Boussingault, est essentiellement composée :

1° *De gluten.* — Substance azotée d'un blanc grisâtre, élastique, tenace, d'une odeur fade et qui donne à la farine de blé ses qualités éminemment nutritives. Il se réduit, par la dessiccation, à peu près au tiers de son poids. Plus une farine est riche en gluten, meilleure elle est. Sans le gluten, une farine ne peut donner une pâte bien levée, ni un pain léger et poreux. La proportion de gluten varie d'ailleurs dans une bonne farine, suivant l'espèce de blé qui l'a fournie, suivant le climat, la nature du sol, le degré de maturité, les engrais, la température de l'année. D'après Boland, une farine de première qualité doit contenir de 10, 5 à 11 pour 100 de gluten sec ; et une farine inférieure 8, 5 à 9 pour 100.

Il est très utile, au point de vue de la santé publique, d'examiner la quantité et la qualité du gluten contenue dans les farines existant chez les boulangers. On y parviendra soit à l'aide du procédé classique, soit en employant l'*Aleuromètre de Boland*, ou l'*appréciateur des farines de Robine* décrits dans l'excellent *Dictionnaire des falsifications* de MM. Chevalier et Baudrimont, pages 373-374-375, article FARINES.

D'après Ritthausen, dit M. Schützenberger (*Dictionnaire de chimie pure et appliquée* de Würtz, tome I, 2e page 1576, article GLUTEN), le gluten n'est pas un principe immédiat, mais un mélange de deux substances : 1° *l'une soluble dans l'alcool*, formée elle-même de mucine ou caséine végétale, de glutine ou gélatine végétale ; 2° *l'autre insoluble dans l'alcool* et semblable à la fibrine (fibrine végétale).

2° *D'amidon ;* 3° *de dextrine ;* 4° *de sucre ;* 5° *de matières grasses ;* 6° *de cellulose ;* 7° *de matières minérales ;* 8° *de son quelquefois* (on appelle son la partie corticale du blé qui est mise à nu dans la mouture et que l'on sépare de la farine à l'aide du blutage).

Les farines peuvent être altérées par l'humidité, par le *Melampyrum arvense* (Dizé), par le *Lychnis githago* ou nielle, par le *Lolium temulentum* (ivraie), par la carie (*Uredo caries*), par le charbon (*Uredo carbo*), par le seigle ergoté.

Elles sont très souvent falsifiées avec la fécule de pommes de terre, les farines de riz, orge, avoine, maïs, seigle, les farines de légumineuses (féveroles, vesces, pois, haricots, fèves, lentilles), la farine de sarrasin. On y introduit aussi des substances minérales qui peuvent porter une atteinte plus ou moins grave à la santé publique, telles que des os moulus, des cailloux blancs, du sable, du plâtre, de l'albâtre en poudre, de la craie, de la chaux, de l'alun, des carbonates de magnésie et de soude, du sulfate de baryte, de la porcelaine pulvérisée.

L'emploi simultané du microscope et de quelques réactifs appropriés permet de reconnaître ces mélanges d'une manière assez rigoureuse ; mais les procédés les plus parfaits de recherche sont ceux proposés par MM. Boland, Donny, Lecanu, avec l'emploi auxiliaire des moyens indiqués par MM. Martens, Louyet, Lassaigne et Villain, rapportés et décrits avec la plus grande clarté dans le *Dictionnaire des falsifications* de MM. Chevalier et Baudrimont (Article : FARINE DE BLÉ, pages 380, 381, 382 et suivantes).

La fabrication du pain se compose de trois opérations principales : 1° la préparation des levains ; 2° le pétrissage de la pâte ; 3° la cuisson du pain.

On distingue deux sortes de levains : le *levain doux* qui n'est autre que la levûre de bière ; c'est celui qu'on emploie généralement à Paris ; 2° le *levain aigre*, obtenu par la fermentation d'une certaine quantité de pâte prélevée à la fin de chaque opération, et qu'on nomme *levain jeune*, *levain fort*, ou *levain vieux*, suivant le degré de fermentation auquel il est arrivé.

Le pétrissage, qui est certainement l'opération la plus importante de la panification, s'opère soit à bras d'homme, soit à l'aide des différents pétrins mécaniques qui offrent des avantages incontestables sous le rapport de l'hygiène, de la propreté et de la régularité du travail.

Lorsque la pâte est convenablement levée, on lui donne la forme voulue, et on l'introduit dans des fours chauffés par rayonnement. La portion supérieure, appelée *croûte*, atteint une température de 210° environ; elle est comme rissolée, et sa cohésion donne aux pains leurs formes diverses. L'intérieur, désigné sous le nom de *mie*, n'atteint guère plus de 100°.

Théorie de la panification. — Les chimistes admettent que la panification est le résultat de la fermentation saccharine, lactique, alcoolique et acétique qui se succèdent. En effet, tout le monde sait qu'il se forme, pendant la fermentation panaire, du glucose, de l'alcool, de l'acide carbonique, de l'acide lactique et de l'acide acétique. Ces produits sont le résultat des agents de la panification sur l'amidon, le glucose et peut-être le gluten.

Dans le délayage de la farine, l'eau hydrate l'amidon et le gluten, et dissout les principes solubles. Le pétrissage complète ces réactions, rend le mélange plus intime et introduit de l'air dans la pâte. Sous l'influence d'une douce température, la fermentation se développe, et l'acide carbonique qui se produit, étant enveloppé d'une pâte visqueuse, la soulève et s'accumule dans les petites cavités qu'il produit. C'est l'acide carbonique qui boursoufle la pâte, la divise en cellules et la rend d'une cuisson plus facile. Si l'on prolongeait trop longtemps la fermentation, la trop grande quantité d'acide carbonique diminuerait la consistance de la pâte. Il faut donc en arrêter le dégagement, lorsque le gonflement est parvenu au terme convenable, car il s'opérerait, d'après Mège-Mouriès, diverses réactions sur les éléments de la farine, par suite de la *céréaline*, matière azotée particulière, qui joue le rôle de ferment lactique.

Aussitôt après l'enfournement, la température brusque que reçoit la pâte dilate le gaz, vaporise une partie d'eau, arrête la fermentation, hydrate et fait gonfler la substance amylacée ; elle produit l'adhérence entre toutes les parties hydratées; le gluten retenant les gaz qui le gonflent en bulles nombreuses, rend la mie légère (Poggiale).

La qualité du pain qui dépend des farines employées à sa confection et des soins apportés à sa fabrication, est très importante à constater. Afin d'en rendre l'examen plus facile, nous avons dressé un tableau synoptique, qui pourra être consulté avec intérêt par les membres des conseils d'hygiène, chargés de l'inspection de cet aliment si précieux pour le pauvre, le riche, l'enfant, le vieillard, le convalescent et l'homme valide.

Tableau synoptique pour l'examen du Pain.

CARACTÈRES DU PAIN EXAMINÉ.	NATURE DU PAIN EXAMINÉ.
Pain ferme ; résonant, quand on frappe le dessous avec les doigts ; mie élastique et résistant à la pression.	Pain bien cuit.
Pain non ferme ; mie pâteuse et non élastique..................	Pain mal cuit.
Pain pesant ; compacte et ayant la forme d'une galette..........	Pain ayant éprouvé une fermentation incomplète.
Pain aigre et amer..	Pain trop fermenté.
Pain ayant une odeur agréable, légèrement sucré, se broyant facilement dans la bouche, se gonflant dans l'eau, se desséchant au contact de l'air chaud, se ramollissant à l'air humide ; léger, sonore, ayant une mie d'un blanc jaunâtre, élastique, spongieuse et parsemée de trous d'une forme inégale ; contenant de 33 à 36 p. 100 d'eau, et fournissant de 24 à 34 p. 100 de gluten humide qui puisse se réunir en une masse consistante et élastique.	Pain bien fabriqué, et avec de bonnes farines.
Pain ayant une couleur brune, une saveur amère, une odeur désagréable. Si on le traite par l'alcool, et qu'on évapore au bain-marie la liqueur alcoolique filtrée, on obtient un extrait qui a une saveur âcre et amère.	Pain fabriqué avec des farines altérées soit par : la *carie* (uredo caries) ;

	cinia graminium de de Candolle); l'*ivraie* (lolium temulentum). *Impropre à l'alimentation.*
Pain offrant des taches ou des points de couleur violette. Pâte ayant quelquefois une teinte de la même couleur. Saveur très désagréable de pourri, qui laisse dans la gorge une âcreté très persistante.	Pain fabriqué avec des farines altérées par le seigle ergoté. *Impropre à l'alimentation.*
Pain présentant des végétations cryptogamiques d'un vert foncé et d'une odeur spéciale. Quand on examine cette végétation au microscope, on observe que les larges touffes qu'elle forme sont composées de pédicules simples, grêles, allongés et portant à leur sommet un corps globuleux et membraneux qui est le réceptacle. Cet organe se remplit de grains par la maturité; il se brise avec élasticité dans l'eau, et les sporules qui en sortent forment une espèce de chapelet. Cette plante offre des colorations différentes suivant le degré de maturité des sporules (Poggiale).	Pain altéré par le *mucor mucedo*, cryptogame qui se développe sous l'influence de la température, de l'eau et des levains acides. *Impropre à l'alimentation.*
Pain présentant une sorte d'efflorescence rouge et exhalant une odeur nauséabonde. MM. Payen et de Mirbel ont reconnu au microscope, que cette substance rougeâtre est composée de corpuscules arrondis qui sont les sporules d'un champignon, *Oïdium aurantiacum*. Cette altération a été reconnue en 1843, par la commission spéciale nommée par le ministre de la	Pain altéré par l'*Oïdium aurantiacum* ou champignon rouge du pain dont le développement est dû aux causes suivantes : 1° humidité du pain et de l'atmosphère; 2° température de 30° à 40°; 3° une grande quantité de remoulage adhérente à la

Tableau synoptique pour l'examen du Pain (*Suite*).

CARACTÈRES DU PAIN EXAMINÉ.	NATURE DU PAIN EXAMINÉ.
guerre, et qui était composée de MM. *de Joinville*, sous-intendant militaire; *Moisin* et *Brault*, membres du conseil de santé des armées; *Bénier*, officier principal, chargé du service des vivres de Paris; *Chartier*, syndic des boulangers de Paris, et de MM. *Dumas*, *Pelouze* et *Payen*, de l'Institut.	croûte inférieure; 4° accès de la lumière (Avis de la commission spéciale). *Impropre à l'alimentation.*
On met sur le porte-objet du microscope un petit fragment de mie de pain, et on ajoute deux ou trois gouttes de solution de potasse. On attend une ou deux minutes, pour que la potasse, agissant sur les grains de fécule de pomme de terre, s'il y en a, puisse les gonfler et faire augmenter leur volume. On ajoute une ou deux gouttes de teinture d'iode, et on observe. Si on aperçoit des grains fortement distendus, très larges et colorés en bleu (Procédé Donny).	Pain contient de la fécule de pomme de terre.
Pain ayant une teinte rosée. Exposé successivement à l'action des vapeurs de l'acide nitrique, puis à celles de l'ammoniaque, il prend une coloration pourpre, ou présente des traînées colorées en rose, n'apparaissant souvent qu'au bout d'un quart d'heure (Procédé Donny).	Pain contient des farines de féveroles ou de vesces.
Si on verse une gouttte de cyanure jaune de potassium sur le pain, et qu'il se produise au bout de quelques instants une co-	Pain contient du sulfate de cuivre, qui présente pour les boulangers les avantages

	main-d'œuvre moindre et la panification plus complète ; 3° rend la mie et la croûte plus belles ; 4° permet d'introduire une plus grande quantité d'eau. *Impropre à l'alimentation.*
Si on verse sur le pain une solution de potasse concentrée, et qu'il se produise un dégagement d'ammoniaque sensible à l'odorat, et rendu manifeste par les vapeurs blanches qui se développent au contact d'une tige de verre imprégnée d'acide chlorhydrique.	Pain contient du carbonate d'ammoniaque, employé pour faire lever le pain, retarder sa dessiccation, et augmenter sa blancheur.
On fait macérer dans l'eau distillée pendant deux heures 100 grammes de pain environ. On exprime la masse, on filtre et on évapore jusqu'à siccité. Le résidu, s'il y en a, est dissous dans l'eau et traité : 1° *Par le chlorure de baryum.* Il se produit un précipité blanc insoluble dans l'acide nitrique. 2° *Par l'ammoniaque*........ Il se produit un précipité blanc gélatineux. *N. B.* — Avec le pain pur, il ne se fait aucun précipité.	Pain contient de l'alun employé pour donner au pain fait avec de mauvaises farines un aspect blanc comparable à celui fait avec de belles farines.
On fait macérer dans l'eau distillée, pendant deux heures, 100 grammes de pain environ ; on exprime la masse, on filtre et on évapore le liquide jusqu'à siccité. On traite par l'alcool à 0,85 qui dissout l'acétate de magnésie en lequel le carbonate de magnésie (s'il en a été introduit dans le pain) s'est transformé, par suite des réactions qui surviennent dans la panification. La solution alcoolique filtrée est évaporée à siccité, et le résidu, repris par l'eau et filtré, est additionné de carbonate de soude qui donne lieu à un précipité blanc de carbonate de magnésie, insoluble dans un excès de réactif.	Pain contient du carbonate de magnésie, employé pour améliorer la qualité du pain fait avec des farines inférieures. Dans la proportion de $\frac{1}{112}$, le carbonate de magnésie communique au pain une couleur jaunâtre qui peut modifier d'une manière favorable la couleur sombre que ces farines lui donnent.

Bibliographie. — Tardieu, *Dictionnaire d'hygiène publique et de salubrité*, t. III, p. 179 (Article : Pain). — T. II, p. 265 (Article : Farine). — Chevalier et Baudrimont, *Dictionnaire des altérations et falsifications des substances alimentaires* (Articles : Farine et Pain). — Payen, *Traité des substances alimentaires*. — Chevalier, *Sophistications des farines* (in *Ann. hyg. et de méd. lég.*, t. XLI, p. 198). — Lassaigne, *Des moyens de constater les propriétés panifiables des farines de froment et le degré d'altération qu'elles ont éprouvé, ou faits propres à déterminer les qualités alimentaires du pain préparé avec les farines* (*Ann. d'Hyg. et de Méd. leg.*, t. IV, 2e série, p. 84). — Kuhlmann, *Considérations sur les divers modes d'altération du pain* (*Rapport du Conseil de salubrité du département du Nord*, 1830, p. 109). Voir dans les *Ann. d'Hyg. publ. de Méd. lég.* : *Moyens de constater les qualités alimentaires du pain*, t. IX, p. 84. — *Essai de la farine et du pain, recherche de l'alun*, t. XLI, p. 461. — *Falsifications du pain*, t. XL, p. 225. — *Parasitisme végétal dans les altérations du pain*, t. XL, p. 83. — *Pain contenant de la pomme de terre*, t. XVI, p. 457. — *Pain contenant du seigle ergoté* : Accidents, t. XXXVII, p. 449. — *Pain préparé avec des farines contenant du plomb*, t. XIX, p. 215 ; t. XXIV, p. 189 ; t. XXV, p. 200. — *Pain cuit dans des fours chauffés avec du bois de démolition, épidémie d'intoxication saturnine*, t. XLVIII, p. 307. — Payen, *De l'altération du pain par l'oïdium aurantiacum*. — *Comptes rendus de l'Académie des sciences*, juillet 1848. — Parisot et Robine, *Essai sur la falsification des farines*. Paris, 1840. — *Documents sur les boulangeries publiés par le ministre de l'agriculture, du commerce et des travaux publics*. Paris, 1857-1860. — Le Play, *Rapport sur le commerce du blé, de la farine et du pain*. Paris. 1860. — Robert de Massy, *Du pain, sa composition, sa fabrication, son rôle dans l'alimentation*. Paris, 1862. — Poggiale, article Pain, dans le *Dictionnaire de chimie industrielle* de Bareswil et Aimé Girard, p. 371, t. III. — Bolley, *Manuel pratique d'essais et de recherches chimiques appliqués aux arts et à l'industrie*, p. 630 (Articles : Farines et Pains). — Michel Lévy, *Traité d'hygiène publique et privée* (Articles : Céréales, Farine, t. II, p. 644, sixième édition). — Wurtz, *Dictionnaire de chimie pure et appliquée* (Article : Farine), p. 1399, t. Ier, 2e partie. — Article : Panification, t. II, 1re partie. — Trébuchet, *Rapport général sur les travaux du*

Conseil d'hygiène publique et de salubrité du département de la Seine de 1848 à 1858 (Article : BOULANGERIE, p. 154 et suiv.). — Laboulaye, *Dictionnaire des arts et manufactures* (Article : PAIN). — Lallier, *Étude pratique sur le gluten et sur son dosage à l'état sec* (*Ann. d'Hyg. et de Méd. lég.*, 1876).

2° DE LA VIANDE.

Les viandes comestibles des divers animaux diffèrent très peu entre elles, quant à leur composition chimique élémentaire. Elles ont des qualités qui varient, non seulement d'après l'espèce dont elles proviennent, mais encore d'après l'âge de l'animal, d'après les organes auxquels elles ont appartenu, d'après l'état d'embonpoint, de santé, d'après l'alimentation, et même d'après les races diverses qu'on rencontre chez les espèces domestiques.

Voici, d'après Berzélius, la composition immédiate de la chair de bœuf :

Eau	77,17
Fibre charnue, vaisseaux et nerfs (1)	15,80
Tissu tendineux, réductible en gélatine par la coction	1,90
Albumine (analogue au blanc de l'œuf et au sérum du sang)	2,20
Substances solubles dans l'eau, non coagulables par l'ébullition (2)	1,05
Matières solubles dans l'alcool	1,80
Phosphate de chaux	0,08
Total	100,00

(1) Les fibres charnues formant la base des muscles sont constituées principalement par la *syntonine* ou *musculine* ; celle-ci se distingue de la fibrine par sa solubilité dans l'acide chlorhydrique au millième. Ces fibres, entourées chacune d'un fourreau délicat nommé *sarcolemme*, sont imprégnées d'un liquide appelé *plasma*, contenant une matière coagulable spontanément, la *myosine*, au milieu d'un sérum alcalin, mais qui devient acide avec le temps.

(2) Parmi ces substances se trouvent la *créatine*, la *créatinine*, la *xanthine*, l'*hypoxanthine* ou *sarcine*, la *taurine*, l'*urée* et la *carnine*, récemment découverte par Werdel ; puis l'*acide urique*

A toutes ces substances qui constituent les viandes, il faut ajouter les substances grasses contenues dans le tissu adipeux, et les matières qui forment ou développent à la coction l'arome spécial par lequel on distingue facilement les unes des autres les viandes du bœuf, du mouton, de la chèvre, des oiseaux de basse cour, du gibier, des poissons.

La viande des animaux abattus s'altère très rapidement, et d'autant plus vite que la température est plus élevée et l'humidité plus grande. Or, la viande altérée étant impropre à l'alimentation, il importe de faire exercer une surveillance très active sur cette substance alimentaire, à l'aide d'une inspection sérieuse et parfaitement organisée.

Dans un remarquable traité intitulé : *De l'inspection des viandes de boucherie*, M. Baillet, vétérinaire et inspecteur général du service des viandes à Bordeaux, s'exprime ainsi : « L'inspection des viandes a-t-elle sa raison d'être? Étant admise cette vérité incontestable que la viande est un produit indispensable à la vie humaine, l'inspection des viandes est nécessaire parce que celles qui sont insalubres peuvent être nuisibles; et que la majorité des consommateurs manquent des connaissances voulues pour apprécier celles d'entre elles qui jouissent de cette insalubrité. Il est donc important que l'autorité, dont l'un des devoirs est de veiller sur toutes les causes susceptibles de porter atteinte à l'hygiène publique, fasse procéder à l'inspection des viandes de boucherie, et empêche l'usage,

et l'*acide inosique*. Toutes ces matières organiques sont azotées. On rencontre également d'autres principes privés d'azote ; ce sont l'*inosite*, la *dextrine*, le *glycogène*, l'*acide sarcolactique*, et des traces d'*acide formique*, *acétique* et *butyrique*. Viennent enfin des sels alcalins, calcaires et magnésiens (chlorures et phosphates), et une petite quantité de soufre.

pour la consommation, de celles qui peuvent recéler des propriétés nuisibles et devenir pour l'homme la source de maladies plus ou moins graves. On peut dire avec M. Van Hersten, inspecteur en chef de l'abattoir de Bruxelles, que le bien-être des populations dépend d'une inspection rigoureuse des viandes de boucherie, inspection d'autant plus nécessaire que la plupart des altérations subies par ces viandes ne peuvent même pas être soupçonnées par le consommateur. Ces vérités ont été reconnues de tout temps ; rois, empereurs, n'ont pas dédaigné de s'occuper de la question de la boucherie. Charles V, Louis XI, Henri IV, Louis XIV, Louis XVI, Napoléon Ier, considéraient cette question comme très importante pour la santé et la sécurité publiques. Je citerai à l'appui de ce que j'avance l'édit du 30 janvier 1350, l'arrêt du parlement du 29 mars 1551, l'arrêt du parlement du 28 mars 1589, les ordonnances du 1er juin 1782, du 2 septembre 1806, du 25 mars 1830, et enfin celle du 16 mars 1858 rapportée dans le *Dictionnaire* de Tardieu, tome I, page 288. »

Nous partageons l'avis émis par M. Baillet, et nous disons que tout animal destiné à la boucherie devrait être soumis avant la mort, comme après l'abatage, à un rigoureux examen permettant de s'assurer si la viande peut ou non servir à l'alimentation.

Ces conditions sont-elles remplies dans l'état actuel des choses ? disent MM. Bouley et Nocard dans le savant rapport qu'ils ont présenté le 5 août 1878, au congrès international d'hygiène tenu à Paris, au palais du Trocadéro. Oui, pour un très petit nombre de villes qui possèdent un abattoir où tout animal, destiné à être sacrifié, est soumis, avant et après la mort, à l'examen d'un vétérinaire qui, par ses études spéciales, par la pratique de son art, est à même de remplir utilement cette importante fonction d'inspecteur de la boucherie.

Il n'en est déjà plus de même pour la majorité des villes où l'inspection de l'abattoir est entre les mains d'un ancien cultivateur, d'un ancien boucher, d'un commerçant, etc. ; c'est-à-dire d'un homme incompétent, dont les décisions souveraines ne sont soumises à aucun contrôle.

Que dirons-nous des villes qui n'ont pas d'abattoir, et des communes, des hameaux, où l'abatage, l'habillage, le dépeçage et le colportage des viandes ne sont soumis à aucune surveillance ?

On peut donc avancer, sans crainte d'être démenti, que tout est à faire dans cette grave question de l'inspection des viandes.

Examinant par quels moyens il serait possible d'arriver au résultat désiré, MM. Bouley et Nocard proposent d'organiser le service d'inspection sur les bases que nous allons indiquer.

Le service d'inspection des viandes de boucherie doit comprendre deux ordres d'agents : 1° des surveillants communaux ; 2° un inspecteur cantonal.

1° Chaque commune doit avoir un *surveillant inspecteur des viandes*, choisi par l'*inspecteur cantonal* ou agréé par lui, sur la proposition de la municipalité, parmi les habitants que leur métier n'oblige pas à s'éloigner de la commune, par exemple un ancien cultivateur, un vieux berger, un maréchal ferrant jouissant de la considération publique. Nul plus qu'un ancien boucher serait à même de remplir utilement cette tâche, si l'on n'avait à craindre de sa part une tendance à tout décider de sa propre autorité et surtout une coupable indulgence en faveur des bouchers, ses confrères ; toutefois, comme le surveillant communal serait sous la dépendance de l'inspecteur cantonal, qui le surveillerait et le contrôlerait fréquemment, on pourrait à la rigueur le désigner parmi les anciens bouchers.

Quoi qu'il en soit, les surveillants communaux, après avoir reçu de l'inspecteur cantonal une certaine instruction toute pratique, ont pour mission de visiter, avant et après l'abatage, tout animal destiné à la boucherie; de constater s'il est en bon état, et si la viande qu'il donne peut être livrée à la consommation; ils doivent tenir registre de tous les animaux qui sont soumis à leur contrôle; dès qu'ils constatent quelque chose d'anormal ou de suspect, sur l'animal vivant ou sur le cadavre, ils en réfèrent à l'inspecteur qui a seul le droit de prononcer.

2° L'*inspecteur*, nommé pour un canton ou pour une circonscription moins étendue, doit être exclusivement choisi parmi les vétérinaires.

Il a pour fonction de contrôler les surveillants communaux, de leur donner des instructions, et de décider si *telle viande anormale* peut néanmoins servir à la consommation, ou si elle doit être dénaturée ou détruite.

Toute viande reconnue bonne pour l'étal reçoit du surveillant une estampille, au nom de la commune; elle ne peut être colportée, c'est-à-dire transportée d'une localité dans une autre, qu'en demi-quartiers pour les gros animaux, en quartiers pour les petits, tous marqués de l'estampille de la commune où ont eu lieu l'abatage et l'inspection.

Si, parmi les viandes provenant de l'abatage d'animaux sains, le propriétaire veut adresser certains morceaux à la ville pour y être vendus à la criée, l'envoi doit être accompagné d'un certificat spécial du surveillant ou de l'inspecteur, attestant la bonne qualité des viandes, et désignant le nombre, le poids et l'origine des morceaux.

Si, enfin, le surveillant constate que l'animal destiné à l'abatage n'est pas dans un bon état de santé, s'il trouve à l'ouverture quelque lésion grave, si seulement il y a doute, il surseoit au dépeçage, fait mettre les viscères à part, et prévient immédiatement l'inspecteur, qui a seul le droit de décider si la viande peut ou non servir à l'alimentation.

La visite de l'inspecteur doit avoir lieu dans le plus bref délai.

Il en est de même dans tous les cas où un propriétaire se voit forcé de faire abattre un animal de boucherie pour cause de maladie ou d'accident; l'inspecteur seul décidera si la viande est bonne ou mauvaise, ou si elle peut être mise en vente à l'étal de basse boucherie, sur lequel nous reviendrons plus loin.

Il ne faut pas croire, ajoutent MM. Bouley et Nocard, que ce service soit d'une organisation bien difficile. Rien n'est plus simple que de trouver dans chaque commune un habitant qui se chargera, moyennant une faible rétribution, de la fonction de *surveillant de la boucherie*. Quant aux inspecteurs, ils sont tous trouvés; la France possède depuis peu, grâce à l'activité, au zèle et à la bonne volonté de l'administration de l'agriculture, un service sanitaire fort bien organisé; chaque canton est actuellement pourvu d'un ou plusieurs vétérinaires, qui sous le titre d'*inspecteurs des épizooties*, ont pour mission de signaler les maladies contagieuses qui sévissent sur le bétail et de provoquer les mesures les plus efficaces pour prévenir l'apparition de l'épizootie, pour en empêcher le développement, pour en obtenir l'extinction. Par leurs fonctions actuelles, par les rapports qu'ils entretiennent avec les administrations municipales, par la connaissance qu'ils ont des localités de leur circonscription, les *inspecteurs des épizooties* sont désignés d'avance pour remplir la fonction d'*inspecteurs de la boucherie*.

Les mesures que nous venons de rapporter permettraient, si elles étaient adoptées, d'organiser en France des inspections analogues à celles qui existent, depuis plusieurs années, dans tous les cantons de la Suisse, dans un certain nombre d'États de l'empire d'Allemagne, en Bavière, dans le Wurtemberg, en Alsace-Lorraine où elles fonctionnent sans difficultés, à la satisfaction des bouchers, des consommateurs, et pour le plus grand avantage de l'hygiène publique.

D'après MM. Baillet, Bouley et Nocard, Mauchère, etc, il ne doit y avoir pour l'inspecteur de la boucherie que trois catégories de viandes :

Première catégorie. — Les viandes saines, de bonne qualité, en bon état de graisse ; ces viandes sont propres à l'étal et peuvent être mises en vente dans toutes les boucheries.

Deuxième catégorie. — Les viandes insalubres par leurs qualités virulentes, ou par les altérations diverses qu'elles ont subies ; ces viandes ne peuvent sous aucun prétexte servir à l'alimentation ; elles doivent être dénaturées, livrées à l'équarrissage ou à l'industrie.

Troisième catégorie. — Enfin, toutes les viandes qui, incapables de nuire à la santé du consommateur, n'ont cependant pas les qualités requises pour l'étal. Dans cette catégorie se rangent les viandes des bêtes maigres, les viandes de veau trop jeune, celles qui proviennent d'animaux abattus pour cause de maladie ou d'accidents graves. — Aujourd'hui, ces viandes, dont les propriétés nutrives sont amoindries ou dont la conservation est difficile, sont livrées librement à la consommation par un grand nombre de bouchers qui, séduits par l'appât d'un bénéfice considérable, les mêlent aux viandes de première qualité, et les offrent aux clients, sans distinction de prix et sans renseignements sur leur origine. Il est utile de mettre fin à cet abus ; et, tout en conservant et en utilisant la somme de matériaux nutritifs que ces viandes renferment, il faut empêcher les commerçants peu scrupuleux de frapper le consommateur d'un impôt écrasant et malhonnête.

Pour arriver à ce résultat, on doit prohiber la vente de ces viandes dans les boucheries ordinaires, et ne l'autoriser que dans les étaux spéciaux portant en gros caractères cette enseigne : *Viande de basse boucherie.*

A ces étaux, la viande ne serait vendue qu'à sa réelle valeur ; car l'acheteur prévenu de son origine n'en offrirait qu'un faible prix. — Les *étaux publics de basse boucherie*, dont nous demandons avec MM. Bouley et Nocard la création en France, existent déjà en Allemagne sous le nom de *Freibank* (étal libre), où ils rendent les plus grands services à la classe pauvre, qui peut y trouver, moyennant une somme peu élevée, un aliment indispensable, et suffisamment nutritif ; ce qui, dans l'état actuel des choses, n'est pas toujours possible.

En attendant que le service de l'inspection des viandes soit organisé dans toute la France, nous croyons utile, pour permettre aux membres des conseils d'hygiène de se prononcer, avec connaissance de cause, sur la valeur des viandes qu'ils peuvent être appelés à examiner, de résumer, dans un tableau synoptique, les caractères à l'aide desquels on peut reconnaître la salubrité ou l'insalubrité des viandes.

TABLEAU SYNOPTIQUE

POUR L'EXAMEN DE LA VIANDE

Tableau synoptique pour l'examen de la viande.

CARACTÈRES DE LA VIANDE EXAMINÉE.	NATURE DE LA VIANDE EXAMINÉE.
Viande de bœuf d'un rouge vif, sillonnée de lignes blanches et serrées qui constituent le persillé. Ce persillé est d'autant plus fin et d'autant plus blanc que la viande est plus fine et que sa pénétration par l'élément graisseux est plus complète. Son tissu est à la fois ferme et élastique ; elle se coupe bien, et sur sa coupe apparaît un grain fin et serré. Cette coupe, fraîchement faite, est légèrement humide et répand une odeur douce et fraîche. Abandonnée quelques instants dans une assiette, cette viande y laisse couler un jus rouge, de sang vermeil relativement abondant, et légèrement acide. La graisse qui accompagne la chair musculaire doit être ferme, sans diffluence, sèche, crépitante à sa surface, et sonore dans les régions où elle s'accumule en plus grande quantité (Baillet). D'après le Dr Letheby, elle doit supporter la cuisson sans se racornir et sans diminuer de poids.	Vianc saine, de bonne qualité, appartenant à la première catégorie. Elle est fournie par les bœufs français de quatre à huit ans mûrs, les bonnes vaches de quatre à six ans n'ayant pas porté ou n'ayant eu que deux ou trois veaux au plus (Baillet). *Propre à l'alimentation.*
Viande de veau blanche ou légèrement rosée, non persillée, mais garnie sur différents points de suif également ferme et blanc, particulièrement aux rognons et au scrotum.	Viande de veau saine, de bonne qualité, et appartenant à la première catégorie. *Propre à l'alimentation.*
Viande de mouton ferme, dense, d'un rouge très vif, non persillée, mais garnie de suif très blanc et très résistant.	Viande de mouton saine, de bonne qualité, et appartenant à la première catégorie.

membres, un peu moins ferme et plus marbrée de graisse au niveau du dos et des reins. Coupe toujours onctueuse au toucher.	appartenant à la première catégorie. *Propre à l'alimentation.*
Viande pâle, molle, friable, grain grossier. Coupe ne présentant plus de persillé ou de marbré. Jus pâle, jaunâtre ou rose pâle. Odeur fade rapidement aigre. Tissu conjonctif lâche, non infiltré de graisse, transparent, facilement gonflé par le vent. Gluante aux doigts et restant collée aux murs lorsqu'on l'y projette ; exposée à l'air, elle se dessèche, noircit et se rétracte rapidement. Perd une grande partie de son poids par l'évaporation.	Viande de la troisième catégorie, ayant perdu une grande partie de ses qualités nutritives et provenant d'animaux maigres. *Ne doit être vendue que dans certaines conditions.*
Viande pâle, molle, humide, gélatineuse, très friable, infiltrée d'une grande quantité de sérosités. Os tendres, flexibles. Épiphyses non soudées au corps de l'os. Surfaces articulaires rosées. Moelle rouge et ne renfermant qu'une faible proportion de graisse.	Viande de la troisième catégorie, indigeste, insipide, laxative, provenant d'animaux mort-nés ou d'animaux trop jeunes. *Ne doit être vendue que dans certaines conditions.*
Viande molle, friable. Couleur pâle, lavée. Tissu cellulaire prenant des teintes verdâtres. Odeur repoussante et caractéristique.	Viande en voie de décomposition ou putréfiée de la la deuxième catégorie. *Impropre à l'alimentation.*
Viande rouge foncé, odeur acide. Coupe laissant écouler une quantité de sang assez considérable. Tissu cellulaire intermusculaire montrant de petits vaisseaux remplis de sang noirâtre.	Viande saigneuse de la deuxième catégorie. *Impropre à l'alimentation.*
Viande provenant d'un animal atteint d'une maladie purement inflammatoire, mais récemment abattu.	Viande de la troisième catégorie. *Ne doit être vendue que dans certaines conditions.*

Tableau synoptique pour l'examen de la viande (*suite*).

CARACTÈRES DE LA VIANDE EXAMINÉE.	NATURE DE LA VIANDE EXAMINÉE.
Viande provenant d'animaux atteints de maladies virulentes : peste bovine, typhus, péripneumonie contagieuse, fièvre aphteuse, phthisie tuberculeuse, rage, clavelée.	Viande de la deuxième catégorie. *Impropre à l'alimentation.*
Viande provenant d'animaux atteints de maladies parasitaires : 1° *Charbon*, appelé aussi fièvre charbonneuse, sang de rate, mal de montagne, produit par la bactéridie (Pasteur, Davaine). 2° *Septicémie* produite par le vibrion septique (Pasteur). 3° *Trichinose* produite par les trichines, petits vers nématoïdes. 4° *Ladrerie* caractérisée par la présence, au sein des muscles, de cysticerques de ténias.	Viande de la deuxième catégorie. *Impropre à l'alimentation.*
Viande renfermant à sa surface les larves des mouches suivantes : 1° La mouche bleue ou grosse mouche à viande (*Musca vomitoria*) remarquable par sa fécondité ; c'est la mère des *asticots*. 2° La mouche grise ou mouche carnassière (*Musca carnaria*), encore plus grande et plus féconde que la première, mais moins fréquente. 3° La mouche ordinaire (*Musca domestica*), redoutable par sa multiplicité. 4° La mouche dorée (*Musca cæsar*), qui recherche plutôt les viandes putréfiées que les viandes fraîches.	Viande de la deuxième catégorie. *Impropre à l'alimentation.*

Viande provenant d'animaux empoisonnés......................	Viande de la deuxième catégorie. *Impropre à l'alimentation.*
Viande de cheval..	Doit être vendue dans des boucheries spéciales. *Propre à l'alimentation.*
Viande de charcuterie ferme, présentant une cassure nette et ayant une saveur et une odeur agréable.	*Propre à l'alimentation.*
Viande de charcuterie avariée, moisie........................	*Impropre à l'alimentation.*
Pour reconnaître la présence du *cuivre* ou du *plomb* dans une viande de charcuterie préparée par suite de négligence dans des vases de cuivre ou de plomb, on incinère une portion de viande. On traite les cendres par l'acide nitrique étendu, on évapore à siccité, et on reprend par l'eau pure. On essaye la solution : Par le cyanure jaune..... Il se forme un précipité *brun-marron* s'il y a du *cuivre*. Par l'iodure de potassium. Il se forme un précipité *jaune*, s'il y a du *plomb*. Par l'hydrogène sulfuré.. Il se forme un précipité *noir*, s'il y a du *plomb*.	*Impropre à l'alimentation.*
Pour reconnaître les graisses colorées en vert par l'arsénite de cuivre (vert de Schweinfurt) employé par les charcutiers dans le but d'enjoliver et de décorer les graisses, on traite la graisse suspectée par l'éther sulfurique qui dissout toute la matière grasse, et laisse pour résidu la matière colorante verte. Celle-ci, soumise à l'action de la chaleur, donne un sublimé d'acide arsénieux qui, repris par l'eau et introduit dans un appareil de Marsh, fournit des taches arsenicales.	*Impropre à l'alimentation.*

Nous croyons devoir terminer ce qui a rapport à cette importante question des viandes, en rappelant les divers moyens proposés pour placer la viande dans des conditions telles qu'elle conserve la plus grande partie de ses propriétés alimentaires. C'est là, en effet, une question qui touche de trop près à l'hygiène publique, pour que nous la passions complètement sous silence.

Les moyens employés pour conserver la viande peuvent se diviser en deux classes :

Première classe. — Elle comprend les moyens qui ont pour but de placer la viande dans des conditions telles qu'elle conserve son *état cru*, sa *saveur* et sa *fraîcheur naturels.*

Seconde classe. — Elle comprend les moyens qui consistent à faire subir à la viande des préparations qui la mettent à l'abri de la décomposition, mais en modifiant plus ou moins son état de viande crue et par suite sa consistance et sa fraîcheur ; c'est dans cette dernière classe que doivent être rangés les procédés de conservation, qui font de nos jours l'objet d'une industrie très importante, désignée sous le nom de *fabrication de conserves alimentaires* ou encore *conserves de viandes.*

Nous résumons, dans le tableau suivant, les différentes manières de conserver la viande, et nous engageons les membres des conseils d'hygiène qui voudraient approfondir cette intéressante question, à consulter le *Traité de l'inspection des viandes de boucherie* de Baillet, page 427, le *Dictionnaire de chimie industrielle* de Barreswil et Girard, tome II, page 32, article : *Conservation des substances alimentaires.*

1° *Conservation de la viande fraîche*	Conservation de la viande à l'étal. Conservation par le froid.

2° *Conservation par dessiccation*	Carne seca. Tasajo. Procédé Dizé. Momification de la viande crue. Tablettes de bouillon. Extrait de viandes. Poudres alimentaires.
3° *Conservation par élimination de l'air*	Procédé Appert. Procédé Fastier. Procédé de Martin de Lignac.
4° *Conservation par enrobage.*	Emploi de la gélatine. Emploi des corps gras. Emploi de substances diverses.
5° *Conservation par les antiseptiques*	Sel marin, saumure. Acide pyroligneux et créosote. Charbon. Acide sulfureux. Liquides injectés.

Bibliographie. — Baillet, *Traité de l'inspection des viandes de boucherie*, Paris, 1876. — Chevalier et Baudrimont, *Dictionnaire des altérations et falsifications* (articles VIANDE et CHARCUTERIE). — Tardieu, *Dictionnaire d'hygiène publique et de salubrité*, t. Ier (article BOUCHERIE). — Michel Lévy, *Traité d'hygiène publique et privée* (article POLICE BROMATOLOGIQUE). — Bizet, *Du commerce de la boucherie et de la charcuterie à Paris*, 1847. — De Kergorlay, *De la Consommation de la viande et de l'organisation du commerce de la boucherie dans Paris* (*Ann. hyg.* 1842, t. XXVII, p. 84). — *Notice sur le commerce de la boucherie publiée par le ministre de l'agriculture et du commerce.* Paris, 1850. — *Documents fournis par M. le Préfet de police sur le commerce de la viande.* Paris, 1851. — Husson, *Les Consommations de Paris*, 1856. — Trébuchet, *Rapport général sur les travaux du Conseil d'hygiène publique et de salubrité du département de la Seine depuis* 1849 *jusqu'à* 1858 *inclusivement* (article VIANDES, p. 162 à 176; SALAISON DES VIANDES, p. 323). — Vernois, *Traité pratique d'hygiène industrielle et administrative* (article *Abattoirs* PUBLICS, t. I, p. 74 et suiv.).

3. — Du lait.

Le lait, qui joue un rôle si important dans l'alimentation publique, et dont la consommation s'accroît tous les jours dans une proportion si considérable, est un aliment complet auquel le producteur, le marchand en gros et le laitier font subir un certain nombre de falsifications dont la plus fréquente consiste à *enlever une certaine proportion de crème*, et *à ajouter de l'eau* au lait ainsi écrémé. C'est alors que, pour dissimuler cette manipulation, le falsificateur introduit dans le lait des substances étrangères, destinées soit à augmenter la densité ou à relever la saveur fade et plate que possède ce liquide étendu d'eau; soit à dissimuler la crème qui a été enlevée, en rendant au lait la consistance et l'opacité convenables; soit à masquer la teinte bleuâtre que prend le lait allongé d'eau. Parmi les premières on a trouvé : le *sucre de canne ou de fécule*, l'*amidon* ou la *fécule*, la *dextrine*, les *infusions de matières* amylacées (riz, orge, son, etc.); parmi les secondes, les *matières gommeuses* (*gomme* arabique, gomme adragante), les *jaunes d'œufs*, *les blancs d'œufs*, le *caramel*, la *cassonade*, *la gélatine*, l'*ichthyocolle*, le *jus de réglisse*, l'*extrait brun de chicorée*, la *teinture de pétales de souci*, les *carottes cuites au four*.

Ces nombreuses falsifications, opérées sur une substance alimentaire si précieuse, devaient naturellement éveiller l'attention de l'administration et des conseils d'hygiène. Aussi, en 1857, sur une demande qui lui fut adressée par M. le préfet de police, le conseil de salubrité de la Seine nomma une commission pour examiner toutes les questions d'hygiène publique et de salubrité relatives au commerce du lait, et apprécier les différents moyens de constater et de réprimer les fraudes dont ce commerce est l'objet.

La commission, composée de MM. Payen président; Baude, Bouchardat, Bussy, Chevallier, Mathieu, Trébuchet, Vernois et Boudet rapporteur, adressa à M. le préfet de police, deux remarquables rapports que nous transcrivons plus bas, et qui résument de la manière la plus complète le côté pratique de l'étude du lait au point de vue de l'hygiène publique.

RAPPORT GÉNÉRAL SUR LES DIVERSES QUESTIONS RELATIVES AU COMMERCE DU LAIT, PAR M. BOUDET, RAPPORTEUR (30 AVRIL 1857).

Monsieur le préfet, vous avez depuis longtemps soumis à une surveillance incessante le commerce du lait livré à la consommation dans le ressort de votre administration. Par vos ordres, de nombreux échantillons de lait ont été saisis et analysés; de là des procès multipliés suivis de condamnations plus ou moins sévères ; de là aussi une amélioration plus ou moins notable dans la qualité du lait vendu à Paris.

En même temps que vous vous efforciez ainsi de réprimer les falsifications d'une substance alimentaire également précieuse pour toutes les classes de la population, vous demandiez au Conseil de salubrité son avis sur les divers moyens employés pour reconnaître ces falsifications, montrant ainsi au commerce du lait que, si vous invoquiez les sévérités de la loi contre les fraudes avérées, vous vous préoccupiez aussi avec une juste sollicitude de la sécurité du commerce loyal.

Cependant les sages mesures prises par votre administration ont vivement ému les marchands de lait qui approvisionnent la capitale, particulièrement ceux qui en font le commerce sur une grande échelle, et six d'entre eux ont adressé à plusieurs reprises à M. le ministre du commerce des réclamations longuement motivées.

Ces réclamations vous ont été transmises par le

ministre, et vous avez demandé l'avis du Conseil de salubrité sur les diverses questions qu'elles soulèvent.

A cet effet, une commission choisie dans le sein du Conseil a été chargée d'examiner toutes les questions d'hygiène publique et de salubrité relatives au commerce du lait, et d'apprécier les différents moyens de constater et de réprimer les fraudes dont ce commerce est l'objet.

Cette commission, composée de : M. Payen, président; M. Boudet, secrétaire; MM. Baude, Bouchardat, Boudet, Bussy, Chevallier, Mathieu, Payen, Trébuchet et Vernois, a consacré quatre séances à l'étude approfondie des questions qui lui étaient soumises; c'est le résultat de ses délibérations qu'elle a l'honneur, Monsieur le préfet, de vous exposer dans le rapport suivant qu'elle a adopté à l'unanimité.

La commission, prenant en considération les observations consignées dans les pièces diverses qui lui ont été remises, tels que rapports, mémoires, brochures, etc., et tenant compte particulièrement des propositions énoncées par les marchands de lait en gros dans leurs mémoires au ministre du commerce, s'est occupée d'abord de préciser les diverses questions qui intéressent le commerce du lait, afin de pouvoir y répondre successivement dans un ordre méthodique.

Voici le programme que la commission s'est tracé à elle-même :

1° La science est-elle aujourd'hui fixée sur la composition du lait pur et sur les variations que cette composition peut éprouver suivant les provenances du lait, suivant les saisons et les diverses causes naturelles qui peuvent la modifier?

2° La science possède-t-elle des moyens certains de constater les fraudes dont le lait peut être l'objet?

Ces moyens sont-ils de nature à être décrits dans une instruction générale et officielle qui pourrait être publiée par l'administration ?

3° Existe-t-il un instrument capable de faire reconnaître d'une manière immédiate et absolue si du lait est pur, ou s'il a été plus ou moins falsifié ?

Quelle est la valeur du lactodensimètre pour la vérification du lait ?

4° Existe-t-il pour les entrepositaires et les marchands en gros qui reçoivent le lait des nourrisseurs et fermiers, un moyen de se mettre à l'abri des poursuites imméritées pour des fraudes auxquelles ils seraient étrangers, en faisant attribuer ces fraudes à leurs véritables auteurs ?

5° Le lait écrémé, et ainsi privé d'une partie de la matière grasse qu'il contient naturellement, doit-il être considéré comme du lait falsifié et, comme tel, exclu du commerce loyal ?

6° Quelle marche l'administration doit-elle suivre pour que la vérification de la falsification du lait livré au commerce puisse assurer la répression de la fraude, sans compromettre la sécurité du commerce loyal ?

Telles sont, Monsieur le préfet, les questions que la commission s'est posées et qui lui ont paru résumer tous les points sur lesquels votre administration pouvait avoir besoin de connaître l'opinion du Conseil de salubrité.

Première question. — « La science est-elle aujourd'hui fixée sur la composition du lait pur et sur les variations que cette composition peut éprouver suivant les provenances du lait, suivant les saisons et les diverses circonstances naturelles qui sont capables de le modifier ? »

Pour répondre à cette question, la commission a pensé qu'il était utile d'entrer dans quelques détails sur la composition du lait et sur les moyens employés par les chimistes pour déterminer les proportions des éléments dont il est formé.

Le lait de vache, tel que l'animal le fournit à l'état naturel, se compose d'eau et de matières solides et fixes, c'est-à-dire incapables de se volatiliser et de s'altérer sous l'influence d'une température de 100 degrés.

Il contient, en outre, un principe aromatique qui se révèle à l'odorat, mais dont la nature et le poids n'ont pas été déterminés.

Les matières fixes sont essentiellement formées de beurre, de sucre de lait, que l'on désigne aussi sous le nom de lactine ou de lactose, de caséine et d'albumine, de sels, et d'une très faible portion de matières extractives.

Lorsqu'on soumet un poids donné de lait, 100 grammes par exemple, à l'évaporation au bain-marie, l'eau qui fait naturellement partie du lait s'évapore, et on obtient un résidu qui représente l'ensemble des matières fixes qui entrent dans sa composition.

La relation entre le poids de l'eau et le poids des matières fixes dont se composent 100 parties de lait pur a été établie par de très nombreuses expériences, exécutées dans des contrées très différentes et par des chimistes dignes de confiance. Ils ont constaté les variations extrêmes qu'elle peut offrir et déterminé les chiffres qui en sont la représentation moyenne.

Le lait étant un composé d'eau et de matières fixes qui augmentent la densité de l'eau, on a imaginé un instrument nommé *lactodensimètre* ou *pèse-lait*, qui fait connaître la densité du lait et donne ainsi, dans certaines conditions, des indications précieuses sur sa richesse plus ou moins grande en matières fixes.

Après avoir déterminé le rapport des proportions d'eau et des matières fixes contenues dans le lait qu'on veut examiner, et apprécié sa densité à l'aide du lactodensimètre, il reste à faire l'analyse des matières fixes elles-mêmes, c'est-à-dire à constater les proportions de beurre, de lactine, de caséine, d'albumine et de sels dont elles se composent.

La détermination du beurre peut être faite, soit directement au moyen de l'éther sulfurique, qui le dissout sans agir sur les autres substances qui l'accompagnent, soit au moyen du *butyromètre* de M. Marchand (de Fécamp), qui donne des indications comparables entre elles, lorsqu'on l'emploie avec les précautions recommandées par l'auteur.

Le *polarimètre* de Soleil (1), ou le procédé de M. Poggiale, fondé sur la *réduction du tartrate cupro-potassique par la lactine*, et mieux encore l'*analyse immédiate*, font connaître avec certitude la proportion de lactine contenue dans le lait.

La caséine et l'albumine offrent entre elles la plus grande analogie de composition chimique et de propriétés alimentaires.

La détermination de chacune de ces substances prises isolément ne présente pas d'intérêt, au point de vue du commerce du lait; il suffit de constater le poids de leur ensemble, et ce poids peut être apprécié, soit par des expériences directes, soit en retranchant du poids des matières fixes que le lait a fournies celui du beurre et de la lactine; la différence représente le poids de la caséine, de l'albumine et des sels.

(1) Le saccharimètre de M. Ed. Becquerel, employé par MM. Vernois et Al. Becquerel.

Le poids particulier des sels du lait est toujours très faible, eu égard surtout à celui des autres éléments ; cependant il peut être utile à connaître, lorsqu'on soupçonne que des substances minérales ont été introduites dans ce liquide : on le constate en incinérant le résidu de son évaporation.

Ainsi, l'analyse chimique peut démontrer avec certitude et précision les proportions d'eau et de matières fixes dont le lait se compose, les proportions de beurre, de lactine, de caséine, d'albumine et de sels qu'il renferme.

Elle permet ainsi d'apprécier non seulement le rapport entre la quantité d'eau qu'il contient et celles des matières fixes qui en forment la partie essentielle et alimentaire, mais encore les rapports qui existent entre les proportions de beurre, de lactine, de caséine et d'albumine dont se composent ces matières fixes, et les variations que ces rapports peuvent éprouver sous l'influence des causes naturelles.

En résumé, la commission, répondant à la première question de son programme, affirme que la science est aujourd'hui suffisamment fixée « sur la composition du lait pur et sur les variations que cette composition éprouve suivant les provenances du lait, suivant les saisons et les diverses circonstances naturelles qui sont capables de la modifier.

Deuxième question. — « La science possède-t-elle des moyens certains de constater les fraudes dont le lait peut être l'objet ?

» Ces moyens sont-ils de nature à être décrits dans une instruction générale et officielle qui pourrait être publiée par l'administration ? »

Si le lait était un composé d'eau et de matières fixes associées dans des proportions invariables, la constatation des fraudes dont il est l'objet serait très simple : il suffirait aux experts de déterminer les proportions d'eau et de matières fixes de chaque échantillon de lait soumis à leur examen, pour décider s'il y a ou non falsification, et dans quelles proportions la falsification a été pratiquée.

Malheureusement il n'en est point ainsi : la composition du lait varie suivant les races d'animaux, suivant leur âge, leur nourriture, leur état de santé et de vigueur et l'époque du vêlage. Cependant des expériences multipliées, faites dans des contrées différentes, ont permis d'établir avec certitude la composition moyenne du lait de bonne qualité, et les variations extrêmes que cette composition peut présenter.

On sait d'ailleurs que, parmi les éléments du lait, le plus constant dans ses proportions est la lactine, et que les chiffres représentatifs de l'albumine et de la caséine varient beaucoup plus que ceux du beurre ; on sait enfin que, si l'addition de l'eau au lait abaisse le chiffre des matières fixes en totalité et celui de chacun de leurs éléments, sans changer leur rapport des proportions, la soustraction de la crème réduit spécialement la proportion du beurre, sans influencer beaucoup celle de l'albumine et de la caséine, et sans modifier notablement celle de la lactine. L'examen de ces circonstances diverses fournit aux experts des indications suffisantes pour qu'ils puissent apprécier avec certitude les modifications frauduleuses que le lait peut éprouver, soit par l'addition de l'eau, soit par la soustraction de la crème, soit enfin par la soustraction de la crème et l'addition de l'eau ; et ce sont là les modifications les plus fréquentes, presque les seules que leur offre le lait rendu à Paris.

L'introduction dans le lait de substances étrangères

peut être dévoilée à son tour par divers procédés qui ne laissent à la fraude aucune chance d'impunité.

La science possède donc des *moyens certains* de constater les fraudes dont le lait peut être l'objet. Mais ces moyens sont-ils *de nature à être décrits* dans une instruction générale et officielle qui pourrait être publiée par l'administration ? C'est ce que nous allons examiner maintenant.

L'exposé qui précède des procédés généraux de l'analyse du lait montre que cette analyse est une opération compliquée, délicate et telle, qu'elle ne peut être confiée qu'à des chimistes exercés. Les ouvrages spéciaux, l'expérience et le tact qui s'acquièrent dans les laboratoires, leur suffisent pour résoudre les différents problèmes que peut leur offrir l'examen du lait; ils n'ont pas besoin d'une instruction générale et officielle qui les guide dans leurs recherches.

Cette instruction serait-elle nécessaire pour les nourrisseurs et marchands de lait ? Bien loin d'en admettre l'utilité à ce point de vue, la commission estime qu'elle aurait des inconvénients réels.

Et en effet, qu'est-ce que le public, qu'est-ce que l'administration demande aux nourrisseurs et aux marchands de lait, si ce n'est de fournir du lait tel que la vache le donne, sans manipulation et surtout sans mélange ? N'est-il pas vrai d'ailleurs que les marchands de lait doivent, comme tous les autres marchands, connaître leur marchandise et qu'ils la connaissent réellement, qu'ils la jugent à l'aspect et à la dégustation avec une certitude suffisante ? Or, est-il besoin pour cela d'une instruction spéciale ?

Ces industriels sont-ils des chimistes ? Ont-ils les connaissances nécessaires pour faire des analyses du lait, et n'auraient-ils pas droit de se plaindre si on imposait à leur commerce des conditions telles, qu'ils ne pourraient les remplir qu'en déterminant chimiquement la qualité de leur marchandise ? Quel usage pourraient-ils donc faire d'une instruction officielle, si ce n'est des moyens d'échapper aux investigations de la science, de tendre des pièges à la sagacité des experts, de se renfermer rigoureusement dans les conditions précises qui auraient été imprudemment fixées dans cette instruction ?

Qu'on le remarque bien, d'ailleurs, aucune règle absolue ne peut être établie pour l'appréciation du lait. Ce n'est pas seulement, en effet, d'après la proportion des matières fixes contenues dans le lait que les experts doivent établir leur opinion, quand il s'agit de falsification ; la détermination de chacun des éléments dont ces matières se composent est aussi indispensable, et leur jugement doit résulter d'une appréciation comparative de toutes les données de l'analyse.

La considération des minima, soit pour les matières fixes prises dans leur ensemble, soit pour chacun de leurs éléments, ne doit pas être absolue. Certaines considérations spéciales, certains détails de l'analyse, peuvent exercer une grande influence sur les conclusions à en tirer, et il est fort heureux qu'il en soit ainsi, que, par la nature même des choses, une certaine habitude d'appréciation soit mise à l'expert et que les règles de son jugement ne puissent pas être renfermées dans des limites très précises, car, s'il en était autrement, il serait à craindre que les marchands déloyaux abaissassent la richesse du lait au minimum, et que les efforts de l'administration pour améliorer cette marchandise, ne servissent qu'à la réduire uniformément à cette qualité inférieure.

D'après toutes ces considérations, la commission regarde la publication d'une instruction générale et officielle sur l'essai du lait comme une chose inutile et même dangereuse.

Troisième question. — « Existe-t-il un instrument capable de faire connaître d'une manière immédiate et absolue si du lait est pur ou s'il a été plus ou moins falsifié ?

» Quelle est la valeur des indications du lactodensimètre pour la vérification du lait ? »

La commission déclare qu'elle ne connaît aucun instrument capable d'indiquer à lui seul et directement si du lait est pur ou s'il a été plus ou moins falsifié. Le lactodensimètre lui-même, le plus simple et l'un des plus précieux moyens d'estimer la valeur du lait, est loin de remplir cette condition. Cet instrument mesure la densité du lait, et, cette densité se trouvant en général, et jusqu'à un certain point, proportionnelle à la quantité de matières fixes contenues dans le lait pur, elle donne dans des conditions spéciales la mesure de sa richesse ; ses indications sont mêmes certaines et à l'abri de toute objection, lorsqu'elles accusent un lait d'une densité très faible ; mais il n'en est pas ainsi lorsque la densité du lait est au-dessus du minimum, car alors plusieurs circonstances peuvent tromper l'observateur. La densité du lait est augmentée par une addition de sucre, de gomme et de quelque autre substance également soluble, elle augmente également à mesure qu'on le dépouille du beurre par le barattage ou qu'on l'écrème, à tel point qu'on peut baratter le lait ou l'écrémer et ensuite l'étendre d'eau, c'est-à-dire le falsifier doublement, sans modifier sa densité.

En d'autres termes, si le lait à examiner n'est point altéré, s'il offre les caractères d'un mélange uniforme, il peut être soumis avec confiance à l'épreuve du lacto-densimètre. Lorsque cet instrument accuse un degré inférieur à la densité *minimum* du lait pur, on peut avoir la certitude que le lait examiné est falsifié ; mais, dès qu'il accuse un degré supérieur au minimum, son témoignage perd sa valeur, puisqu'il ne peut signaler aucune différence entre du lait pur et du lait plus ou moins baratté ou écrémé, ou même écrémé et étendu d'eau.

En un mot, les fraudes signalées par le lactodensimètre sont certaines, mais il est loin d'indiquer toutes les fraudes, et il n'est pas susceptible d'une application générale.

Quatrième question. — « Existe-t-il pour les entrepositaires et les marchands de lait en gros qui reçoivent le lait des nourrisseurs et des fermiers, un moyen de se mettre à l'abri de poursuites imméritées pour des fraudes auxquelles ils seraient étrangers en faisant attribuer ces fraudes à leurs véritables auteurs ? »

Cette question est délicate. La sécurité des marchands loyaux, la conscience des juges appelés à prononcer des condamnations contre les détenteurs de lait falsifié, se trouvent également intéressées à son examen. La commission en a fait l'objet d'une discussion approfondie.

Les marchands de lait en gros, qui chaque jour reçoivent du lait d'un grand nombre de nourrisseurs ou de fermiers établis dans des localités différentes, pour l'expédier sans retard à Paris par les chemins de fer, font ressortir les difficultés d'un examen sérieux de toutes ces marchandises de provenances si diverses. A les entendre, la falsification n'est pas leur œuvre : ils sont trompés eux-mêmes par les producteurs, et le temps, les moyens, tout leur manque pour reconnaître les fraudes dont ils sont les premières victimes. A cette allégation, la commission peut répondre d'abord par un fait qui a été judiciairement constaté il y a quelques années.

Un marchand de lait en gros envoyait chaque jour à Paris, par un chemin de fer, 3000 litres de lait ; ces 3000 litres étaient le produit régulier du mélange de 2500 litres de lait pur et 500 litres d'eau. L'analyse chimique l'a démontré, et ses résultats se sont trouvés parfaitement d'accord avec les livres d'entrée et de sortie des marchandises, car ils constataient que chaque jour l'établissement recevait 2500 litres de lait et en expédiait 3000 litres.

Or, si, en opérant sur une aussi vaste échelle, on a pu pratiquer la fraude avec une parfaite régularité, n'est-il pas évident qu'on aurait pu facilement prendre le temps d'examiner le lait de chaque provenance avant que de l'expédier.

La surveillance des chefs des grands établissements n'est donc pas impossible, et, la qualité du lait n'étant pas plus difficile à reconnaître à l'aspect et au goût que celle des autres liquides alimentaires, le lacto-densimètre pouvant aussi fournir des indications précieuses, un inspecteur exercé pourrait certainement distinguer les fournitures de mauvaise qualité et les refuser au moment de la livraison.

Il est d'ailleurs une autre et précieuse ressource qui, judiciairement employée, peut donner aux entrepositaires du lait une sécurité complète : c'est la marque d'origine, et déjà l'expérience en a sanctionné l'usage.

M. Charlier, vétérinaire bien connu par d'importants travaux et fondateur de la laiterie Taranne, reçoit dans cet établissement du lait de vaches bretonnes ; ce lait lui est expédié par le producteur, dans des vases fermés au moyen d'un mécanisme aussi simple qu'ingénieux et qui permet au lait de s'échapper sans qu'il soit possible d'y introduire aucun liquide étranger.

Par ce moyen, ce producteur reste seul responsable de la pureté du lait qu'il livre, jusqu'à son arrivée à la laiterie.

L'octroi de Paris n'a pas hésité à se prêter à l'application de ce système, et les commis, après avoir reconnu la nature de la marchandise, établissent la clôture des vases avec une marque officielle.

Ainsi les moyens ne manquent pas pour faire remonter la responsabilité des falsifications de lait à leurs véritables auteurs, et pour garantir aux marchands honnêtes une entière sécurité.

Cinquième question. — « Le lait baratté ou écrémé, et ainsi privé d'une partie de la matière grasse qu'il contient naturellement, doit-il être considéré comme falsifié, et, comme tel, exclu du commerce loyal ? »

Cette question n'est pas nouvelle, et déjà elle a été résolue par les ordonnances de police de 1701 et de 1742, qui n'ont pas été abrogées et qui interdisent la vente du lait écrémé.

La commission adopte sans hésiter cette jurisprudence.

Le lait est un des aliments les plus parfaits que la nature ait donnés à l'homme ; il contient tous les éléments nécessaires à l'entretien de l'organisme, puisque seul il suffit à la nourriture et au développement de l'enfant pendant la première année de son existence. Les diverses substances qui entrent dans sa composition s'y trouvent dans des proportions parfaitement appropriées à l'alimentation, et l'harmonie de ces proportions ne peut pas être modifiée sans inconvénient. Or, cette harmonie est détruite dès que le lait est baratté ou écrémé, c'est-à-dire dépouillé d'un de ses éléments les plus précieux, la matière grasse ou le beurre.

Cependant, si l'usage de la crème est entré dans les habitudes de la population, ne faut-il pas, dira-t-on, que le lait écrémé puisse être vendu ! Il constitue encore un élément très nourrissant, et il serait déplorable qu'il ne pût pas être utilisé.

A cette objection il est facile de répondre que le lait écrémé peut être employé pour la nourriture des animaux et la fabrication du fromage; qu'autoriser sa vente, ce serait introduire dans les usages de la population un aliment de qualité inférieure et augmenter les difficultés, assez grandes déjà, de la surveillance du commerce du lait.

Ce n'est pas d'ailleurs à l'administration à aller au-devant d'une pareille innovation; elle doit attendre au moins, pour décider si elle doit admettre en principe la vente du lait écrémé, que les réclamations du commerce la mettent en demeure de se prononcer à ce sujet; et, jusqu'ici, aucune réclamation ne lui ayant été adressée à ce sujet, la commission est d'avis qu'il est convenable de réserver cette question.

Sixième question. — « Quel système l'administration doit-elle adopter pour que la vérification du lait livré au commerce de Paris puisse assurer la répression de la fraude, sans compromettre la sécurité du commerce loyal? »

Deux systèmes différents ont été proposés; dans l'un de ces systèmes, les commissaires de police ou leurs suppléants seraient chargés d'exercer une surveillance directe sur le lait, de le soumettre à la dégustation et à l'épreuve du lactodensimètre chez les débitants, de verbaliser contre ceux dont la marchandise aurait fourni dans ces épreuves un résultat défavorable, et d'adresser les échantillons saisis à des experts compétents, pour qu'ils en fissent l'analyse.

Dans l'autre système, qui est précisément celui que l'administration a suivi depuis deux ans, les commissaires de police ou leurs suppléants n'ont à intervenir que pour prélever des échantillons de lait chez les débitants, en s'attachant plus particulièrement à ceux contre lesquels ils peuvent avoir quelques motifs de suspicion, et pour adresser ces échantillons aux experts chimistes.

Le premier de ces systèmes a déjà été mis en pratique; c'est lui qui a été principalement suivi dans les départements. On peut dire, en sa faveur, qu'il permet d'exercer sur le commerce du lait une surveillance plus complète ; que l'analyse du lait étant une opération assez longue et très délicate, le nombre des échantillons analysés par des experts est nécessairement limité, et que la répression doit être moins efficace lorsqu'on se contente de saisir au hasard un certain nombre d'échantillons de lait que lorsqu'on soumet ce liquide à un contrôle, moins sérieux il est vrai, mais beaucoup plus général.

Ces considérations n'ont pas prévalu dans le sein de la commission ; elle pense qu'il y a de très graves inconvénients à confier à des gens étrangers à la science des essais qui, si simples qu'ils paraissent, réclament cependant une habitude d'observation qui leur manque nécessairement ; que l'autorité de la science doit se trouver ainsi souvent compromise ; que, d'ailleurs, l'épreuve de la dégustation exécutée par des agents non exercés doit être le plus souvent illusoire, et que, celle du lactodensimètre se trouvant en défaut lorsqu'il s'agit d'un lait écrémé et étendu d'eau, il serait facile aux marchands, si le premier système était adopté, de s'assurer l'impunité tout en se livrant à la falsification du lait.

Mieux vaut, dans l'opinion de la commission, un petit nombre d'expériences vraiment concluantes et à l'abri de toute contestation, qu'un plus grand nombre d'essais sans valeur et sans portée.

N'est-il pas évident, d'un autre côté, que la juste susceptibilité du commerce loyal se trouve mieux ménagée lorsque les agents de l'autorité se bornent à prélever indistinctement et par une mesure générale de surveillance des échantillons de lait chez les débitants, que s'ils se livrent sous les yeux du public, dans le lieu même du débit, à la dégustation et au pesage du lait, et verbalisent, sur la foi de leurs propres expériences, contre les marchands qu'ils soupçonnent de fraude? Enfin, et c'est une considération qui doit avoir beaucoup de valeur aux yeux de l'administration quand il s'agit d'un simple prélèvement d'échantillons, il n'est aucun agent de police qui ne soit capable de s'acquitter de cette mission avec le soin qu'elle exige ; il s'agit au contraire d'un examen dont les conséquences peuvent avoir une certaine gravité, il ne peut être confié qu'à un agent supérieur, et celui-ci, ne pouvant suffire à sa tâche, la néglige bientôt et laisse tomber la mesure en désuétude.

La commission constate d'abord, Monsieur le préfet, que le système qui retient les agents de police ou qui restreint leur rôle au prélèvement des échantillons de lait et laisse exclusivement aux experts chimistes le soin de les apprécier, a été pratiqué depuis deux ans dans le ressort de votre administration, et qu'il a produit d'excellents résultats.

Le prélèvement des échantillonsde lait étant fait au

hasard, une crainte salutaire plane sur tous les marchands de lait, et la certitude des résultats de l'examen auquel ces échantillons sont soumis ne leur laisse aucune chance d'échapper aux sévérités de la loi, s'ils sont vraiment coupables de fraude.

En conséquence, la commission se prononce en faveur de ce système.

Conclusions. — En résumé, Monsieur le préfet, la commission est d'avis :

1° Que la science est suffisamment fixée sur la composition du lait pur et sur les variations que cette composition peut éprouver suivant les provenances du lait, suivant les saisons et les diverses causes naturelles qui peuvent la modifier, pour éclairer l'administration sur les mesures à prendre ;

2° Que la science possède des moyens certains de constater les fraudes dont le lait peut être l'objet ;

3° Qu'elle ne connaît ancun instrument capable d'indiquer *à lui seul* et directement si du lait est pur ou s'il a été plus ou moins falsifié ; que le lactodensimètre est un instrument *utile* pour la vérification du lait ; qu'il peut démontrer certaines fraudes, mais qu'il est bien loin de pouvoir les signaler *toutes*, et qu'il n'est pas susceptible d'une application générale ;

4° Que les marchands de lait peuvent soumettre le lait qui leur est livré par les producteurs à un contrôle suffisant pour se mettre à l'abri de poursuites imméritées, et que, d'ailleurs, la marque d'origine leur offrirait un moyen de faire remonter la responsabilité des fraudes à leurs véritables auteurs ;

5° Que le lait écrémé est dépouillé ainsi d'une partie du beurre qu'il contient naturellement, et qu'il doit continuer à être considéré comme falsifié, et, comme tel, exclu du commerce loyal ;

6° Que la marche adoptée par l'administration pour la répression des fraudes dont le lait est l'objet est la plus simple et la plus rationnelle que l'on puisse suivre aujourd'hui.

Enfin la commission croit devoir déclarer qu'elle considère comme un devoir pour les experts chargés de reconnaître les falsifications du lait de ne prendre aucune conclusion, quand il s'agit d'appeler sur les prévenus les sévérités de la loi, sans avoir soumis chaque échantillon à une *analyse complète* et sans avoir discuté tous les résultats de cette analyse.

RAPPORT DE LA COMMISSION DU LAIT A M. LE PRÉFET DE POLICE, PAR M. BOUDET (21 AOUT 1857).

Monsieur le préfet, la commission du Conseil de salubrité qui a eu l'honneur de vous adresser le 1er mai dernier un rapport sur les diverses questions soulevées par les commerçants de lait en gros, à l'occasion de poursuites exercées contre quelques-uns d'entre eux, a examiné avec une grande attention les observations dont ce rapport a été l'objet de la part de M. le ministre du commerce ; elle s'empresse d'y répondre et de vous exposer les faits et les expériences sur lesquelles sont fondées les opinions qu'elle a émises.

La commission fait remarquer d'abord qu'elle a dû considérer la composition du lait et ses variations extrêmes, non pas d'une manière absolue, mais au point de vue du commerce et de l'alimentation publique, qui ne doivent admettre que du lait de bonne qualité et recueilli dans des conditions régulières, qu'elle a dû exclure par conséquent des éléments de son appréciation le lait provenant de traites fractionnées, le lait de vaches malades, trop récemment vêlées, soumises à un régime insuffisant, affaiblies par la fatigue ou placées dans d'autres conditions accidentelles.

Une autre circonstance qui mérite encore d'être signalée, c'est que le lait livré au commerce, celui surtout qui est expédié à Paris dans les wagons des chemins de fer, par les marchands en gros, est le produit du mélange de lait d'origines diverses, qu'il doit, en conséquence, présenter une composition moyenne et se trouver à l'abri des circonstances fort rares et en quelque sorte exceptionnelles qui peuvent faire que la composition du lait d'une vache isolée se rapproche beaucoup des limites *minima* que l'expérience à dû faire admettre.

Le lait normal a été analysé par un grand nombre de chimistes, et les résultats qu'ils ont obtenus s'accordent d'une manière satisfaisante; ceux dont les analyses ont particulièrement servi de base aux opinions émises par la commission sont : MM. Chevallier et Henry, Hailden, Lecanu, Simon, Doyère, Vernois et Becquerel, Poggiale, et MM. Bussy et Boudet, qui, à l'occasion des recherches que vous leur avez confiées sur le lait livré à la consommation des habitants de Paris, ont analysé un très grand nombre d'échantillons, d'origine certaine, recueillis, soit à Paris même, dans une vacherie, soit autour de Paris, à cinq et six lieues à la ronde, dans des localités différentes et dans l'arrondissement de Mantes.

La commission a pris aussi en grande considération les analyses publiées par MM. Boussingault et Lebel, Quevenne, Playfair, Vernois et Becquerel, Joly et Filhol ; mais ces analyses ayant été faites, dans des conditions spéciales, n'ont pas dû être invoquées ici pour établir la composition ordinaire du lait. Elles démontrent toutefois, et c'est là un fait de la plus grande importance dans la question dont il s'agit, que les variations que le lait peut présenter, suivant son âge et le régime auquel les vaches sont soumises, ne sont pas aussi considérables qu'on aurait pu le supposer, et qu'elles rentrent à peu près dans les mêmes limites que celles du lait fourni par les vaches traites dans les conditions ordinaires.

Or il résulte des analyses de MM. Chevallier et Henry, Hailden, Lecanu, Simon, Doyère, Poggiale, qui ont opéré sur des laits recueillis dans les conditions ordinaires, tant en France qu'en Allemagne et en Angleterre, que la composition du lait normal peut être représentée par les chiffres suivants :

Composition de 100 parties.	Eau.	Matières fixes en totalités.	Caséine.	Beurre.	Lactine.	Extractifs et sels.
Moyenne ...	86,87	13,33	4,88	3,45	4,44	0,66
Maximum...	84,80	14,30	7,20	4,38	5,95	0,75
Minimum...	87,60	12,40	3,00	2,75	2,80	0,60

D'autre part, MM. Bussy et Boudet ont obtenu les résultats suivants :

Lait des environs de Mantes résultant de l'analyse de huit échantillons recueillis dans différentes localités.

Composition de 100 parties.	Eau.	Matières fixes, en totalité.	Beurre.
Moyenne	86,93	13,07	3,77
Maximum	84,17	15,83	5,82
Minimum................	88,50	11,50	2,85

Lait recueilli dans une vacherie, rue de l'Égout-Saint-Germain, à Paris, résultant de l'analyse de neuf échantillons.

Composition de 100 parties.	Eau.	Matières fixes en totalité.	Caséine extraction et sels.	Beurre.	Lactine.
Moyenne.....	87,22	12,78	3,47	3,87	5,43
Maximum	86,62	13,38	4,50	4,52	5,84
Minimum	88,08	11,92	2,22	3,12	5,10

Laits recueillis du 8 au 14 mars 1856 dans dix-sept localités différentes aux environs de Paris : Vaugirard, — Vitry, — barrière d'Italie, — Batignolles, — Villeneuve-Saint-Georges, — Longjumeau, — Chaville, — Sèvres, — Essonne-Champigny, — Charenton, — Maisons-Alfort, — Chelles, — Saint-Germain en Laye, — Montlhéry, — Courtdimanche près Pontoise, — Boissemant près Pontoise, résultant de l'analyse de trente-cinq échantillons.

Composition de 100 parties.	Eau.	Matières fixes en totalité.	Caséine, matières extractives et sels.	Beurre.	Lactine.
Moyenne...	86,42	13,58	4,14	4,000	5,043
Maximum..	83,88	16,12	8,05	5,068	6,010
Minimum..	88,24	11,76	1,14	2,658	4,525

En résumé, ces nombreuses analyses donnent les résultats suivants :

Moyenne pour 100 *parties de lait.*

Eau.	Matières fixes en totalité.	Caséine, matières extractives et sels.	Beurre.	Lactine.
86,67	13,33	5,54	3,45	4,44
86,93	13,07	», »	3,77	», »
87,22	12,78	3,47	3,87	5,43
86,42	13,58	4,14	4,00	5,43

Maximum pour 100 *parties de lait.*

Eau.	Matières fixes. en totalité.	Caséine, matières extractives et sels.	Beurre.	Lactine.
87,60	14,30	7,95	4,038	5,95
88,50	15,83	», »	5,082	», »
88,08	13,38	4,50	4,052	5,84
88,24	16,12	8,05	5,687	6,10

Minimum pour 100 *parties de lait.*

Eau.	Matières fixes. en totalité.	Caséine, matières extractives et sels.	Beurre.	Lactine.
84,80	12,40	3,00	2,075	2,80
84,17	11,50	», »	2,085	», »
86,62	11,92	2,22	3,012	5,10
83,88	11,76	1,14	2,658	4,52

La commission, s'appuyant sur la grande analogie que ces résultats présentent entre eux et avec ceux qui ont été obtenus par MM. Boussingault et Lebel, Quevenne, Lyon, Playfair, Schuber, Vernois et Becquerel, Joly et Filhol, dans des conditions spéciales pour l'âge du lait et le régime des vaches, et prenant en considération les données annexées (1) extraites de l'ouvrage encore inédit de MM. Bouchardat et Quevenne, fournies par MM. Bussy et Boudet, à la suite d'expériences très nombreuses instituées précisément dans le but d'apprécier la composition moyenne du lait consommé à Paris et les variations extrêmes que cette composition peut offrir dans les conditions ordinaires, remarquant d'ailleurs que les *minimum* sont représentés par quelques rares échantillons, tandis que le plus grand nombre des autres se rapprochent beaucoup de la composition moyenne, a regardé et regarde comme suffisamment établi que le lait de vache se compose en moyenne et en nombres ronds de :

Eau.	Matières fixes en totalité.	Caséine, matières extractives et sels.	Beurre.	Lactine.
87	13	4,00	4,00	5,00
Et que la limite minima *peut être fixée à :*				
88,50	11,50	», »	2,70 à 3,00	4,50

La commission déclare toutefois que la limite *minima* qu'elle indique pour les éléments du lait ne peut pas être considérée comme une limite absolue propre

(1) Extrait de l'ouvrage sur le lait, de MM. Bouchardat et feu Th. Quevenne.

Moyenne de vingt-trois analyses de lait de vache pour 100 *grammes, par MM. Bouchardat et feu Quevenne.*

Beurre	3,85
Caséum brut	4,07
Lactine, matières extractives et sels solubles	5,39
Total	13,31

Minimum pour le beurre et le poids total des matières fixes.

Beurre	2,68
Caséum	3,81
Lactine et sels solubles	5,28
Total	13,77

à fixer le terme où commence la fraude; qu'il ne suffit pas qu'un lait contienne plus de 11,50 de matières fixes ou de 2,70 de beurre, ou de 4,50 de lactine, pour être reconnu exempt de fraude et irréprochable, et que le jugement des chimistes experts, chargés de la vérification du lait, doit résulter d'une appréciation comparative de toutes les données de leurs analyses; qu'ainsi, par exemple, on peut considérer comme falsifié, non seulement tout échantillon de lait qui n'aura pas fourni pour l'ensemble des matières fixes qu'il contient un poids supérieur à 11,50, mais encore tout échantillon qui, donnant plus de 11,50 de ces matières, ne contiendrait pas au moins 2,70 de beurre et 4,50 de lactine.

Ne peut-il pas arriver en effet qu'un lait riche en matières fixes et contenant une proportion moyenne de beurre, puisse être fortement écrémé et réduit ainsi à une proportion de beurre inférieure à 2,70 pour 100, tout en conservant une proportion de matières fixes supérieure à 11,50? Dans ces cas, la fraude, c'est-à-dire la soustraction de la crème serait signalée par le chiffre du beurre, et son auteur serait justement condamné comme coupable d'avoir dénaturé sa marchandise, bien que le lait qu'il aurait fourni contînt des proportions de matières fixes et de lactine supérieures au minimum.

D'autre part, supposons qu'un lait riche en matières fixes et en beurre, et contenant une proportion moyenne de lactine, ait été additionné d'eau dans des proportions telles que le poids des matières fixes et du beurre n'ait pas été abaissé par cette addition au-dessous du *minimum*, tandis que la proportion de lactine, au contraire, s'y trouve inférieure à 4,50: ne sera-t-on pas autorisé à conclure que ce lait a été additionné d'eau et qu'il a été l'objet d'une manipulation frauduleuse, puisque sa proportion de lactine est devenue inférieure au minimum?

Ainsi, comme la commission l'a exposé dans son premier rapport, l'analyse complète du lait, la connaissance qu'elle donne aux experts des proportions de chacun de ses éléments, et la discussion attentive de ces proportions, leur permet de suivre les falsifications de ce liquide dans toutes les conditions qu'elles peuvent présenter et de les constater dans des limites très étendues.

La commission insiste d'ailleurs sur cette considération que, surtout pour le beurre et les matières fixes, le lait ne peut approcher des limites *minima* que dans des circonstances exceptionnelles et lorsqu'il est fourni par des vaches isolées ; qu'en conséquence, ces limites ne peuvent pas être invoquées en faveur des marchands de lait en gros, qui ne livrent jamais au commerce que des laits mélangés provenant de plusieurs vaches.

La fraude une fois reconnue, pour en apprécier et en mesurer l'importance, on compare la proportion de matières fixes ou de beurre, ou de lactine du lait analysé avec les proportions correspondantes des mêmes éléments dans le lait de composition moyenne, et on détermine par un simple calcul la quantité d'eau qui devrait être introduite dans du lait de composition moyenne, ou de beurre qui devrait en être soustrait par l'écrémage, pour le réduire à la composition du lait examiné.

Soit, par exemple, un lait qui n'a fourni à l'analyse que 10 pour 100 de matières fixes au lieu de 13 que représente la moyenne, on établit la proportion suivante : 100 de lait : 13 : : x : 10. Et l'on trouve : $x = 17$. Ce qui veut dire que le lait qui a fourni 10 de matières fixes était vraisemblablement formé de 77 parties de lait pur de composition moyenne et de 23 parties d'eau, ou de 100 parties de lait pur et de 30 parties d'eau.

Après avoir présenté ses observations sur les bases d'appréciation de la qualité du lait adoptées par la commission, M. le ministre du commerce se préoccupe des précautions qui doivent être prises par les agents chargés du prélèvement des échantillons du lait, pour que ces échantillons représentent exactement la composition moyenne du lait contenu dans les vases où il est puisé. Ces précautions n'ont pas moins préoccupé la commission elle-même et votre administration. Elles sont une des conditions essentielles d'expertises concluantes ; aussi, avant de mettre en pratique le système de surveillance et de vérification qu'elle applique depuis deux ans au commerce du lait, votre administration avait-elle, dans une circulaire spéciale, recommandé expressément à MM. les commissaires de police de mélanger très exactement le lait dans chaque vase, par agitation, et, au besoin, par voie de transvasement, avant d'en prélever échantillon, et leurs procès-verbaux constatent qu'ils se conforment très exactement à cette prescription.

Signé : PAYEN, VERNOIS, TRÉBUCHET, BOUCHARDAT, BUSSY, BAUBE, MATHIEU.

Lu et approuvé dans la séance du 21 août 1857.

Le vice-président, *signé :* SOUBEIRAN.

Le secrétaire, *signé :* TRÉBUCHET.

Les membres des Conseils d'hygiène qui seraient chargés d'examiner le lait livré à la consommation trouveront dans l'excellent *Dictionnaire des altérations et falsifications des substances alimentaires* de MM. Chevalier et Baudrimont toutes les indications nécessaires pour opérer : 1° l'*essai rapide du lait* soit à l'aide du lactomètre ou crémomètre de MM. Dinocourt et Quevenne, soit à l'aide du lactoscope ou galactoscope de M. Donné (*dosage approximatif de la crème*), soit à l'aide du lacto-butiromètre de Eug. Marchand (*dosage du beurre*), soit à l'aide du galactomètre centésimal de MM. Chevallier, Henry et Dinocourt, soit à l'aide du lactodensimètre de Quevenne (détermination de sa densité) ; 2° l'*analyse chimique du lait* à l'aide des différentes méthodes proposées par MM. Peligot, Chevalier et O. Henry, Simon, Quevenne, Becquerel et Vernois, Adrian, etc.

Avant de terminer cette courte étude, nous croyons devoir examiner une question, qui intéresse depuis longtemps les savants, et qui mérite d'attirer toute l'attention des membres des conseils d'hygiène. Cette question peut être ainsi posée : *Le lait des vaches phthisiques peut-il transmettre la tuberculose ? Y a-t-il lieu d'éliminer de la consommation le lait provenant d'animaux tuberculeux ?*

Nous empruntons à un remarquable mémoire présenté à la Société de médecine publique et d'hygiène professionnelle par M. le docteur Vallin, le savant directeur de la *Revue d'hygiène et de police sanitaire*, les renseignements suivants, qui feront connaître l'état actuel de cet intéressant problème.

En France, dit M. Vallin, la transmission de la tuberculose par le lait des vaches phthisiques a été niée par MM. Colin d'Alfort, Chauveau de Lyon, et par M. Reynal, qui, dans son traité de police sanitaire, s'exprime en ces termes : « Le lait provenant d'animaux phthisiques est peu riche en matières solides ; c'est un aliment d'une faible valeur nutritive, une marchandise de qualité inférieure ; mais aucun fait bien observé n'autorise à considérer ce lait comme ayant des propriétés particulièrement nuisibles, et par conséquent comme pouvant donner lieu à des mesures dont le but serait de le soustraire à la consommation. » Mais hâtons-nous de dire que l'opinion émise par ces auteurs ne repose sur aucune expérience personnelle.

Cette transmission a été regardée comme possible par M. Bouley, l'éminent inspecteur général des écoles vétérinaires. Nous lisons en effet dans un savant rapport, publié dans le recueil des travaux du Comité consultatif d'hygiène publique de France, sur une maladie transmise à l'homme par l'usage du lait de vache atteinte de péripneumonie (1877, tome VI, page 445) les conclusions suivantes : « Quant à la question de la transmission possible de la tuberculose à l'espèce humaine par l'usage continu du lait des vaches atteintes de phthisie pulmonaire, elle est d'une trop grande importance pour que je croie devoir la traiter ici d'une manière tout incidente. Elle mérite, je crois, d'être l'objet d'une étude toute spéciale de la part du Comité. Je me contenterai de dire que les expériences du professeur Gerlach, à Berlin, celles des professeurs Chauveau et Saint-Cyr, à Lyon, celles enfin de M. Viseur, vétérinaire départemental du Pas-de-Calais, sur l'ingestion des matières tuberculeuses et les effets de leur absorption par les voies digestives, doivent donner à réfléchir. Sans résoudre dès maintenant la question de la contagion de la tuberculose, je crois qu'il est prudent de se mettre en garde contre elle, comme si c'était une réalité certaine, et qu'à ce point de vue *il y aurait tout avantage à ce que le lait des vaches tuberculeuses ne fût pas livré à la consommation.* »

Dans presque tous les pays de l'Europe, en Angleterre, en Suisse, en Bavière, en Saxe, en Prusse, les professeurs les plus distingués des écoles vétérinaires considèrent cette transmission sinon comme certaine, au moins comme probable. C'est ce que démontrent les nombreuses expériences rapportées par M. Vallin (in *Ann. d'hyg. publ. et de méd. lég.*, 2e série, juillet 1878, 106e numéro) et entreprises par Gerlach de Berlin, Klebs de Prague, Bollinger de Zurich, Fleming en Angleterre. Aussi Virchow disait au congrès de Bruxelles: « Jusqu'à quel point la contagion de la tuberculose peut-elle provenir du lait des bêtes atteintes de la pommelière ? Une série d'expériences faites par le directeur de notre école vétérinaire, M. Gerlach, semble nous autoriser à conclure que l'usage de ce lait est des plus nuisibles et peut même provoquer des affections tuberculeuses des intestins, des glandes du mésentère et d'autres parties du corps. En ce moment, le ministère de l'agriculture a ordonné une série plus étendue d'expériences, qui se font en même temps aux écoles vétérinaires et aux universités prussiennes. Un grand nombre de recherches ont déjà été faites, mais sans donner jusqu'ici un résultat définitif. On peut toutefois enregistrer dès à présent ce fait, qu'un grand nombre des animaux ainsi nourris ont été atteints d'affections tuberculeuses. C'est à ce point de vue, Messieurs, que j'appelle toute votre attention sur une question d'une importance capitale pour l'alimentation de l'homme, et principalement des nouveau-nés. »

Nous n'insisterons pas davantage sur ce sujet, et

nous dirons avec M. Vallin : « Quand on vient de lire les expériences et les jugements d'hommes qui tiennent le premier rang dans la science vétérinaire de leur pays, de Bouley, de Gerlach, de Fleming, de Bollinger, il est impossible que des scrupules ne s'éveillent pas dans l'esprit, et en attendant que la question scientifique soit résolue, la prudence exige que, dans les grandes villes tout au moins, où la fréquence de la pommelière (phthisie pulmonaire de l'espèce bovine) est unanimement admise par les médecins, par les vétérinaires et par les hygiénistes, *on soumette ce lait à une ébullition complète et prolongée avant de le faire servir à l'alimentation des enfants.* La précaution est simple et facile, elle est presque certainement suffisante pour écarter tout danger ; elle a l'avantage de ne pas retirer de la consommation une grande quantité d'un aliment qui, malgré sa pauvreté relative, conserve un pouvoir nutritif très réel. »

L'opinion, émise par M. Vallin, est confirmée par M. Galtier, professeur à l'école vétérinaire de Lyon, qui s'exprime en ces termes, dans son traité des *Maladies contagieuses et de la police sanitaire des animaux domestiques* (Lyon, Beaujeune, 1880) : « Le lait provenant d'animaux tuberculeux peut-il être consommé ? Les animaux très phthisiques ne donnent que peu de lait, et les laitiers ont le soin de se débarrasser de leurs vaches dès qu'ils s'aperçoivent qu'elles sont malades ; mais en supposant que ces animaux soient conservés pour la lactation, on devrait pouvoir demander l'élimination de leur lait de la consommation.

« Quant aux vaches atteintes de phthisie commençante, leur lait pourra être utilisé, car, d'après nos recherches, il ne semble pas virulent, quand la mamelle n'est pas malade ; et d'ailleurs, quand on n'a pas devant soi la vache qui a produit le lait, il est impossible de reconnaître s'il provient d'une bête tuberculeuse. Je sais bien que l'état de la mamelle est difficile à apprécier, quand elle ne contient encore qu'un petit nombre de tubercules, aussi recommanderais-je de soumettre à l'ébullition le lait des vaches suspectes.

« *En résumé, éliminer de la consommation le lait des vaches atteintes de phthisie avancée et de celles qui ont la mamelle malade, et recommander l'ébullition pour le lait des vaches suspectes; telle est la ligne de conduite qui s'impose.* »

Bibliographie. — Tardieu, *Dictionnaire d'hygiène publique et de salubrité*, t. II (article LAIT). — Vernois, *Traité d'hygiène industrielle et administrative*, t. II (article LAIT). — Proust, *Traité d'hygiène publique et privée* (article LAIT, p. 372). — Michel Lévy, *Traité d'hygiène publique et privée* (article POLICE BROMATOLOGIQUE). — Chevalier et Baudrimont, *Dictionnaire des altérations et falsifications des substances alimentaires*. — Wurtz, *Dictionnaire de chimie pure et appliquée*, t. II, 1re partie (article LAIT de Armand Gautier). — *Annales d'hygiène publique et de médecine légale*: 1° *Considérations hygiéniques sur le lait vendu à Paris comme substance alimentaire* (1re série, t. Ier, p. 404). — 2° *Mémoire sur le lait*, de Quévenne (1re série, t. XXVI et XXVII). — 3° *Observations sur la vente du lait*, de Chevalier (1re série, t. XXXI, p. 453). — 4° *Recherches sur le lait*, de Vernois et Becquerel, 1853, t. XLIX et L). — 5° *De l'analyse du lait des principaux types de vaches, chèvres, brebis présentés au concours universel de* 1856, de Vernois et Becquerel (2e série, t. VII, p. 359). — 6° *De la conservation du lait*, par Gaultier de Claubry (2e série, t. XIII, p. 81). — *Du lait*, par le Dr O. Réveil (Thèse de concours, Paris, 1857). — *Du lait en général*, par Bouchardat et Quévenne, Paris, 1857. — Adrian, *Recherches sur le lait* (Thèse, École de pharmacie, 1859). — *Nouvelle méthode d'analyse du lait*, Adam, pharmacien de l'hôpital Beaujon (*Journal de pharmacie et de chimie*, cahier d'octobre

1878, p. 381). — *Observations sur l'analyse chimique du lait* (*Journal de pharmacie et de chimie*, n° de juin 1878, p. 524). — *Modifications à apporter au procédé de M. E. Marchand*, par Méhu (*Journal de pharmacie et de chimie*, n° de juillet 1877, p. 59). — *Analyse du lait condensé*, par Brunner et Brandeburg (*Répertoire de pharmacie*, n° d'août 1879, p. 352).

4° DU VIN.

Le vin, qui présente une si grande importance au point de vue de l'économie politique et de l'hygiène publique, est un produit d'une composition très complexe, et dont les qualités varient avec les cépages, le climat, l'exposition, la nature du sol, le mode de préparation, etc., etc.

D'après M. Maumené, la composition générale et moyenne des vins serait la suivante :

				Quantité
Corps neutres.	Eau			900 gr.
	Alcool de vin, absolu F (1)			80
	Alcools butylique, amylique, etc.			20 gr.
	Aldéhydes (plusieurs) (F).			
	Éthers acétique, butyrique, œnanthique, etc., contribuant surtout au bouquet (F).			
	Huiles essentielles (plusieurs).			
	Sucre de raisin (glucose et lévulose).			
	Mannite (F).			
	Mucilage, gomme, dextrine.			
	Pectine.			
	Matières colorantes (œnocyanine).			
	— grasses.			
	Glycérine (F).			
	Matières azotées (albumine, gliadine, ferments).			
	Sels	Végétaux.	Tartrate acide de potasse $5^{gr},5$ au maximum.	
			Tartrate neutre de chaux.	
			— d'ammoniaque.	
			— acide d'alumine. (avec ou sans KO.)	
			— acide de fer (avec ou sans KO.)	
			Racémates.	
			Acétates, propionates, butyrates, lactates (F).	
		Minéraux.	Sulfates, Azotates, Phosphates, Silicates, Chlorures, Bromures, Iodures (2), Fluorures	
			à base de : Potasse. Soude. Chaux. Manganèse. Alumine. Oxyde de fer. — de manganèse. Ammoniaque.	
Acides libres.	Carbonique, tartrique et racémique, citrique, tannique.			
	Métapectique, acétique, lactique, succinique, butyrique, valérique (F).			
			Total.....	1000 gr.

(1) Tous les corps marqués d'un F sont produits par la fermentation ; les autres proviennent de la vigne.

(2) M. *Chatin*, le savant directeur de l'École de pharmacie de Paris, a reconnu que les vins (par le fait d'une concentration qui s'opère dans la plante) sont, en moyenne, plus riches en *iode* que les eaux douces, et que la proportion d'iode y varie d'ailleurs, comme dans les eaux, suivant la nature du sol. Parmi ceux qu'il a examinés, les plus iodurés appartenaient aux granits du Mâconnais et du Beaujolais, aux basaltes du Vivarais, et à la grande bande de craie verte qui s'étend de Cahors à La Rochelle ; venaient ensuite les vins du sol tertiaire de la basse Gironde, du diluvium de l'Isère et enfin de la craie blanche de la Champagne.

Nous n'avons pas à indiquer ici les procédés très délicats qu'on emploie généralement pour faire l'analyse des vins; nous renvoyons à ce sujet à l'excellent *Dictionnaire des altérations et des falsifications* de MM. Chevalier et Baudrimont, dans lequel on trouvera les renseignements les plus complets sur cette importante matière.

En raison de leur composition si complexe et de la nature instable de leurs composants, les vins sont sujets à des altérations nombreuses (naturelles, accidentelles ou artificielles) qui les dénaturent souvent au point de les rendre impropres à servir comme boisson.

Ils sont également l'objet de fraudes plus ou moins dangereuses qui doivent être surveillées et réprimées au nom de l'hygiène, de la morale et de la richesse publiques.

Il importe, au point de vue des expertises judiciaires et commerciales, d'étudier les méthodes d'analyse qu'il convient d'employer pour faire l'examen d'un vin suspect, mais au point de vue de l'hygiène, le seul dont nous ayons à nous occuper ici, il importe surtout de rechercher l'influence que peuvent exercer sur la santé publique les diverses altérations et falsifications des vins, et de connaître les moyens rapides et pratiques de les constater.

Afin de faciliter cette recherche, nous avons dressé le tableau synoptique suivant qui permettra aux membres des conseils d'hygiène, d'embrasser d'un seul coup d'œil l'ensemble des qualités et des défauts des vins soumis à leur appréciation.

Tableau synoptique pour la recherche des altérations et des falsifications des Vins.

NOTA. — La lettre A veut dire altération ; — la lettre F, falsification ; — la lettre B, bon pour l'alimentation ; — la lettre M, mauvais pour l'alimentation.

NOMS DU VIN EXAMINÉ.	RENSEIGNEMENTS GÉNÉRAUX.	MÉTHODE D'ESSAI.	NATURE DU VIN.
Vins piqués ou fleuris (A).	Ce sont des vins à la surface desquels il se forme des productions mycodermiques blanchâtres, dues entièrement au *mycoderma vini* (Pasteur).	Examen physique.	B.
Vins aigris (A).	L'acescence ou acidité du vin est due à la présence du *mycoderma aceti*, opérant en présence de l'oxygène de l'air (Pasteur). On peut les améliorer en ajoutant 200 à 400 grammes de tartrate neutre de potasse par pièce de 230 litres.	Dégustation.	M.
Vins tournés, montés, ayant la pousse (A).	On distingue sous le nom de *pousse*, un mouvement tumulteux de fermentation qui se manifeste après la mise en barriques, et qui peut aller jusqu'à rompre les cercles et entr'ouvrir les douves du fond. Cette maladie, qui se manifeste pendant les grandes chaleurs, est due, suivant M. Pasteur, à la présence de filaments indivis d'une extrême ténuité, qui se rassemblent en dépôt muqueux au fond des tonneaux. On évite en partie cette altération en soutirant le vin dans des tonneaux soufrés, en y ajoutant	Examen physique.	M.

	fraîches. La saveur de ce vin est fade, comme s'il avait reçu de l'eau.		
Vins gras, huileux, filants (A).	Cette maladie, fréquente dans les vins blancs faiblement spiritueux et qui manquent de tannin, est due, suivant M. Pasteur, à un ferment filamenteux spécial formé de globules très petits et réunis en chapelets. On peut éliminer ce ferment, en ajoutant pour 230 litres de vin, 15 grammes de tannin qui se combine avec lui et le rend indissoluble.	Examen physique.	M.
Vins amers (A).	Tous les vins rouges, sans exception, peuvent contracter cette maladie due, suivant M. Pasteur, à l'existence d'un ferment spécial. Au début du mal, le vin commence par présenter une couleur *sui generis*, moins vive, et un goût fade. Bientôt, il devient amer, et prend un léger goût de fermentation dû à la présence du gaz acide carbonique. Enfin, la maladie peut s'aggraver encore, la matière colorante s'altère complètement, le tartre est décomposé, et le vin n'est plus potable.	Examen physique et dégustation.	M.
Vins dépouillés, Dépôt par vieillissement (A).	Ce sont des dépôts qui se forment dans presque tous les vins, après qu'ils ont été conservés plus ou moins longtemps. M. Pasteur attribue leur formation à la combinaison de l'oxygène avec le vin. C'est là l'acte essentiel du vieillissement de ce liquide. Pour lui, l'abondance des dépôts qui sont de trois sortes : 1° *Cristaux de bitartrate de potasse et de tartrate de chaux isolés ou mélangés;* 2° *Matières colorantes en feuillets*	Examen physique.	B.

Tableau synoptique pour la recherche des altérations et des falsifications des Vins (*Suite*).

NOMS DU VIN EXAMINÉ.	RENSEIGNEMENTS GÉNÉRAUX.	MÉTHODE D'ESSAI.	NATURE DU VIN.
Vins dépouillés. Dépôt par vieillissement (A) (*Suite*).	*translucides, ou en amas amorphes et cependant granulaires ;* 3° *Cryptogames parasites jouant le rôle de ferment ;* l'intensité de leur couleur, sont liés de la manière la plus directe avec l'absorption du gaz oxygène. Un vin est d'autant plus décoloré qu'il en a absorbé davantage.		
Vins altérés par le voyage (A).	Les vins ne résistent pas tous également aux mouvements et aux variations de température que les voyages peuvent leur faire éprouver. Ils sont alors affectés de la plupart des maladies indiquées ci-dessus. Afin de prévenir ces altérations, on ajoute ordinairement 2 ou 3 centièmes d'eau-de-vie aux vins destinés à l'exportation.	Examen physique.	B ou M suivant les altérations.
Vins ayant le goût de fût (A).	Cette altération provient des moisissures développées sur les parois des tonneaux mal nettoyés; suivant M. Pommier, pharmacien à Salins (et nous avons eu occasion de constater la valeur du procédé), il faut pour enlever la saveur désagréable que contracte le vin dans ce cas, l'agiter avec l'huile d'olive (1 litre d'huile par pièce de 230 litres). L'huile essentielle à laquelle est due l'odeur spéciale, caractéristique de la maladie en question, se dissout en partie dans l'huile grasse qui vient surnager.	Dégustation.	M.

Vins altérés accidentellement par le plomb, le cuivre, le zinc.	Ces altérations accidentelles sont dues à ce que le vin a séjourné dans des vases faits avec ces métaux.	On évapore à sec 100 grammes de vin environ, on calcine le résidu et on l'incinère. La cendre est ensuite traitée par l'acide nitrique, et la solution acide filtrée est évaporée à siccité. Le résidu, repris par l'eau distillée, est alors soumis aux réactifs du plomb, du cuivre ou du zinc.	M.
Vins brandés (A).	On nomme ainsi des vins qui ont été soufrés, c'est-à-dire qui ont subi le mutage en brûlant une mèche soufrée dans les tonneaux qui les contiennent. Après cette opération, les vins prennent une odeur désagréable.	Examen physique.	M.
Vins coupés.	D'après la circulaire de M. le garde des sceaux Dufaure, relative à la répression de la fraude des vins par les matières colorantes (*Journal officiel* du 18 octobre 1876), la pratique des coupages ne doit pas être considérée comme constituant par elle-même une falsification, dans le sens de la loi du 27 mars 1851, rendue applicable aux boissons par la loi du 5 mai 1855. Il est dit, en effet, dans l'exposé des motifs, qu'il n'est point entré dans la pensée du gouvernement de réprimer les opérations qui consistent « soit à couper les vins de diverses provenances et de diverses qualités pour donner satisfaction au goût du public, et au besoin du bon marché ; soit à imiter	Dégustation, mais très difficile.	B.

Tableau synoptique pour la recherche des altérations et des falsifications des Vins (*Suite*).

NOMS DU VIN EXAMINÉ.	RENSEIGNEMENTS GÉNÉRAUX.	MÉTHODE D'ESSAI.	NATURE DU VIN.
Vins coupés. (*Suite*).	par diverses combinaisons les vins étrangers. » Aucune poursuite ne doit donc être intentée, en vertu des articles 1 et 3 de la loi de 1851, contre ceux qui détiennent et mettent en vente des vins ainsi travaillés. C'est dans le cas seulement où il serait prouvé que l'acheteur a complètement ignoré la manipulation subie par ces vins que l'action publique pourrait être mise en mouvement contre le vendeur coupable de tromperie. En un mot, dans cette hypothèse, il convient de ne point exercer de poursuites pour fait de falsification, mais seulement, selon les circonstances, pour la tromperie sur la qualité ou la quantité de la chose vendue.		
Mouillage des vins (F).	On appelle ainsi la falsification du vin par l'eau.	Examen difficile et très délicat. Consulter à ce sujet le traité de M. Ar. Gauthier : *La Sophistication des vins*, pages 141 et suivantes.	M.
Sucrage des vins (F).	Les années pluvieuses et froides donnent des raisins manquant de sucre, qui fournissent des vins sans force alcoolique et sans bouquet. De là l'opération du sucrage, consistant dans l'addition faite au moût	Voir Chevalier et Baudrimont : *Dictionnaire des falsifications*, page 1200.	B ou M suivant les cas.

	d'une certaine quantité de sucre. Celui-ci, sous l'influence du ferment, se change en alcool, qui s'incorpore au liquide, en augmentant sa richesse alcoolique. Cette opération, recommandée par Chaptal, offrirait de grands avantages, si elle était pratiquée avec du sucre de raisin véritable (Maumené) ou tout au moins avec du bon sucre de canne ou de betterave; car les ferments transforment d'abord celui-ci en sucre interverti, pour ainsi dire identique avec le sucre de raisin. Il n'en est plus ainsi, si on a recours au glucose dont la fermentation introduit dans le vin, outre l'alcool éthylique, une certaine proportion d'autres alcools homologues de celui-ci, qui paraissent nuisibles à la santé.		
Vinage ou alcoolisage (F).	C'est une opération qui a pour but de rehausser, par une addition d'alcool, les vins faibles ou acides qui sont susceptibles d'altération. On emploie souvent, pour faire cette opération, des alcools inférieurs qui introduisent dans le vin les produits étrangers qu'ils recèlent et lui communiquent des propriétés nuisibles. Voici les conclusions proposées par M. Bergeron dans son remarquable rapport sur le *Vinage* (Acad. de méd., 15 mai 1870) : 1° L'alcoolisation des vins, plus généralement connue sous le nom de *Vinage*, est une opération que le mauvais choix des cépages et l'imperfection des procédés de culture et de vinification ont rendue jusqu'ici et rendront longtemps encore nécessaire dans plusieurs contrées viticoles de la France. 2° Le vinage présente, en effet, dans les conditions actuelles de récolte et de fabrication du vin, plusieurs	Le vinage est très difficile à reconnaître par l'analyse chimique. On a proposé différents moyens indiqués dans le *Dictionnaire des falsifications*, de MM. Chevalier et Baudrimont; mais ces moyens insuffisants doivent inspirer moins de confiance que l'emploi de la dégustation faite par une personne capable.	M ou B suivant les cas.

Tableau synoptique pour la recherche des altérations et des falsifications des Vins (*Suite*).

NOMS DU VIN EXAMINÉ.	RENSEIGNEMENTS GÉNÉRAUX.	MÉTHODE D'ESSAI.	NATURE DU VIN.
Vinage ou alcoolisage (F) (*Suite*).	avantages qu'on ne peut méconnaître : il permet de relever, pour le transport, les vins dont la force spiritueuse est inférieure à 10 p. 100, titre qui paraît être le plus convenable pour les vins de consommation générale ; il peut atténuer dans les années mauvaises l'acidité de certains crus ; enfin, il met à l'abri des fermentations secondaires les vins dans lesquels le travail de fermentation n'a pas développé une proportion d'alcool en rapport avec leur richessse saccharine. 3° Par contre, le vinage offre de sérieux inconvénients, parfois même des dangers. Il introduit en effet, dans les vins, en leur faisant perdre tout droit à être vendus comme produits naturels, une proportion d'alcool qui, n'ayant pas été associée intimement aux autres principes des moûts, par le travail de la fermentation, s'y trouve en quelque sorte à l'état libre et agit sur l'organisme avec la même rapidité et la même énergie que l'alcool en nature dilué ; il enlève donc ainsi aux vins leur qualité de boisson tonique et salutaire pour les transformer en un breuvage excitant d'abord, puis stupéfiant, dont l'emploi prolongé est évidemment nuisible. Un autre danger du vinage, au point de vue de l'hygiène publique, vient de ce qu'il fournit à la fraude un moyen facile de livrer à la		

consommation des liquides qui n'ont du vin que le nom, et qui ne sont, en réalité, que de l'alcool dilué.

4° Ces inconvénients et ces dangers peuvent être en partie conjurés par la mise en pratique des mesures qui suivent, savoir :

A. Le vinage à la cuve, ou au moins au tonneau, immédiatement après le soutirage, afin d'associer l'alcool versé sur les jus au travail de fermentation, et d'assurer ainsi sa combinaison intime avec les autres principes contituants du vin.

B. L'emploi pour le vinage d'eau-de-vie naturelle qui, par sa composition, se rapproche beaucoup plus que les 3/6 de celle du vin.

C. L'interdiction absolue des vinages dépassant 4 à 5 p. 100 d'eau-de-vie (2 ou 2 1/2 d'alcool absolu), proportion qui paraît répondre à toutes les nécessités de conservation des vins, même en vue des transports lointains, ou, au moins, l'imposition des droits dus pour les alcools, appliquée à tous les vins de consommation générale dont la richesse alcoolique serait supérieure à 12 p. 100, pour la proportion d'alcool constatée au-delà de ce titre.

D. Le maintien du droit commun relativement aux taxes à acquitter par les eaux-de-vie employées au vinage.

E. La suppression des droits de circulation, d'entrée et d'octroi sur les vins, et l'élévation de toutes les taxes sur les eaux-de-vie et les 3/6.

5° Les dangers du vinage s'accroissent lorsqu'il est pratiqué avec les esprits rectifiés de grains, de betterave ou de mélasse, car la substitution de ces

Tableau synoptique pour la recherche des altérations et des falsifications des Vins (*Suite*).

NOMS DU VIN EXAMINÉ.	RENSEIGNEMENTS GÉNÉRAUX.	MÉTHODE D'ESSAI.	NATURE DU VIN.
Vinage ou alcoolisage (F) (*Suite*).	alcools à l'esprit-de-vin proprement dit et à l'eau-de-vie présente ce double péril de nuire à la santé des consommateurs et de menacer le pays d'une véritable déchéance morale, parce que la production de ces alcools est, pour ainsi dire, sans limites, et qu'ils peuvent être livrés, sous forme d'eau-de-vie et de liqueurs, à des prix assez bas pour que les plus pauvres y puissent atteindre. 6° En présence d'une pareille situation, l'interdiction absolue de l'emploi des esprits rectifiés de grains et de betterave pour le vinage et la fabrication des eaux-de-vie et des liqueurs, paraît être le seul moyen d'arrêter le progrès du mal. 7° Que si le régime économique appliqué aujourd'hui à l'industrie et au commerce s'oppose absolument à cette interdiction et ne permet pas davantage d'élever les droits qu'acquittent ces alcools, à un taux qui les rende inabordables pour le commerce des spiritueux, il ne reste plus d'autre moyen d'enrayer les progrès de l'alcoolisme, que l'organisation d'urgence des sociétés de tempérance, sur le modèle de celles qui, au même flot montant, ont opposé et opposent encore aujourd'hui, en Suède, en Angleterre et aux États-Unis, une digue assez puissante pour atténuer les effets désastreux des alcools de grains.		

Plâtrage des vins (F).	Le plâtrage des vins en cuve, opération fort ancienne pratiquée dans le midi, et qui a pour but d'aviver la couleur des vins, de réduire les lies et de prévenir les altérations que leur ferait subir le transport, est condamné aujourd'hui, depuis les travaux de MM. Poggiale (1859), de Bussy et Buignet. Les expériences faites par ces savants démontrent, en effet, que le plâtre, en agissant sur le tartrate acide de potasse contenu dans le vin, donnait naissance à du *bisulfate de potasse*, sel agissant comme corrosif par son excès d'acide sulfurique, et comme purgatif toxique par son sulfate de potasse à dose élevée. Quelques exemples ont prouvé que le plâtrage produit une altération nuisible à la santé du consommateur, qu'il est inutile aux vins de bonne qualité et des crus estimés, et qu'il est particulièrement appliqué aux vins de mauvais goût, dépourvus de force, provenant de raisins moisis ou non parvenus à maturité, ou bien encore aux vins trop colorés ou trop riches en tartre. Sur la proposition de la commission supérieure des subsistances militaires, le ministre de la guerre avait fixé à 4 grammes par litre le maximum de sulfate de potasse toléré dans les vins destinés à la consommation de l'armée. Le comité consultatif d'hygiène publique de France a fixé cette dose à 2 grammes depuis quelque temps ; le ministre de la guerre vient de se rallier à cette décision.	Un vin qui précipite abondamment par les sels de baryte et le chlorure de baryum peut être soupçonné de contenir du plâtre. On l'essaie à l'aide du chlorure de baryum titré (voir *Dictionnaire des falsifications* de MM. Chevalier et Baudrimont. page 1205); s'il renferme plus de 2 grammes de sulfate de potasse par litre, il doit être considéré comme plâtré et rejeté de la consommation.	M.
Vins falsifiés avec l'alun (F).	On ajoute quelquefois de l'alun aux vins (cette addition se fait parfois en assez forte proportion, 150 ou 200 grammes par hectolitre) dans le but de rehaus-	Lorsque le vin traité par le chlorure de baryum donne un précipité ins-	M.

Tableau synoptique pour la recherche des altérations et des falsifications des Vins (*Suite*).

NOMS DU VIN EXAMINÉ.	RENSEIGNEMENTS GÉNÉRAUX.	MÉTHODE D'ESSAI.	NATURE DU VIN.
Vins falsifiés avec l'alun (F) (*Suite*).	ser leur couleur, de les clarifier et de mieux assurer la conservation des vins d'exportation et de leur donner une saveur styptique analogue à celle qu'offre le vin de Bordeaux, ou de leur rendre celle qu'une addition d'eau leur avait enlevée. Mais cette saveur styptique, qui est sans danger lorsqu'elle est due à une cause naturelle, est très nuisible lorsqu'elle est due à des moyens factices.	tantané, abondant, insoluble dans l'acide nitrique et dans l'acide chlorhydrique, on peut considérer comme probable la présence de l'alun et procéder à la recherche de l'alumine par le procédé de Lassaigne indiqué dans le *Dictionnaire* de Chevalier et Baudrimont, page 1208.	
Vins colorés artificiellement (F).	La coloration artificielle des vins a pris, depuis quelques années, une extension tellement considérable que c'est par tonnes qu'il faut compter les quantités de matières colorantes qui se débitent annuellement dans une seule ville, comme Montpellier, Béziers, Narbonne, Paris. On ne colore en général les vins que pour les additionner impunément d'eau. Cette fraude très productive, car elle s'exerce sur des millions d'hectolitres, est très répréhensible, et ne doit pas être tolérée dans l'intérêt de la santé et de la richesse publique, pour les raisons que nous allons indiquer, d'après	Nous ne pouvons indiquer ici les méthodes délicates qui permettent de découvrir chacune des matières employées à colorer artificiellement les vins ; car, ainsi que le dit M. A. Gautier, *la présence d'une matière colorante ne peut être caractérisée que par un ensemble de réactions concordantes qui* de-	M.

	MM. Bouchardat et Gautier (Rapport présenté au conseil international d'hygiène tenu à Paris du 1er au 10 août 1878). Tout le monde sait que le vin rouge est à la fois un *aliment* par son alcool, sa glycérine, ses sels de potasse, ses phosphates, quelques-unes de ses matières extractives, et en même temps *un tonique*, par ses matières tanniques et colorantes, son bouquet, etc. Un vin coloré artificiellement et proportionnellement étendu d'eau ou même de vin blanc perd donc en partie sa *puissance nutritive et sa tonicité*. La couleur artificielle dont on a paré le vin n'est qu'une sorte d'étiquette frauduleuse, un trompe-l'œil qui promet au consommateur qu'il trouvera dans cette boisson des qualités précieuses qu'elle ne possède plus qu'à un moindre degré. Il est reconnu que, toutes choses égales d'ailleurs, et pour les mêmes cépages, les vins très colorés sont proportionnellement plus riches en tannin, en extrait, en alcool, et se conservent mieux que ceux qui, fabriqués dans les années froides et pluvieuses, manquent à la fois de couleur, de tannin et d'esprit. Or, la coloration artificielle, tout en donnant à la liqueur vineuse les apparences les plus favorables, fait supposer à tort au consommateur ou à l'acheteur que ce vin possède les précieuses qualités de nutricité, de tonicité, de conservabilité des vins naturels d'aspect et de teintes analogues. Toutes les personnes (chimistes ou commerçants), qui se sont occupées de la coloration des vins, ont reconnu que ceux qui avaient été teints artificiellement laissent, au bout de quelques mois, non seulement déposer la matière colo-	*mandent des précautions très minutieuses pour être obtenues*. On trouvera dans le traité des *Sophistications des vins*, de A. Gautier, dans le *Dictionnaire des falsifications*, de Chevalier et Baudrimont ; dans une brochure de M. Carles : *Sur la coloration artificielle des vins*, et dans celle de Bastide : *Vins sophistiqués*, tous les renseignements nécessaires pour découvrir ces falsifications.	

Tableau synoptique pour la recherche des altérations et des falsifications des Vins (*Suite*).

NOMS DU VIN EXAMINÉ.	RENSEIGNEMENTS GÉNÉRAUX.	MÉTHODE D'ESSAI.	NATURE DU VIN.
Vins colorés artificiellement (F) (*Suite*).	rante étrangère, mais aussi une fort notable proportion de leur tannin et de leur couleur naturelle. Rien ne peut arrêter ce singulier et désastreux effet d'entraînement. Au bout de quelques mois, alors que le fraudeur s'est débarrassé de sa marchandise, l'acheteur se trouve frustré non-seulement parce qu'il ne détient dans la plupart des cas qu'un vin à la fois coloré et additionné d'eau, mais aussi parce que cette liqueur se décolore et s'altère rapidement. On ne saurait donc admettre, comme ont voulu le faire établir certains producteurs et économistes d'ailleurs distingués et de bonne foi, que le vin étant une substance alimentaire *fabriquée*, il soit permis de la modifier à son gré. *Le vin est le produit de la fermentation du jus de la grappe*, et s'il est permis de livrer à la consommation des vins vinés, tartrés, sucrés ou fabriqués avec des moûts sucrés, en un mot des vins modifiés avec les matières mêmes qui entrent dans la composition normale du vin proprement dit, on ne saurait, par analogie, permettre le commerce des vins fraudés avec des matières étrangères qu'il ne contient pas naturellement, telles que le tannin de chêne, l'alun, les matières colorantes artificielles; surtout quand ces substances sont ajoutées dans le but de masquer des fraudes plus graves		

portants, tels que l'avilissement des qualités nutritives ou toniques de cette précieuse boisson, et la conservation précaire de la marchandise vendue.

Si la coloration des vins avec des substances étrangères inoffensives par elles-mêmes ne peut être tolérée, que dire des matières dangereuses ou toxiques? La fraude introduit souvent dans les vins non point des produits inertes, comme la mauve, le sureau, etc., mais encore des drogues nuisibles, *comme le suc de sureau dissous dans l'alun, l'extrait drastique du phytolacca decandra, la fuchsine pure ou arsenicale, et les queues de fuchsine avec leurs dérivés azoïques, souvent vénéneux à faible dose.* On ne saurait trop s'inquiéter de mettre un terme à ces pratiques dangereuses pour la santé générale.

L'opinion publique s'est beaucoup préoccupée, dans ces derniers temps, de la coloration des vins par la fuchsine. Voyons, au point de vue de l'hygiène, s'il y a inconvénient à supprimer ces vins. *Et d'abord, la fuchsine, exempte d'arsenic, est-elle vénéneuse?* Les expériences entreprises par MM. Clouet et Bergeron (voir *Annales d'hygiène et de médecine légale*, 2e série, t. XLVI, p. 181 et *ibid.*, t. XLXII, p. 142), semblent démontrer que la fuchsine pure est inoffensive, qu'elle ne détermine ni nausées, ni ptyalisme ou prurit buccal, ni diarrhées, ni embarras gastrique, ni migraines, ni albuminurie. Telle est aussi l'opinion du Dr Hirt (*Ann. d'hyg. et de méd. lég.*, t. XLVI, p. 254), qui conclut que la fuchsine n'est dangereuse qu'à cause de l'arsenic qu'elle contient, et celle du Dr Husson (*Journal de pharmacie et de chimie*, octo-

Tableau synoptique pour la recherche des altérations et des falsifications des Vins (*Suite*).

NOMS DU VIN EXAMINÉ.	RENSEIGNEMENTS GÉNÉRAUX.	MÉTHODE D'ESSAI.	NATURE DU VIN.
Vins colorés artificiellement (F) (*Suite*).	bre 1876, p. 294), qui, tout en admettant le danger de la fuchsine, *surtout arsenicale*, conclut ainsi : « Nous croyons pouvoir affirmer que si la fuchsine employée était chimiquement pure, il n'y aurait pas grand inconvénient à s'en servir. C'est à l'arsenic que l'on doit surtout attribuer les accidents qui ont été signalés. » M. Bouchardat, le savant professeur d'hygiène de la Faculté de Paris, pense qu'il n'y a pas grand inconvénient, au point de vue de l'hygiène, à consommer des aliments ou des boissons colorés par *une petite quantité de fuchsine pure* ; mais, ajoute-t-il, la fuchsine pure n'existe pour ainsi dire pas, surtout dans le commerce. La mieux cristallisée est salie par des azo-dérivés dont l'action sur l'économie est infiniment plus nuisible que celle de la fuchsine elle-même. Étudiant surtout les vins fuchsinés, M. Bouchardat conclut en ces termes : « Rappelons que les colorants à la fuchsine (caramels, colorines, etc.), même lorsqu'ils sont exempts d'arsenic, sont pour la plupart des queues de fuchsine incristallisable où sont condensés les impuretés et tous les produits secondaires. On y trouve, à l'état libre ou combiné, des		

stances colorantes diverses, suivant la matière première soumise à l'oxydation, telles que : mauvalinine,
safranine, brun de phénylinc-diamine, dont l'innocuité
sur l'économie reste fort douteuse; *toutes ces raisons doivent faire rejeter à l'hygiéniste les vins colorés à la fuchsine, car si l'on n'est pas immédiatement
empoisonné par un vin fuchsiné, on doit redouter la
continuité de l'usage d'une pareille boisson.* »

Les matières colorantes les plus habituellement employées aujourd'hui pour colorer les vins sont par
ordre d'importance :

A. La fuchsine, les sels de rosaniline, les rouges
et violets d'aniline. — Ces substances, souvent ar-
sénicales comme nous l'avons dit plus haut, s'emploient seules ou mélangées à d'autres matières
colorantes jaunes et rouges, et spécialement à du
sirop de glucose caramélisé ou à des extraits divers
destinés à allonger la matière colorante, à atténuer
la vivacité de ses tons roses ou violacés, ou à masquer ses réactions. *Le grenat*, matière secondaire de
la fabrication de ces couleurs, qui était, il y a quelques
années, rejeté comme un résidu de nulle valeur, se
vend aujourd'hui à un prix rémunérateur, grâce à
l'emploi de plus en plus général, pour la fraude des
vins. C'est un mélange de *fuchsine*, de *mauvaniline*,
de *brun de phényline di mine*, et d'une matière colorante indéterminée *grenat brun*. Suivant la fantai-
sie du fabricant, ces substances se vendent sous des
noms divers : *Caramel, colorine, purpurine, cramoi-
sine, scarlatine, sanguine, caroline* (Bouchardat et
A. Gautier).

Tableau synoptique pour la recherche des altérations et des falsifications des Vins (*Suite*).

NOMS DU VIN EXAMINÉ.	RENSEIGNEMENTS GÉNÉRAUX.	MÉTHODE D'ESSAI.	NATURE DU VIN.
Vins colorés artificiellement (F) *(Suite)*.	B. CHOCHENILLE (*carmin, laque carminée, carmin ammoniacal*) s'emploie en grande quantité dans le midi, pour relever le ton des vins faibles, destinés à leur tour, comme vins de coupage, à frauder les Bourgogne et les Bordeaux ; et se vend sous forme de galettes (cochenilles pilées mises en digestion avec l'ammoniaque et ensuite comprimées, soit en solutions épaisses) (Bouchardat et A Gautier). C. MAUVE. — Les fleurs desséchées de l'*althæa rosea*, variété *nigra*, cultivée dans les parties méridionales de l'Allemagne, cèdent à l'eau, et mieux à l'eau alcoolisée, leur belle matière colorante d'un violet vineux foncé. La mauve noire communique aux vins, au bout de quelque temps, une odeur et une saveur sensibles. Le vin ainsi fraudé se décolore assez rapidement. D. SUREAU. — La baie de sureau (*sambucus niger*) fournit un suc de couleur marron vineux très foncé à la maturité, qui devient rouge sous l'influence des acides. On l'emploie beaucoup dans le nord et dans le midi de la France pour fabriquer la *teinte* ou *teinte de Fismes* (composée en mélangeant : Baie de sureau 250 gr. Alun ou acide tartrique 30. Eau 800 gr.), qui		

	decandra (*baies de Portugal, raisin d'Amérique*) sont les fruits d'une plante de l'Amérique septentrionale aujourd'hui acclimatée en Europe et cultivée en France, en Italie, en Portugal, en Alsace et en Wurtemberg. Le suc de ces baies, rouge carmin magnifique, contient des principes drastiques. Cette propriété bien connue et les condamnations sévères qui sont venues frapper les fraudeurs, font qu'on abandonne peu à peu cette substance pour la coloration artificielle des vins. F. Carmin d'indigo en pate appelé Céruline (*sulfo-indigotate de potasse*) ajoutée aux gros vins en minime proportion, fonce encore leur couleur et les rend pourpres ou violacés. Il est assez souvent mélangé aux vins surtout dans le midi de la France, et sert aussi à rabattre la teinte rose des colorants à la fuchsine. G. Bois de Brésil ou de Fernambouc (décoction alcoolique). Bois de campêche (décoction aqueuse). } Employés quelquefois pour faire des vins de toutes pièces, rarement aujourd'hui. Airelle myrtille (suc des baies). Betterave rouge (extrait aqueux ou décoction). Orcanette. Safranine. Acides sulfo-purpurique et sulfo-alizarique. } N'ont servi que très rarement à frauder les vins.			

Bibliographie. — Tardieu, *Dictionnaire d'hygiène publique et de salubrité*, t. IV, p. 372 et suiv. — Michel Lévy, *Traité d'hygiène publique et privée*, t. II (article POLICE BROMATOLOGIQUE). — Proust, *Traité d'hygiène publique et privée* (article VIN). — Pasteur, *Études sur les vins*. — Maumené, *Traité du travail des vins*. — Chevalier et Baudrimont, *Dictionnaire des altérations et falsifications*. — A. Gautier, *De la sophistication des vins*. — Carles, *Sur la coloration artificielle des vins*. — Bastide, *Vins sophistiqués*. — Fauré, *Analyse chimique et comparée des vins du département de la Gironde*. — *Recherche de la fuchsine dans les vins* (*Répertoire de pharmacie et Journal de chimie médicale réunis*) par Jacquemin, p. 452, n° 10 août 1876; par Yvon, n° 25 avril 1876, par Husson, n° 25 août 1876, p. 489. — *Note sur l'innocuité des mélanges colorants à base de fuchsine pure*, par Clouet et Bergeron, n° du 25 juin 1876, du 10 juillet 1876. — *Journal de pharmacie et de chimie, Sur la recherche de la fuchsine et autres matières colorantes du vin*, par Béchamp, n° mars 1878, p. 169. — Fordos, n° janvier 1877, p. 14. — *Annales d'hygiène et de médecine légale, Rapport sur le vinage et conclusions votées par l'Académie de médecine*, t. XXXIV, p. 5, 472. — *Vins rouges additionnés d'alun: caractères physiques et chimiques*, t. V, p. 414. — *Falsification par l'alun*, t. XV, p. 392. — *Vins plâtrés, effets sur l'économie*, t. X, p. 79, 299. — *Sur la coloration artificielle des vins*, t. V, p. 5; t. XLVI, p. 85. — *Recherche de la fuchsine*, t. XLVII, p. 340. — *Mouillage: moyens de le démontrer*, t. XLVII, p. 114. — *Mutage: les vins mutés sont-ils nuisibles à la santé? leur vente est elle une fraude?* t. XXII, p. 419; t. XXIII, p. 158. — *L'art de frelater les vins*, t. XLVI, p. 513. — *Sur l'examen chimique des vins*, t. VII, p. 374

5° DE LA BIÈRE.

La bière, qui constitue la boisson principale dans le nord de la France, est une liqueur fermentée, faite avec le houblon et les graines des céréales, principalement avec celles de l'orge. Elle renferme : *de l'eau, de l'alcool, du glucose, de la dextrine, des matières extractives et grasses, des essences aromatiques, un principe amer*, *de l'acide lactique*, *de l'acide acétique*, *divers sels* (phosphates de potasse, de magnésie, de chaux, chlorures de potassium et de sodium), *silice*, *acide carbonique libre*.

La bière peut accidentellement, et par négligence, contenir des sels de cuivre (acétate) ou des sels de plomb, ce qui la rendrait impropre à la consommation. Elle peut aussi être falsifiée *par des décoctions de substances végétales amères, telles que la chicorée torréfiée, les lichens, les feuilles et l'écorce de buis, les feuilles de menyanthe, les fleurs de tilleul, la centaurée, l'absinthe, la gentiane, les têtes de pavots, le bois de gaiac et le jus de réglisse ou le rob de sureau*, pour donner de la couleur; *par la jusquiame, les graines de paradis, la belladone, le datura stramonium, l'ivraie, le quassia amara, le bois de noisetier, la coque du Levant, le poivre d'Espagne, les clous de girofle, le pyrèthre, le gingembre, le fiel de bœuf, l'écorce de saule ou la salicine, l'acide picrique, la strychnine* pour lui communiquer de l'amertune.

Pour donner ensuite à ces mixtures la consistance mucilagineuse, la saveur piquante et la coloration brune qui leur manquent, les fraudeurs, dit Champouillon, y versent de l'eau *de chaux*, y font cuire des dépouilles *de veau*, *de cheval*, *de mouton*, ou bien les différents débris gélatineux et invendables de la boucherie. En quelques jours, la fermentation fait de tout cela quelque chose qui offre l'aspect et jusqu'à un certain point la saveur de la bière véritable. D'autres fois, un tonneau de bière forte ou de deuxième *trempe* est étendu de la moitié ou des deux tiers de son poids d'eau. Avant de livrer à la consommation ce mélange insipide, on a soin, pour lui donner du goût, d'y ajouter de l'eau-de-vie de grains, de la chaux, et une substance quelconque douée d'amertune.

Ces falsifications doivent être réprimées avec la plus grande rigueur, car, ainsi que le dit encore Champouillon, tandis que la bière houblonnée apaise la soif et concourt à la digestion, la bière frelatée produit au contraire dans la bouche, un sentiment de sécheresse et d'âcreté qui augmente ou entretient le besoin de boire ; prise en grande quantité, elle détermine fréquemment le ballonnement du ventre, l'indigestion et la phlegmasie du tube digestif.

Nous ne rapporterons pas ici les méthodes très délicates de MM. Lefort et Thompson, de William Davy, de Blas, employées pour rechercher dans la bière la présence de la strychnine, du quassia amara et de la coque du Levant, parce que ces sophistications, signalées par les auteurs, sont assez rares, ainsi que le démontrent les expériences de Graham et Hoffmann ; nous renvoyons à ce sujet à l'excellent *Dictionnaire des falsifications* de MM. Chevalier et Baudrimont, article *Bière*, pages 148 et suivantes ; mais nous croyons devoir indiquer les procédés qui permettent de découvrir l'*acide picrique*, employé dans ces derniers temps, pour remplacer le houblon dans la bière.

L'acide picrique, acide carbo-azotique, amer de Welter, etc., est une substance très amère que l'on obtient par l'action de l'acide nitrique sur un grand nombre de substances organiques (*indigo*, *soie*, *laine*, *aloès*, *huile de goudron*, etc., etc.).

La falsification de la bière par l'acide picrique est très dangereuse. Il résulte en effet des expériences de M. le Dr Spring, communiquées au conseil de salubrité de Liège, que l'acide picrique est un poison âcre qui possède une action analogue à celle de l'anémone pulsatile, de la créosote, de la bryone et de la gratiole ; qu'à la dose de 25 à 30 centigrammes, il tue rapidement un lapin, en laissant dans l'appareil digestif des traces évidentes d'inflammation.

La bière préparée avec de l'acide picrique *n'est qu'une solution de glucose additionnée d'acide picrique.* Pour reconnaître des quantités très minimes $\frac{1}{12000}$ et même $\frac{1}{18000}$ de cet acide, on emploie les procédés suivants :

1° On verse dans la bière à essayer un excès de sous-acétate de plomb liquide, puis on l'agite avec un excès de charbon en poudre (Procédé Lassaigne)	La bière se décolore complètement.	Bière pure.
	La bière reste colorée en jaune citron.	Bière colorée à l'acide picrique.

2° On fait bouillir pendant dix minutes environ de la laine très blanche et privée de mordant dans la bière suspecte. On lave ensuite la laine. Si la bière renferme de l'acide picrique, la laine se colore en jaune canari plus ou moins intense. Ce procédé permet de déceler dans la bière un huit-millionième d'acide picrique (Procédé Pohl).

Avant de terminer cette courte étude, nous croyons devoir étudier une question très intéressante relative à la fabrication de la bière. On s'est demandé si les dispositions de l'ordonnance de police, relative à la prohibition des vases de cuivre non étamés dans la préparation des substances alimentaires, étaient applicables aux chaudières où l'on fait bouillir le malt et le houblon. Un arrêté du préfet de la Seine-Inférieure, qui reproduisait cette ordonnance, a soulevé des réclamations, et le comité consultatif d'hygiène publique, appelé par M. le Ministre à prononcer sur cette difficulté, a pensé, sur le rapport de M. Bussy, en date du 11 mars 1861, et conformément à l'avis du conseil d'hygiène de Rouen, qu'il n'y avait pas lieu d'exiger l'étamage des chaudières de cuivre employées dans les brasseries à la cuite de l'orge germée et du houblon, et que d'ailleurs l'ordonnance précitée ne lui était pas applicable.

Bibliographie. — Tardieu, *Dictionnaire d'hygiène publique et de salubrité* (t. Ier, p. 208 et suiv.). — Vernois, *Traité pratique d'hygiène industrielle et administrative*, t. Ier, p. 295 et suiv. — Wurtz, *Dictionnaire de chimie pure et appliquée*, t. Ier, 1re partie, p. 587 et suiv. (article BIÈRE). — Mulder, *De la Bière*. — Chevalier et Baudrimont, *Dictionnaire des altérations et falsifications*. — *Annales d'hygiène publique et de médecine légale : composition chimique, fabrication et emploi de la bière*, t. XIX, p. 461. — *Falsifications de la bière*, t. XVI, p. 233, 430. — *Recherches sur les causes d'altération des bières*, t. XIX, p. 464. — A. Husson, *Des consommations de Paris*.

6° DU CIDRE.

Le cidre est une boisson fermentée, de couleur ambrée, que l'on prépare soit avec les pommes, soit avec les poires (poiré), et qui se fabrique dans quelques provinces de France, particulièrement en Normandie, en Picardie, en Bretagne, dans le Maine. — Le cidre bien préparé, et dans un bon état de conservation, constitue une boisson alimentaire économique, agréable et saine, ayant, d'après M. Hauchecorne et M. Truelle, la composition suivante : *Eau, alcool, glucose et mucilage, matière colorante combinée avec principe extrac-*

tif, acide carbonique, tannin, acide malique libre, malates de potasse et de chaux et huile essentielle.

Le cidre peut être l'objet d'altérations ou de falsifications diverses, très importantes à connaître, et que nous allons résumer dans le tableau synoptique suivant.

Tableau synoptique pour la recherche des altérations et des falsifications du Cidre.

Nota. — La lettre A veut dire altération ; — la lettre F, falsification ; — la lettre B, bon pour l'alimentation ; — la lettre M, mauvais pour l'alimentation.

NOMS DU CIDRE.	RENSEIGNEMENTS GÉNÉRAUX.	MÉTHODE D'ESSAI.	NATURE DU CIDRE.
Cidre ayant la pousse (A).	La pousse est une fermentation qui se développe au printemps, surtout dans les cidres faibles. On y remédie en collant le liquide et en le transvasant dans un tonneau soufré.	Examen physique.	M.
Cidre ayant la graisse (A).	C'est une maladie qui se manifeste par une odeur infecte et une viscosité telle que le cidre file. On y remédie par l'emploi du tannin (François) de trois litres d'alcool, ou de 250 grammes de cachou par 7 ou 8 hectolitres de cidre (Malaguti).	Examen physique.	M.
Cidre acide (A).	On y remédie en le saturant par la chaux, les cendres et la craie (F).	On décolore le cidre par le charbon animal et on l'évapore à siccité. On traite le résidu par l'alcool qui dissout les acétates et les sépare des autres sels contenus dans	M.

		tate, dont on détermine la base à l'aide des réactifs.	
Cidre noirci.	Le cidre noircit ou se *tue*, par suite de l'action des malates alcalins qui, sous l'influence d'un ferment, se transforment en carbonates, qui font virer au noir violet la couleur ambrée du cidre. D'après Viau, on y remédie en ajoutant 30 à 40 grammes d'acide tartrique par hectolitre de cidre.	Examen physique.	M.
Cidre additionné d'eau (F).	La recherche de l'eau comme agent de falsification ne peut se faire qu'indirectement. Dans une thèse présentée en 1861 à l'École de pharmacie, *sur le cidre*, M. Rabot dit qu'il a reconnu par expérience, que les bons cidres ordinaires, après une année de conservation, renferment 5 à 6 p. 100 d'alcool et 30 grammes par litre d'extrait solide. Cet extrait fournit lui-même $2^{gr},75$ à $3^{gr},80$ de cendres contenent $2^{gr},15$ de sels solubles.	On fait un dosage d'alcool par les procédés classiques (appareil Salleron, etc., etc.), puis des dosages d'extrait et de cendre dont les proportions seront d'autant moindres qu'on aura ajouté plus d'eau.	B.
Cidre alcoolisé (F).	On introduit de l'alcool dans le cidre pour lui donner de la force.	On fait un dosage d'alcool par les procédés classiques (appareil Salleron).	B.
Cidre coloré (F).	Le caramel, le coquelicot, la fuchsine, le permanganate de potasse ont été employés pour colorer certains cidres factices.	Ces matières colorantes seront recherchées à l'aide des procédés indiqués à l'article **Vin** (voir *Sophistications des Vins*, de **A. Gautier**).	M.

Tableau synoptique pour la recherche des altérations et des falsifications du Cidre (*Suite*).

NOMS DU CIDRE.	RENSEIGNEMENTS GÉNÉRAUX.	MÉTHODE D'ESSAI.	NATURE DU CIDRE.
Cidre contenant céruse, litharge ou acétate de plomb (F).	On ajoute souvent de la litharge, de la céruse ou de l'acétate de plomb au cidre de mauvaise qualité pour le clarifier ou pour corriger sa trop forte acidité. Le cidre qui a séjourné dans des vases de plomb contient, au bout de 40 minutes, des traces de ce métal, et la quantité de sels de plomb augmente successivement, de telle sorte qu'après quelques jours de contact, le cidre contient non-seulement un sel de plomb soluble, mais encore un sel de plomb insoluble qui se précipite. Il est donc nécessaire de ne pas employer les vases de plomb ou les vases en terre vernissée pour préparer ou conserver le cidre.	On évapore à siccité 100 grammes de cidre environ; puis on incinère l'extrait. On traite les cendres par l'acide azotique, on évapore de nouveau; on reprend par l'eau distillée et l'on essaye par les réactifs du plomb.	M.
Cidres préparés artificiellement (F).	On vend quelquefois des cidres préparés avec le sucre de fécule, la cassonade, le vinaigre; des cidres fabriqués de toutes pièces avec des fruits secs, avec des pommes tapées que l'on fait mariner avec du sirop de fécule marquant 4 à 5°; ces liquides sont ensuite aromatisés avec de la cannelle.	Ces cidres artificiels se distinguent par la quantité d'alcool qu'ils fournissent, et par le poids de l'extrait qu'ils laissent après avoir été évaporés à l'étuve.	B.

Bibliographie. — Tardieu, *Dictionnaire d'hygiène publique et de salubrité*, t. Ier (article CIDRE). — Chevalier et Baudrimont, *Dictionnaire des altérations et falsifications* (article CIDRE, p. 249 et suiv.). — Vernois, *Traité pratique d'hygiène industrielle et administrative*, t. Ier, p. 304 et suiv. — Rabot, *Étude sur le cidre*, Thèse, École de pharmacie, 1861. — *Annales d'hygiène publique et de médecine légale.* — *Étude sur le cidre*, de Lailler, t. XLVIII, p. 19, 224. — L. de Bouteville et A. Hauchecorne, *le Cidre*, Traité rédigé d'après les documents recueillis de 1864 à 1872, par le congrès pour l'étude des fruits à cidre. — Rouen, 1875.

CHAPITRE X

AMÉLIORATION DES ÉTABLISSEMENTS D'EAUX MINÉRALES APPARTENANT A L'ÉTAT, AUX DÉPARTEMENTS, AUX COMMUNES ET AUX PARTICULIERS, ET LES MOYENS D'EN RENDRE L'USAGE ACCESSIBLE AUX MALADES PAUVRES.

Cette question, indiquée par le décret de 1848, ne rentre que très secondairement dans les attributions des membres des conseils d'hygiène, dit Tardieu (voir instruction du Comité consultatif d'hygiène publique sur les attributions des conseils d'hygiène publique et de salubrité). — Aussi n'y a-t-il pas lieu de donner à cet égard des instructions générales. Il convient seulement de rappeler que, dans certains cas particuliers, et suivant les intérêts des arrondissements ou des populations, les conseils pourront être appelés à donner leur avis sur l'aménagement et la distribution des eaux minérales, ou sur l'influence que peut exercer sur la salubrité des lieux la présence de sources thermales.

CHAPITRE XI

DEMANDES EN AUTORISATION, TRANSLATION OU RÉVOCATION DES ÉTABLISSEMENTS DANGEREUX, INSALUBRES OU INCOMMODES.

Cette question constitue, sinon la principale, du moins la plus commune occupation des conseils d'hygiène et de salubrité, et mérite d'être étudiée avec le plus grand soin.

Les établissements industriels sont souvent insalubres ou incommodes ; les odeurs qu'ils exhalent, les vapeurs ou les fumées qu'ils développent, le bruit qui s'y produit, peuvent en rendre le voisinage désagréable ou même dangereux. Aussi, pour donner satisfaction aux plaintes légitimes soulevées contre ces établissements, l'administration a dû prendre certaines mesures que nous allons examiner.

La législation concernant les établissements industriels ne date *réellement que du décret du* 15 *octobre* 1810 ; jusqu'à cette époque, ces établissements étaient régis, d'une manière très arbitraire, par des édits, des arrêts du parlement, des règlements du Conseil du roi, et des ordonnances du lieutenant de police, parmi lesquels nous citerons : 1° l'édit du prévôt de Paris du 4 novembre 1486 sur les potiers de terre ; 2° le règlement du Conseil du roi du 4 février 1567 concernant les tueries, écorcheries, tanneries, mégisseries, etc., etc. ; 3° l'ordonnance de police du 17 juin 1701 contre les chiffonniers ; 4° le décret du 13 novembre 1791 ; 5° l'arrêté du préfet de police Dubois du 18 messidor, an VIII.

En l'an XIII, le ministre de l'intérieur, ému des plaintes qui lui étaient journellement portées contre les fabriques de produits chimiques, les fonderies de suif, les tanneries, etc., s'adressa à la classe des sciences physiques et mathématiques de l'Institut qui rédigea, le 26 frimaire an XIII, un rapport remarquable auquel nous empruntons les passages suivants :

« 1° Tant que le sort de ces établissements ne sera pas assuré ; tant qu'une législation purement arbitraire aura le droit d'interrompre, de suspendre, de gêner le cours d'une fabrication ; en un mot, tant qu'un simple magistrat de police tiendra dans ses mains la fortune ou la ruine du manufacturier, comment concevoir qu'il puisse porter l'imprudence jusqu'à se livrer à des entreprises de cette nature ? Comment a-t-on pu espérer que l'industrie manufacturière s'établît sur des bases aussi fragiles ? Cet état d'incertitude, cette lutte continuelle entre le fabricant et ses voisins, cette indécision éternelle sur le sort d'un établissement, paralysent, rétrécissent les efforts du manufacturier, et éteignent peu à peu son courage et ses facultés.

« Il est donc de la première nécessité, qu'on pose enfin des limites qui ne laissent plus rien à l'arbitraire du magistrat, qui tracent au manufacturier le cercle dans lequel il peut exercer son industrie librement et sûrement, et qui garantissent au propriétaire voisin qu'il n'y a danger ni pour sa santé ni pour les produits de son sol. »

2° « Nous ne saurions trop inviter les magistrats chargés de la santé et de la sûreté publiques, à écarter les plaintes mal fondées qui, trop souvent, se dirigent contre les établissements, menacent chaque jour la fortune de l'honnête manufacturier, retardent les progrès de l'industrie, et compromettent le sort de l'art lui-même.

« Le magistrat doit être en garde contre les démarches d'un voisin inquiet ou jaloux ; il doit distinguer avec soin ce qui n'est qu'incommode ou désagréable, d'avec ce qui est nuisible ou dangereux ; il doit se rappeler qu'on proscrivit pendant longtemps l'usage de la houille, sous le prétexte frivole qu'elle était malsaine ; il doit, en un mot, se pénétrer de cette vérité, c'est qu'en accueillant les plaintes de cette nature, non seulement on parviendrait à empêcher l'établissement en France de plusieurs arts utiles, mais on arriverait insensiblement à éloigner des villes, les maréchaux, les charpentiers, les menuisiers, les chaudronniers, les fondeurs, les tisserands, etc., etc.

3° « Les principaux établissements industriels, contre lesquels on a surtout élevé des réclamations, peuvent se diviser en deux classes. La *première* comprend tous ceux dans lesquels on amoncelle et fait pourrir ou putréfier en grandes masses des matières animales ou végétales. — Tels sont les établissements de boyauderies, voiries, rouissage, etc., qui forment un voisinage nuisible à la santé, et qu'on doit porter hors de l'enceinte des villes et de toute habitation. — La *seconde* renferme les fabriques dans lesquelles on développe des odeurs désagréables par le moyen du feu, comme dans la fabrication des acides, du bleu de Prusse, du sel ammoniac, etc. — Ces établissements ne formant un voisinage dangereux que par défaut de précaution, les soins de l'administration doivent se borner à une surveillance active et éclairée, pour faire perfectionner les procédés dans la fabrication et la conduite du feu, et pour y maintenir une propreté convenable. »

Pendant quelque temps, le rapport dont nous venons d'indiquer les principales dispositions servit de règle au ministre de l'intérieur et aux préfets, pour statuer sur les demandes en autorisation ou en suppression des ateliers, manufactures ou laboratoires.

Mais, en 1809, le ministre de l'intérieur, ne trouvant plus suffisant le rapport du 26 frimaire an XIII, demanda à la section de chimie de l'Institut de lui donner son avis sur la question de savoir quel parti on doit prendre, par rapport aux fabriques dont le voisinage peut porter préjudice aux particuliers.

Le ministre de l'intérieur s'exprima en ces termes : « S'il est juste que chacun puisse exploiter librement son industrie, le gouvernement ne saurait, d'un autre côté, voir avec indifférence que, pour l'avantage d'un individu, tout un quartier respire un air infect, ou qu'un particulier éprouve des dommages dans sa propriété. En admettant que la plupart des manufacturiers dont on se plaint n'occasionnent pas d'exhalaisons contraires à la salubrité publique, on ne niera pas non plus que ces exhalaisons peuvent être quelquefois désagréables, et que, par cela même, elles ne portent un préjudice réel aux propriétaires des maisons voisines, en empêchant qu'ils ne louent ces maisons, ou en les forçant, s'ils les louent, à baisser le prix de leurs baux. Comme la sollicitude du gouvernement embrasse toutes les classes de la société, il est de sa justice que les intérêts de ces propriétaires ne soient pas perdus de vue plus que ceux des manufacturiers. Il paraîtra peut-être, d'après cela, convenable d'arrêter en principe que les établissements qui répandent une odeur forte et gênant la respiration ne seront dorénavant formés que dans les localités isolées. »

La commission de l'Institut, composée de Guyton de Morveau, Chaptal et Cuvier, se pénétrant des diverses observations insérées dans la lettre du ministre, décida qu'elle devrait les adopter et les considérer comme devant servir de base aux différentes propositions qu'elle avait à faire. Aussi, après avoir consulté le tableau des ateliers, fabriques et établissements placés sous la surveillance du préfet de police, et après avoir pris connaissance de la nature de leurs travaux, elle proposa de *diviser les établissements industriels en trois classes*, et dressa une nomenclature des établissements à classer qui fut annexée à la réponse adressée au ministre.

Le rapport de l'Institut du 26 frimaire an XIII et celui de la section de chimie de 1809, joints à l'exposé des motifs, furent présentés à l'empereur, *et le* 15 *octobre* 1810 fut enfin signé le décret, qui réglementa d'une manière précise et uniforme, et pour toute la France, la législation des établissements dangereux, insalubres et incommodes. Dans la suite, les ordonnances royales du 14 janvier 1815, du 5 novembre 1826, du 21 septembre 1828, du 31 mai 1833, du 30 novembre 1837, du 27 mai 1838, les décrets du 25 mars 1852, du 31 décembre 1866, du 9 février 1867, du 31 janvier 1872, du 19 mai 1873, ont changé les tableaux annexés en classant des industries nouvelles ou en faisant descendre d'une classe des industries déjà classées, mais n'ont apporté aucune modification à la législation des établissements industriels.

Cette législation est aujourd'hui régie par le décret de 1810, l'ordonnance royale du 14 janvier 1815, l'ordonnance du 30 novembre 1837, modifiés par le décret du 25 mars 1852 sur la décentralisation administrative dont nous reproduisons le texte plus bas.

1° *Décret relatif aux manufactures et ateliers qui répandent une odeur insalubre ou incommode, du 15 octobre* 1810.

Au palais de Fontainebleau, le 15 octobre 1810.

NAPOLÉON, etc. ;

Sur le rapport de notre ministre de l'intérieur ;

Vu les plaintes portées par différents particuliers contre les manufactures et ateliers dont l'exploitation donne lieu à des exhalaisons insalubres ou incommodes ;

Le rapport fait sur ces établissements par la section de chimie de la classe des sciences physiques et mathématiques de l'Institut ;

Notre Conseil d'État entendu ;

Nous avons décrété et décrétons ce qui suit :

Art. 1er. — A compter de la publication du présent décret, les manufactures et ateliers qui répandent une odeur insalubre ou incommode ne pourront être formés sans une permission de l'autorité administrative ; ces établissements seront divisés en trois classes.

La première classe comprendra ceux qui doivent être éloignés des habitations particulières (1) ;

(1) Il n'est pas possible de déterminer la distance à laquelle les établissements compris dans la première classe doivent être des habitations particulières. « Ce point, dit M. le ministre de l'intérieur dans l'exposé des motifs de son rapport, a beaucoup occupé la classe des sciences physiques et mathématiques de l'Institut, et le résultat de ses méditations a été qu'on ne saurait le décider d'une manière positive. Une manufacture peut, en effet, quoique

La seconde, les manufactures et ateliers dont l'éloignement des habitations n'est pas rigoureusement nécessaire, mais dont il importe néanmoins de ne permettre la formation qu'après avoir acquis la certitude que les opérations qu'on y pratique sont exécutées de manière à ne pas incommoder les propriétaires du voisinage, ni à leur causer des dommages;

très rapprochée des maisons être placée, de manière à n'incommoder personne, tandis qu'une autre, qui est à une distance considérable, va, par sa situation sur une hauteur, les couvrir de vapeurs infectes qui en rendent le séjour insupportable. Il n'a donc pas été possible d'établir la différence dans le projet de décret, et, quelque désir que j'eusse d'empêcher qu'on n'agît arbitrairement, *il a fallu abandonner ce soin à la sagesse de l'autorité locale.* »

Voici comment s'exprimait à ce sujet la classe des sciences physiques et mathématiques de l'Institut, section de chimie, dans son rapport de 1809 : « *Reste à s'occuper d'une demande que le ministre a faite, et qui est relative à la distance des habitations que doivent observer les fabriques dont l'éloignement est jugé nécessaire et indispensable.* La commission ne doit pas se dissimuler qu'en méditant sur cette demande, elle s'est trouvée fort embarrassée pour y répondre.

« En effet, on conçoit facilement que, toutes les localités n'étant pas les mêmes, si on établissait la distance où doivent être placées les manufactures des lieux habités, il en résulterait que souvent un local assez voisin d'habitations pourrait cependant, par la nature même de sa position, convenir à l'établissement d'une manufacture, sans que les habitants des maisons les plus voisines fussent dans le cas de s'apercevoir des vapeurs qui s'exhaleraient de ces établissements. Ainsi, par exemple, on suppose un local placé dans un fond et environné, du côté des endroits habités, par de hautes montagnes; assurément un local semblable, quoique voisin d'habitations, n'offrirait aucun inconvénient pour y placer une fabrique, puisque les vapeurs, avant de parvenir au sommet des montagnes, auraient été forcées de traverser une grande masse d'air atmosphérique, où elles auraient perdu, en s'y dissolvant, toute leur propriété insalubre. Cette supposition, qu'on cite pour exemple, paraîtra d'autant moins déplacée qu'il est possible de la justifier par un fait dont un des membres de la commission vient tout récemment d'être témoin. Ce fait mérite d'être cité.

« Un fabricant de soude artificielle, après avoir été obligé de quitter un emplacement dans lequel il avait fait ses premiers essais, parce que ses voisins se plaignaient de la vapeur acide à la-

Dans la troisième classe seront placés les établissements qui peuvent rester sans inconvénient auprès des habitations, mais doivent demeurer soumis à la surveillance de la police.

Art. 2. — La permission nécessaire pour la formation des manufactures et ateliers compris dans la première classe sera accordée avec les formalités ci-après,

quelle ils étaient exposés, imagina avoir trouvé un endroit qui ne serait pas sujet au même inconvénient que le premier, en se plaçant dans le fond d'une profonde carrière abandonnée, qui, d'un côté, est bordée de montagnes de la hauteur de 88 mètres, à partir du sol de la carrière, et dont le côté opposé donne sur la campagne. Quelques habitants des maisons construites sur le plateau de ces montagnes conçurent des inquiétudes lorsqu'ils apprirent qu'on allait s'occuper de l'établissement projeté. Ils mirent aussitôt tout en œuvre pour s'y opposer, et ils vinrent à bout, à force de tracasseries, de déterminer le fabricant à abandonner le local qu'il avait choisi, quoique sous beaucoup de rapports il eût dû lui convenir.

« Une autre raison qui prouve encore la difficulté d'établir dans un règlement, d'une manière exacte, la distance qu'on doit assigner aux fabriques qui sont dans le cas d'être éloignées, c'est que les gaz qu'elles répandent n'étant ni de même nature, ni également expansibles, ni délétères au même degré, il ne serait pas raisonnable d'exiger qu'elles fussent toutes également forcées à s'isoler des villes ou des lieux habités. Or, comme, pour fixer les limites de chaque fabrique, il faudrait avoir des renseignements positifs, tant sur les localités que sur l'extension plus ou moins grande que chaque fabrique voudrait donner à ses travaux, et qu'on ne peut se les procurer facilement, il en résulte que, quant à présent, *une fixation exacte des distances que doivent observer ces fabriques est presque impossible*. Cependant, provisoirement, la commission a pensé qu'on pourrait adopter les moyens suivants, qui consistent à établir, en principe général, que toutes les fabriques comprises dans la première classe du tableau, ne pourront être placées qu'à des distances assez éloignées des villes, pour ne pas incommoder les habitants des maisons les plus voisines, et que, quant au surplus, on s'en rapportera aux autorités chargées de la surveillance et de la police des fabriques ; attendu que, par la nature de leurs fonctions, elles sont plus à portée que personne de se procurer des informations sur les avantages ou sur les inconvénients que pourraient présenter les localités où les fabricants voudront s'établir. »

par un décret rendu en notre Conseil d'État ; celle qu'exigera la mise en activité des établissements compris dans la seconde classe, le sera par les préfets, sur l'avis des sous-préfets.

Les permissions pour l'exploitation des établissements placés dans la dernière classe seront délivrées par les sous-préfets, qui prendront préalablement l'avis des maires.

Art. 3. — La permission pour les manufactures et fabriques de première classe ne sera accordée qu'avec les formalités suivantes :

La demande en autorisation sera présentée au préfet, et affichée par son ordre dans toutes les communes à 5 kilomètres de rayon.

Dans ce délai (délai d'un mois par décision du ministre de l'intérieur), tout particulier sera admis à présenter ses moyens d'opposition.

Les maires des communes auront la même faculté.

Art. 4. — S'il y a des oppositions, le conseil de préfecture donnera son avis, sauf la décision du Conseil d'État.

Art. 5. — S'il n'y a pas d'opposition, la permission sera accordée, s'il y a lieu, sur l'avis du préfet et le rapport de notre ministre de l'intérieur.

Art. 6. — S'il s'agit de fabriques de soude, ou si la fabrique doit être établie dans la ligne des douanes, notre directeur général des douanes sera consulté.

Art. 7. — L'autorisation de former des manufactures et ateliers compris dans la seconde classe ne sera accordée qu'après que les formalités suivantes auront été remplies :

L'entrepreneur adressera d'abord sa demande au sous-préfet de son arrondissement, qui la transmettra au maire de la commune dans laquelle on projette de former l'établissement, en le chargeant de procéder à des informations *de commodo et incommodo*. Ces informations terminées, le sous-préfet prendra sur le tout un arrêté qu'il transmettra au préfet. Celui-ci statuera, sauf le recours à notre Conseil d'État par toutes les parties intéressées.

S'il y a opposition, il y sera statué par le conseil de préfecture, sauf le recours au Conseil d'État.

Art. 8. — Les manufactures et ateliers ou établissements portés dans la troisième classe ne pourront se former que sur la permission du préfet de police, à Paris, et sur celle du maire dans les autres villes (*modifié par l'article* 3 *de l'ordonnance royale du* 14 *janvier* 1815).

S'il s'élève des réclamations contre la décision prise par le préfet de police ou les maires, sur une demande en formation de manufactures ou d'ateliers compris dans la troisième classe, elles seront jugées au conseil de préfecture.

Art. 9. — L'autorité locale indiquera le lieu où les manufacturiers et ateliers compris dans la première classe pourront s'établir, et exprimera sa distance des habitations particulières. Tout individu qui ferait des constructions dans le voisinage de ces manufactures et ateliers, après que la formation en aura été permise, ne sera plus admis à en solliciter l'éloignement.

Art. 10. — La division en trois classes des établissements qui répandent une odeur insalubre ou incommode aura lieu conformément au tableau annexé au présent décret. Elle servira de règle, toutes les fois qu'il sera question de prononcer sur des demandes en formation de ces établissements.

Art. 11. — Les dispositions du présent décret n'auront point d'effet rétroactif : en conséquence, tous les établissements qui sont aujourd'hui en activité continueront à être exploités librement, sauf les dommages dont pourront être passibles les entrepreneurs de ceux qui préjudicient aux propriétés de leurs voisins ; les dommages seront arbitrés par les tribunaux.

Art. 12. — Toutefois, en cas de graves inconvénients pour la salubrité publique, la culture ou l'intérêt général, les fabriques et ateliers de première classe qui les causent, pourront être supprimés en vertu d'un décret rendu en notre Conseil d'État, après avoir entendu la police locale, pris l'avis des préfets, reçu la défense des manufacturiers ou fabricants.

Art. 13. — Les établissements maintenus par l'article 11 cesseront de jouir de cet avantage, dès qu'ils seront transférés dans un autre emplacement ou qu'il y aura une interruption de six mois dans leurs travaux. Dans l'un et l'autre cas, ils rentreront dans la catégorie des établissements à former, et ils ne pourront être remis en activité qu'après avoir obtenu, s'il y a lieu, une nouvelle permission.

Art. 14. — Nos ministres de l'intérieur et de la police générale sont chargés, chacun en ce qui le concerne, de l'exécution du présent décret qui sera inséré au *Bulletin des lois*.

Signé : NAPOLÉON.

2° *Ordonnance du roi du 14 janvier 1815 contenant règlement sur les manufactures, établissements et ateliers qui répandent une odeur insalubre ou incommode.*

Au château des Tuileries, le 14 janvier 1815.

Louis, etc. ;

Sur le rapport de notre ministre, secrétaire d'État de l'intérieur ;

Vu le décret du 15 octobre 1810, qui divise en trois classes les établissements insalubres ou incommodes dont la formation ne peut avoir lieu qu'en vertu d'une permission de l'autorité administrative ;

Le tableau de ces établissements qui y est annexé ;

L'état supplémentaire arrêté par le ministre de l'intérieur le 22 novembre 1811 ;

Les demandes adressées par plusieurs préfets, à l'effet de savoir si les permissions nécessaires pour la formation des établissements compris dans la troisième classe seront délivrées par les sous-préfets ou par les maires ;

Notre Conseil d'État entendu ;

Nous avons ordonné et ordonnons ce qui suit :

Art. 1er. — A compter de ce jour, la nomenclature jointe à la présente ordonnance servira seule de règle pour la formation des établissements répandant une odeur insalubre ou incommode.

Art. 2. — Le procès-verbal d'information *de commodo et incommodo*, exigé par l'art. 7 du décret du 15 octobre 1810, pour la formation des établissements compris dans la seconde classe de la nomenclature, *sera pareillement exigible*, en outre de l'affiche de demande, *pour la formation de ceux compris dans la première classe.*

Il n'est rien innové aux autres dispositions de ce décret.

Art. 3. — Les permissions nécessaires pour les établissements compris dans la troisième classe seront délivrées, dans les départements, conformément aux art. 2 et 8 du décret du 15 octobre 1810, par les sous-préfets, après avoir pris préalablement l'avis des maires et de la police locale.

Art. 4. — Les attributions données aux préfets et

aux sous-préfets par le décret du 15 octobre 1810, relativement à la formation des établissements qui répandent une odeur insalubre ou incommode, seront exercés par notre directeur général de la police dans toute l'étendue du département de la Seine, et dans les communes de Saint-Cloud, de Meudon et de Sèvres, dans le département de Seine-et-Oise.

Art. 5. — Les préfets sont autorisés à faire suspendre la formation ou l'exercice des établissements nouveaux qui, n'ayant pu être compris dans la nomenclature précitée, seraient cependant de nature à y être placés. Ils pourront accorder l'autorisation d'établissement pour tous ceux qu'ils jugeront devoir appartenir aux deux dernières classes de la nomenclature, en remplissant les formalités prescrites par le décret du 15 octobre 1810, sauf, dans les deux cas, à rendre compte à notre directeur général des manufactures et du commerce.

Art. 6. — Notre ministre, secrétaire d'État de l'intérieur, est chargé de l'exécution de la présente ordonnance, qui sera insérée au *Bulletin des lois*.

Signé : LOUIS.

3° *Ordonnance du* 30 *novembre* 1837, *concernant les établissements dangereux, insalubres ou incommodes.*

Nous conseiller d'État, préfet de police ;

Vu : 1° les art. 2 et 23 de l'arrêté du gouvernement du 12 messidor an VIII, et l'art. 1 de celui de brumaire an IX ;

2° Le décret du 15 octobre 1810 et l'ordonnance royale du 14 janvier 1815 ;

3° Les ordonnances royales des 29 juillet 1818, 25 juin et 29 octobre 1823, 20 août 1824, 9 février 1825,

5 novembre 1826, 7 mai et 20 septembre 1828, 23 septembre 1829, 25 mars 1830, 31 mai 1833, 5 juillet 1834, 30 octobre 1836, et 27 janvier 1837, portant classification des diverses industries comprises dans le tableau annexé à la présente ordonnance ;

Ordonnons ce qui suit :

Art. 1er. — Le décret du 15 octobre 1810 et l'ordonnance royale du 14 janvier 1815 précités seront de nouveau publiés et affichés dans le ressort de notre préfecture.

Art. 2. — Toute personne qui voudra établir, dans le ressort de notre préfecture, des manufactures ou ateliers compris dans les trois classes de la nomenclature annexée à la présente ordonnance, devra nous adresser une demande en autorisation, conformément aux articles 3, 7, et 8 du décret du 15 octobre 1810 et à l'art. 4 de l'ordonnance du 14 janvier 1815 précités.

Art. 3. — Aucune demande en autorisation d'établissements classés ne sera instruite, s'il n'y est joint un plan en double expédition, dessiné sur une échelle de 5 millimètres par mètre, et indiquant les détails de l'exploitation, c'est-à-dire la désignation des fours, fourneaux, machines ou chaudières à vapeur, foyers de toute espèce, réservoirs, ateliers, cours, puisards, etc., qui devront servir à la fabrique. Ce plan devra indiquer les tenants et aboutissants aux ateliers.

Lorsque la demande aura pour objet l'autorisation d'ouvrir un établissement compris dans la première classe, il devra être produit par le pétitionnaire, indépendamment du plan ci-dessus indiqué, un second plan, également en double expédition, dressé sur une échelle de 25 millimètres par 100 mètres et qui donnera l'indication de toutes les habitations situées dans un rayon de 800 mètres au moins.

Art. 4. — Il ne pourra être fait aucun changement dans un établissement classé et autorisé, sans une autorisation nouvelle.

Tout établissement dans lequel on aura fait des changements à l'état des lieux désigné sur le plan joint à la demande et dans l'autorisation pourra être fermé.

Art. 5. — Tout propriétaire d'établissements classés, qui n'est pas pourvu de l'autorisation exigée par le décret du 15 octobre 1810 précité devra, dans le délai d'un mois à compter du jour de la publication de la présente ordonnance, nous adresser la demande, pour obtenir, s'il y a lieu, la permission qui lui est nécessaire.

Art. 6. — Les sous-préfets des arrondissements de Saint-Denis et de Sceaux, les maires des communes rurales du ressort de la préfecture de police, le chef de la police municipale, les commissaires de police, l'architecte-commissaire de la petite voirie, l'ingénieur en chef des mines du département de la Seine, l'inspecteur des établissements classés, et les préposés de la préfecture de police sont chargés, chacun en ce qui les concerne, de tenir la main à l'exécution de la présente ordonnance.

Signé : G. DELESSERT.

4° *extrait du décret du* 25 *mars* 1852 *sur la décentralisation administrative.*

§ 2. Les préfets statueront également, *sans l'autorisation du ministre de l'intérieur*, sur les divers objets concernant les subsistances, les encouragements à l'agriculture, l'enseignement agricole et vétérinaire, les affaires commerciales et la police sanitaire et industrielle dont la momenclature est fixée par le tableau B.

Tableau B.

§ 8. *Autorisation des établissements insalubres de première classe*, dans les formes déterminées pour cette nature d'établissements et avec les recours existant aujourd'hui pour les établissements de deuxième classe.

RÉSUMÉ DE LA LÉGISLATION RELATIVE AUX ÉTABLISSEMENTS DANGEREUX, INSALUBRES ET INCOMMODES.

Il ressort des dispositions qui composent la législation dont nous venons de présenter l'ensemble, que les établissements insalubres, dangereux ou incommodes sont soumis à deux sortes de règles :

A. Les unes particulières à chaque classe d'établissements ;

B. Les autres communes aux trois classes d'établissements.

A. *Règles particulières à chaque classe d'établissements.*

1° *Établissements de première classe.*

Demande d'autorisation. — Le fabricant qui veut créer un établissement de première classe adresse une demande au préfet du département dans lequel l'établissement doit être créé.

A Paris, cette demande est adressée au préfet de police, qui remplit les fonctions des préfets des départements, en ce qui concerne les établissements classés (Art. 3 du décret du 15 octobre 1810).

Cette demande doit être faite sur papier timbré, et désigner avec précision le siège de l'atelier, la nature des opérations qu'il a pour objet, ainsi que les matières que l'on se propose de travailler.

A la pétition doivent être joints deux plans fournis chacun en double expédition.

Le premier plan, dressé à l'échelle géométrique de 5 millimètres par mètre, présente les dispositions intérieures de l'usine, et indique les détails de l'exploitation; c'est-à-dire la désignation des fours, fourneaux, machines, chaudières à vapeur, foyers de toute espèce, réservoirs, ateliers, cours, puisards, etc., etc., qui devront servir à la fabrique. Il doit également indiquer les tenants et les aboutissants aux ateliers (ordonnance du 30 novembre 1837, art. 3, § 1).

Le second plan, dressé à l'échelle géométrique de 25 millimètres par 100 mètres, reproduira l'état général des propriétés, maisons d'habitation ou autres, voisines de l'emplacement de l'établissement projeté, dans un rayon de 800 mètres (ordonnance du 30 novembre 1837, art. 3, § 2).

Observation. — Une instruction du ministre des travaux publics de 1862, n° 51, ajoute : « *Ces plans*, dressés par un homme de l'art, architecte ou géomètre, doivent être orientés, porter une légende avec lettres de renvoi, et être certifiés conformes à l'état actuel des lieux par le maire de la commune dans laquelle l'établissement doit être formé. »

Instruction de l'affaire. — Le préfet fait afficher la demande dans toutes les communes à 5 kilomètres de rayon, pendant un temps qui n'a été déterminé ni par le décret de 1810, ni par l'ordonnance de 1815, mais qui a été *fixé à un mois*, par une décision du ministre de l'intérieur du 4 mars 1815 (art. 3 du décret du 15 octobre 1810).

Tout particulier est admis, durant ce délai, à se présenter à la mairie pour déclarer qu'il entend s'opposer à l'établissement et donner les motifs de son opposition. Le maire est d'ailleurs en droit d'en faire autant au nom et dans l'intérêt de la commune elle-même (art. 3 du décret de 1810).

Le délai d'un mois expiré, chacune des autorités locales dans le ressort de laquelle les affiches ont été apposées, transmet au sous-préfet un procès-verbal constatant l'accomplissement de cette formalité, indiquant les lieux où l'apposition des affiches a été faite, et s'il est survenu ou non des oppositions. Le sous-préfet prend, sur le tout, un arrêté en forme d'avis et le transmet ensuite au préfet.

Observation. — « L'apposition des affiches est de rigueur. Si l'on avait omis d'y faire procéder, ne fût-ce que dans une seule des communes situées dans le rayon de 5 kilomètres tracé par le décret, les habitants qui, par suite, n'auraient pas été mis en demeure de faire valoir leurs moyens d'opposition seraient en droit de demander l'annulation de l'acte d'autorisation. » (Gabriel Dufour et Ernest Tambour.)

Il est en outre procédé, par les soins du maire de la commune désignée pour être le siège de l'établissement projeté, à une enquête *de commodo et incommodo*, faite dans les formes ordinaires (art. 2 de l'ordonnance du 14 janvier 1815 et art. 7 du décret du 15 octobre 1810).

L'acte constatant cette enquête est dressé par le maire de la commune (sauf, néammoins, le cas où le maire, agissant comme propriétaire, formerait opposition à la demande. Alors, il convient que l'enquête soit faite par un adjoint (voy le *Code administratif des établissements dangereux*, par M. Trébuchet, ch. 1er, section III). A Paris, l'acte est dressé par le commissaire de police.

Lorsque les différentes formalités, faisant la base de

l'instruction, ont été remplies, le préfet consulte le conseil d'hygiène et de salubrité de l'arrondissement dans lequel l'établissement doit être créé, et prend un arrêté par lequel il accorde ou refuse l'autorisation demandée, en vertu du décret du 25 mars 1852 sur la décentralisation administrative, § 2 et tableau B §, 8. Ce décret charge en effet les préfets d'accorder cette autorisation, qui ne pouvait être donnée autrefois que par un décret rendu en Conseil d'État, conformément à l'art. 2 du décret du 15 octobre 1810.

Tous les établissements appartenant à la première classe doivent être éloignés des habitations particulières, dit M. Trébuchet; mais il n'est pas nécessaire qu'ils soient éloignés de l'enceinte des villes. C'est à l'autorité qu'il appartient d'examiner si l'isolement est suffisant, eu égard à l'importance de l'établissement, à la nature et à la configuration du sol, à l'importance des habitations environnantes; et c'est elle qui doit déterminer la distance à laquelle ces établissements doivent être placés des habitations. (Voir à ce sujet la note 1 indiquée au décret du 15 octobre 1810.)

Voies de recours. — Des termes des instructions sur la décentralisation administrative, en ce qui concerne les établissements de première classe, contenus dans une circulaire ministérielle du 15 décembre 1852, signée Heurtier, et dont le texte se trouve rapporté : *Traité pratique d'hygiène industrielle et administrative* de Vernois, il résulte que, *lorsqu'une demande en autorisation est admise par l'autorité préfectorale*, ceux qui croient avoir à s'en plaindre, qu'ils aient ou non figuré dans l'enquête, sont indistinctement reçus à former opposition devant le conseil de préfecture, qui statue contradictoirement, sauf recours au Conseil d'État.

Dans l'hypothèse contraire, *c'est-à-dire quand l'auto-*

risation a été refusée, ou que les conditions de l'autorisation sont trop onéreuses, la seule voie ouverte au demandeur est celle du recours au Conseil d'État, et cela, dans un délai de trois mois à partir de la notification. — L'appel au conseil de préfecture ne serait pas recevable.

Nous trouvons enfin, dans les instructions annexées à l'ordonnance réglementaire du 14 janvier 1815, les mentions suivantes qu'il nous semble très important de rapporter :

1° Indépendamment des formalités prescrites par le décret du 15 octobre 1810, la formation des établissements de la catégorie des usines à feu ne pourra avoir lieu qu'après que les agents forestiers, en résidence sur les lieux, auront donné leur avis sur la question de savoir si la reproduction des bois dans le canton, et les besoins des communes environnantes permettent d'accorder la permission.

2° Les hauts fourneaux ne seront autorisés qu'autant que les entrepreneurs auront rempli les formalités prescrites par la loi du 12 avril 1810 et par les instructions du ministre de l'intérieur.

3° L'accomplissement des formalités prescrites par décret du 15 octobre 1810 et par notre présente ordonnance ne dispense pas de celles qui sont prescrites pour la formation des établissements qui seront placés dans le rayon des douanes ou sur une rivière, qu'elle soit navigable ou non ; les règlements à ce sujet continueront à être en vigueur.

2° *Établissements de seconde classe.*

Aux termes de l'art. 1er du décret de 1810, la seconde classe comprend : « Les manufactures et ateliers dont l'éloignement des habitations n'est pas rigoureusement nécessaire, mais dont il importe néanmoins de ne permettre la formation qu'après avoir acquis la certitude que les opérations qu'on y pratique sont exécutées de manière à ne pas incommoder les propriétaires du voisinage, ni à leur causer des dommages. »

Demandes d'autorisation. — La demande en autorisation, dressée dans les mêmes formes que pour les établissements de première classe, est adressée au sous-préfet.

Elle doit être accompagnée conformément à l'art. 3 de l'ordonnance du 30 novembre 1837, § 1, d'un plan en double expédition indiquant l'emplacement des appareils et les dispositions intérieures de l'établissement.

Le second plan en double expédition, indiquant les rapports de l'établissement avec les habitations voisines, exigé par l'ordonnance du 30 novembre 1837, § 2, pour les établissements de première classe seulement, est demandé aujourd'hui en vertu d'une instruction du ministre des travaux publics de 1862, n° 51. Il sera dressé comme pour les établissements de première classe, et il donnera l'indication de toutes les habitations situées dans un rayon de 200 mètres.

Instruction de l'affaire. — Le sous-préfet renvoie la demande au maire de la commune dans laquelle doit être formé l'établissement projeté, et le charge simplement de procéder à une enquête *de commodo et incommodo*. Il n'y a pas d'affiches à faire apposer ; on n'a pas cru qu'il fût nécessaire de recourir à une publication officielle pour éveiller la sollicitude des populations sur des inconvénients qui ne peuvent jamais s'étendre au loin.

L'enquête finie, le maire transmet le procès-verbal

au sous-préfet avec son avis, et celui-ci soumet ensuite sa demande avec les pièces au conseil d'hygiène et de salubrité de l'arrondissement.

Après avoir pris connaissance de la délibération de ce conseil et des autres pièces de l'instruction, le sous-préfet prend lui-même un arrêté en forme d'avis et transmet le tout au préfet, qui accorde ou refuse l'autorisation demandée par le pétitionnaire.

Voies de recours. — Les voies de recours, offertes aux tiers intéressés ou aux pétitionnaires, doivent être portées, comme pour les établissements de première classe, devant les juridictions suivantes :

1° *Si la demande en autorisation est admise par l'autorité préfectorale*, ceux qui croient avoir à s'en plaindre, qu'ils aient figuré ou non dans l'enquête, sont indistinctement reçus à former opposition devant le conseil de préfecture, sauf recours au Conseil d'État (Gabriel Dufour et Ernest Tambour : *Traité des ateliers insalubres, dangereux, incommodes*, pages 69 et suivantes) ;

2° Dans l'hypothèse contraire, c'est-à-dire *quand l'autorisation a été refusée ou que les conditions de l'autorisation sont trop onéreuses*, la seule voie ouverte au demandeur est celle du recours au Conseil d'État, et cela, dans un délai de trois mois à partir de la notification. L'appel au conseil de préfecture ne serait pas recevable (Gabriel Dufour et Ernest Tambour).

3° *Établissements de troisième classe.*

La troisième classe comprend les ateliers qui peuvent être établis sans inconvénient dans le voisinage des habitations.

Demandes d'autorisation. — La demande en autorisation établie dans les mêmes formes, et accompagnée des deux plans en double expédition, exigés pour les établissements de deuxième classe (conformément à l'art. 3 du 30 novembre 1837, § 1, et à l'instruction du ministre des travaux publics de 1862, n° 51) est adressée directement aux sous-préfets, conformément à l'ordonnance du 14 janvier 1815, art. 3, modifiant l'art. 8 du décret du 15 octobre 1810 qui attribuait cette mission aux maires. Pour Paris, et pour tout le ressort de la préfecture de police, c'est au préfet de police que la demande doit être adressée (décret du 15 octobre 1810, art. 10, et ordonnance du 14 janvier 1815, art. 3.

Instruction de l'affaire. — La demande n'est soumise à aucune formalité préalable d'affichage ou d'information. Aux termes de l'ordonnance du 14 janvier 1815, art. 3, les sous-préfets sont simplement tenus, avant d'accorder l'autorisation qu'ils ont le droit de donner eux-mêmes directement, sans consulter le préfet, de prendre l'avis des maires et de la police des lieux où doit être créé l'établissement.

Voies de recours. — Les réclamations contre l'arrêté du sous-préfet, qui statue sur une demande d'autorisation pour un établissement de troisième classe, doivent être portées devant le conseil de préfecture, soit qu'elles proviennent du pétitionnaire, soit qu'elles se produisent au nom des tiers opposants (Gabriel Dufour et Ernest Tambour, pages 91 et suivantes).

B. *Règles communes aux trois classes d'établissements.*

1. *Quels sont les inconvénients à apprécier dans les demandes d'autorisation?* — La législation sur les ateliers insalubres, dangereux ou incommodes n'a pour objet que de sauvegarder la sûreté, la salubrité et la commodité publiques. Les exigences de ces intérêts sont

les seules à consulter dans l'octroi ou le refus des autorisations, comme aussi dans l'appréciation des oppositions que suscitent les demandes d'autorisation. Il n'est pas rare de voir invoquer des considérations d'un tout autre ordre. L'intérêt personnel et privé se montre habile à se voiler sous les apparences de l'intérêt général. Tantôt ce sont les propriétaires d'établissements en exploitation qui objectent que toute une contrée est intéressée à la prospérité de leur industrie, et que cette industrie sera compromise par l'existence d'un nouvel établissement. Tantôt ce sont les habitants d'une commune qui luttent pour prévenir une exploitation de nature à entraîner des détériorations pour les chemins vicinaux. Mais la jurisprudence, disent MM. Gabriel Dufour et Ernest Tambour, fait constamment justice de toute réclamation qui n'est pas exclusivement fondée sur le danger, l'insalubrité ou l'incommodité des manufactures projetées.

2. *Établissements comprenant des ateliers de différentes classes.* — Dans l'exposé des règles consacrées aux établissements classés, nous avons dû suivre la classification établie par la loi. Mais les faits ne se prêtent pas toujours aux divisions qu'elle a cru pouvoir donner pour base à ses prescriptions. La multiplicité des opérations que doit embrasser un établissement peut le rattacher à la fois à plusieurs classes différentes ; et on a à se demander alors si on est soumis à la nécessité d'obtenir une ou plusieurs autorisations, devant quelle autorité, et comment il faut agir.

La difficulté se résout par une distinction, disent MM. Gabriel Dufour et Ernest Tambour (*Traité pratique des ateliers insalubres*, etc., pages 110 et suiv.) :

1° Toutes les fois que l'établissement, quelle que soit la diversité des opérations qu'il comprend, ne cesse pas d'être un dans son ensemble, toutes les fois qu'il n'est pas destiné à comprendre plusieurs genres d'industrie, et ne doit pas se composer d'ateliers distincts, bien que réunis dans une même exploitation, il suffit d'une seule instruction et d'une seule autorisation. Il faut seulement que l'instruction se fasse et que l'autorisation s'obtienne suivant le mode prescrit pour la classe la plus élevée, et que la garantie la plus large soit ainsi donnée aux intérêts publics et privés.

2° Dans le cas, au contraire, où une exploitation combinée pour ne former dans son ensemble qu'un seul établissement, doit en réalité embrasser non pas simplement plusieurs opérations, mais plusieurs industries, et comprendre des ateliers distincts, la raison veut une instruction et une autorisation spéciales pour chaque atelier.

3. *Translation et interruption de l'exploitation.* — Le fabricant, qui exploite un établissement classé, doit travailler dans le lieu qui a été assigné à son atelier, et continuer son exploitation sans l'interrompre de manière à laisser supposer que les travaux ne seront pas repris, ce qui pourrait induire les tiers en erreur. La loi est en effet formelle sur ce point dans l'art. 13 du décret de 1810, ainsi conçu : « Les établissements maintenus par l'art. 11 cesseront de jouir de cet avantage dès qu'ils seront transférés dans un autre emplacement, ou qu'il y aura une interruption de six mois dans leurs travaux. »

Bien que la loi ne parle positivement que des établissements qui existaient au moment de sa promulgation, et paraisse, par cela même, exclure toute application des règles qu'elle consacre aux établissements qui ont été formés depuis, il a été constamment dans les usages de l'administration de suivre la disposition ci-dessus aussi bien à l'égard des uns qu'à l'égard des autres (Gabriel Dufour et Ernest Tambour). *C'est donc une règle générale et absolue qu'aucun fabricant ne peut déplacer sa fabrique, ni interrompre ses travaux pendant six mois.* Comme sanction à cette règle, la loi dit dans l'art. 13 du décret de 1810 : « Dans l'un et l'autre cas (translation ou interruption) les établissements rentreront dans la catégorie des établissements à former, et ils ne pourront être remis en activité, qu'après avoir obtenu, s'il y a lieu, une nouvelle permission. »

4. *Transformation des établissements autorisés.* — Le fabricant dont l'établissement a été autorisé n'a point à rendre compte du plus ou moins d'étendue qu'il donne à son exploitation. Mais si le développement que prend son industrie entraîne, dans la constitution de l'atelier lui-même, des modifications de nature à intéresser la sûreté, la salubrité ou la commodité publiques, s'il exige une addition dans les moyens ou une substitution dans les éléments de fabrication dont l'effet sera de faire passer l'établissement dans une classe supérieure, il rentre sous l'empire des prescriptions du décret de 1810, et il est obligé de se munir d'une autorisation nouvelle, en suivant les règles que nous avons tracées.

5. *Suppression des établissements pour cause d'inconvénients imprévus.* — L'art. 11 du décret du 15 octobre 1810 porte : « Les dispositions du présent décret n'auront point d'effet rétroactif ; en conséquence, tous les établissements qui sont aujourd'hui en activité, continueront à être exploités librement, sauf les dom-

mages dont pourront être passibles les entrepreneurs de ceux qui préjudicient aux propriétés de leurs voisins. »

L'art. 12 ajoute : « Toutefois, en cas de graves inconvénients pour la salubrité publique, la culture ou l'intérêt général, les fabriques et ateliers de première classe qui les causent pourront être supprimés en vertu d'un décret rendu en notre Conseil d'État, après avoir entendu la police locale, pris l'avis des préfets, reçu la défense des manufacturiers ou fabricants. »

Les termes de ces articles prouvent que le législateur a voulu respecter les droits acquis par les établissements créés antérieurement et exploités au moment de la promulgation des dispositions nouvelles, et donner aux tiers les moyens de sauvegarder leurs intérêts en leur permettant de demander la suppression des établissements qui leur causent un préjudice, et des dommages-intérêts, s'il y a lieu.

Observation. — L'article 12 du décret que nous venons de citer, en consacrant le droit de suppression, ne parle que des établissements de première classe; serait-ce que le législateur a pensé que les ateliers compris dans les autres catégories ne peuvent jamais présenter d'assez graves inconvénients pour qu'il soit nécessaire de revenir sur l'autorisation dont ils ont fait l'objet? Nous devons le croire, disent MM. Gabriel Dufour et Ernest Tambour; mais, quoi qu'il en soit, *il faut conclure du silence gardé relativement aux établissements des deux dernières classes, que le droit de suppression est inapplicable à ces établissements.*

M. Clérault (voy. *Traité des établissements dangereux, insalubres ou incommodes*, p. 305) cite à l'appui de cette opinion le fait suivant :

Une raffinerie de sucre, établie rue Hautefeuille, à Paris, excitait les plaintes les plus vives.

Le préfet de police s'en émut, l'architecte de la petite voirie et le conseil de salubrité allèrent, par son ordre, visiter les lieux. Leur rapport justifia complètement les réclamations des voisins ; il constatait que l'usine présentait de nombreux inconvénients, et que son exploitation compromettait gravement la sûreté publique.

Après avoir prescrit quelques précautions d'urgence, le préfet de police proposa au ministre de l'intérieur d'en référer au Conseil d'État et de lui demander la suppression de l'établissement.

Le Comité consultatif des arts et manufactures, dont on requit l'avis, ne se rangea pas à l'opinion du préfet de police. Il fit observer que l'article 12 du décret du 15 octobre 1810 concernait exclusivement les ateliers de première classe, et *ne pouvait conséquemment pas atteindre la raffinerie contentieuse* qui appartenait à la *deuxième.*

Suivant lui, la fermeture de cette usine n'était possible que *par mesure d'expropriation pour cause d'utilité publique*, c'est-à-dire au prix d'une indemnité envers le propriétaire.

Conformément à cet avis, le ministre ne donna aucune suite à la proposition du préfet de police, et force fut aux voisins de supporter le malencontreux établissement qui les désespérait, sous le bénéfice de l'action de dommages-intérêts que leur ouvrait l'article 11 du décret de 1810.

6. *Droits de l'administration vis-à-vis des établissements autorisés.* — L'autorisation accordée aux établissements classés ne fait point obstacle à l'exercice des pouvoirs remis à l'administration, pour la protection

des intérêts publics. Les actes d'autorisation contiennent généralement une clause spéciale, aux termes de laquelle le pétitionnaire est tenu de se conformer à toutes les prescriptions que l'administration lui imposerait ultérieurement, dans l'intérêt de la sûreté ou de la salubrité publiques.

D'après la jurisprudence, il n'est pas même nécessaire que cette clause soit explicitement insérée dans l'acte; elle est de droit, comme la réserve au profit des tiers, et doit toujours être suppléée, si elle a été omise.

Cette jurisprudence est fondée sur une nécessité d'ordre public, sur ce principe que les autorisations ne peuvent être accordées et sont toujours présumées n'être accordées que sous la condition de prendre toutes les précautions qu'exigent la sûreté et la salubrité publiques, enfin sur le décret même du 15 octobre 1810, qui déclare que les établissements de troisième classe, bien qu'ils soient les moins dangereux et les moins sévèrement réglementés, doivent rester soumis à la surveillance de la police.

Le point de départ de cette jurisprudence est dans une ordonnance rendue au contentieux le 31 mars 1819, à une époque très voisine du décret de 1810 et de l'ordonnance de 1815. Il résulte de l'ordonnance du 31 mars 1819 que, lorsque les conditions primitivement imposées sont insuffisantes pour garantir les intérêts de la salubrité publique, l'administration a le droit, non de provoquer la révocation qui ne pourrait être encourue que pour l'inexécution des conditions imposées, mais de prescrire de nouvelles dispositions à suivre, pour que les propriétés voisines soient préservées des incommodités résultant de l'exploitation.

La jurisprudence de 1819 s'est continuée et généralisée sur les présomptions que je viens d'énumérer. Elle a toujours été appliquée, à cette seule condition que les dispositions nouvelles prescrites par l'administration ne soient pas impossibles à exécuter ou tellement onéreuses pour l'industriel qu'elles équivalent à un retrait d'autorisation déguisé.

Tel est le droit de l'administration vis-à-vis les établissements créés depuis le décret de 1810, et en vertu d'une autorisation spéciale (Avis émané du Comité consultatif des arts et manufactures. Rapport adressé au Conseil d'hygiène de la Charente-Inférieure).

On s'est demandé si l'administration pouvait user du même droit contre les établissements créés antérieurement et exploités au moment de la promulgation du décret du 15 octobre 1810.

Le Comité consultatif des arts et manufactures, interrogé à ce sujet par le Conseil d'hygiène de la Charente-Inférieure, à propos de buanderies existant antérieurement au décret de 1810, a fait la réponse suivante : « L'administration est-elle désarmée vis-à-vis les établissements qui sont implicitement autorisés par leur existence antérieure ?

« L'art. 11 du décret du 15 octobre 1810, est ainsi conçu : Les dispositions du présent décret n'ont pas d'effet rétroactif. En conséquence, tous les établissements qui sont aujourd'hui en activité continueront à être exploités librement, sauf les dommages dont pourront être passibles les entrepreneurs de ceux qui préjudicient aux propriétés voisines.

« Le préfet de la Charente-Inférieure tire de cet article la double conséquence que le décret de 1810 est absolument sans application aux établissements antérieurement existants, et que l'administration ne peut prescrire aucune mesure de police à ces établissements.

« Cette interprétation nous paraît excessive.

« Nous considérons la disposition de l'art. 11, comme une application pure et simple du principe de la non-rétroactivité de la loi.

« Ces mots (*continueront à être exploités librement*), nous semblent signifier seulement (*continueront à être exploités sans qu'il soit besoin d'autorisation*).

« Donner au mot (*librement*), une portée plus absolue serait, suivant nous, en forcer le sens.

« En effet, il nous paraît impossible que le législateur ait voulu accorder plus de droits aux établissements conservés seulement en faveur de leur existence antérieure de fait, qu'à ceux qui seraient pourvus à l'avenir d'une autorisation légale. Sous certains rapports, il leur en a même accordé moins, car les établissements de première classe antérieurs à 1810, peuvent être supprimés par un décret rendu en Conseil d'État, à raison de leurs seuls inconvénients, tandis que les établissements autorisés, à quelque classe qu'ils appartiennent, ne peuvent être fermés que pour violation des conditions qui leur ont été imposées. Interpréter le mot (*librement*), comme paraissait le faire le préfet de la Charente-Inférieure, ce serait reconnaître à des établissements insalubres ou dangereux le droit de tout se permettre, d'employer les procédés les plus défectueux, d'infecter l'atmosphère, de corrompre les eaux, de menacer d'incendie tout leur voisinage, de compromettre la santé publique, etc., etc.

« Or, en supposant même que la réserve des dommages et intérêts au profit des propriétaires voisins fût de nature à sauvegarder les droits privés, ce qui est douteux, les droits de la sûreté publique, de l'hygiène et de la salubrité générales demeureraient sans garantie, puisqu'on ne permettrait pas à l'administration d'y pourvoir.

« Il nous paraît donc certain, comme nous le disions tout à l'heure, que l'art. 11 du décret de 1810 a seulement entendu dispenser les établissements anciens de la nécessité d'une autorisation expresse, donner à leur existence antérieure la valeur d'une autorisation implicite, et les mettre sur la même ligne que les établissements autorisés. Le principe de la non-rétroactivité ne demandait pas davantage, et le législateur ne peut pas être présumé avoir voulu faire plus.

« Nous ferons d'ailleurs ici une remarque incidente. Si, comme le disait le préfet, le décret de 1810 était absolument sans application aux établissements antérieurs, la condition de ces établissements, loin d'en être meilleure, en serait pire, car alors ils retomberaient sous le pouvoir discrétionnaire de la police municipale dont les industries dangereuses, insalubres ou incommodes n'ont été affranchies que par ce même décret de 1810. Mais la vérité, c'est que l'art. 11 de ce décret n'a excepté de ses dispositions les établissements antérieurs qu'en tant que l'application de ces dispositions aurait un caractère rétroactif et non en ce qui concerne l'avenir.

« *Nous pensons donc que l'administration a le droit, par application du décret de* 1810, *d'imposer aux exploitants des buanderies de la Rochelle, les conditions nécessaires pour faire cesser l'infection des eaux, dans les limites indiquées plus haut, c'est-à-dire que les conditions ne soient pas telles qu'elles équivalent à la suppression indirecte des établissements* (1). »

(1) Extrait du rapport du Comité consultatif des arts et manufactures, adopté par MM. Chevreul président, Ozenne, Amé, Marie,

Des considérations précédentes, nous pouvons tirer les conclusions suivantes : *L'administration a le droit de prescrire et d'imposer à tous les établissements dangereux, insalubres ou incommodes, créés avant ou depuis le décret du 15 octobre 1810, indistinctement, toutes les mesures qu'elle juge nécessaires dans l'intérêt de la sûreté et de la salubrité publiques, à la condition toutefois que les dispositions nouvelles ne soient pas impossibles à exécuter ou tellement onéreuses pour l'industriel qu'elles équivalent à un retrait d'autorisation déguisé.*

A qui appartient la mission de réprimer les infractions? — La mission de prévenir ou de faire cesser les infractions aux dispositions des règlements ou aux prescriptions des autorisations n'est ni réglée ni prévue par le décret de 1810, non plus que par l'ordonnance de 1815 ; mais elle appartient au préfet, d'après les principes généraux qui dominent l'organisation administrative, ainsi que le disent MM. Gabriel Dufour et Ernest Tambour : « Le préfet, à titre de chef de l'administration dans chaque département, répond de la sûreté publique, et le décret du 22 décembre 1789 le charge expressément du maintien de la salubrité. Il est dans ses attributions d'assurer l'application des lois et règlements dont l'objet est de pourvoir à ces grands intérêts, et de suppléer au besoin à leurs prévisions. Le préfet est donc naturellement appelé à porter sa vigilance sur les établissements existants ou qui viennent à se former dans son département. Et quelle autre autorité pourrait, mieux que lui, surprendre et faire ces-

Paul Girard, Legentil, Roy, Sieber, Aimé Girard, Mayer, Lamé-Fleury, Bérard secrétaire, adressé au Conseil d'hygiène de la Charente-Inférieure, sur les buanderies de Lafond, et qui nous a été communiqué par l'éminent secrétaire de ce Conseil, l'honorable docteur G. Drouinaud.

ser les infractions aux prescriptions des règlements, ou des autorisations obtenues conformément à leurs dispositions? Les investigations, les constatations, les injonctions, les mesures de contrainte inhérentes à la mission à remplir, veulent une autorité toujours présente, toujours active. »

A l'appui de leur opinion, MM. Gabriel Dufour et Ernest Tambour invoquent la jurisprudence, et rapportent, aux pages 124, 125 de leur *Traité pratique des ateliers insalubres, dangereux et incommodes*, de nombreuses décisions qui attribuent aux préfets la mission de réprimer les infractions aux règlements, et leur donnent le pouvoir d'ordonner la fermeture ou la suppression des établissements qui ne se conforment pas aux lois générales ou aux conditions particulières de l'autorisation qui leur a été accordée.

Le fabricant qui veut lutter contre la mesure de rigueur prise à son égard par le préfet, peut porter son recours devant le ministre d'abord, en second lieu, devant le Conseil d'État (Gabriel Dufour et Ernest Tambour, page 129, § 99).

Pénalités. — L'administration armée par la législation spéciale des établissements classés du droit de permettre, d'ordonner, de faire exécuter tout ce qui lui paraît convenable pour concilier les droits de la propriété et de l'industrie avec les exigences de la commodité, de la salubrité et de la sûreté publiques, trouve également un appui et un auxiliaire dans les dispositions de la loi pénale.

L'article 471 du Code pénal porte en effet : « Seront punis d'une amende de un franc jusqu'à cinq francs, ceux qui auront contrevenu aux règlements légalement faits par l'autorité administrative, et ceux qui ne se seront pas conformés aux règlements ou arrêtés publiés par l'autorité municipale, en vertu des articles 3 et 4, titre XI de la loi du 16-24 août 1790, et de l'article 46, titre Ier de la loi du 19-22 juillet 1791. »

Le décret du 15 octobre 1810, l'ordonnance du 14 janvier 1815 et toutes les ordonnances relatives aux établissements classés sont évidemment empreints du caractère de règlements ; les arrêtés que les divers fonctionnaires de l'ordre administratif ont à prendre pour leur application participent incontestablement de la nature des dispositions générales dont ils sont destinés à procurer l'application ; d'où la conséquence *que les infractions aux prescriptions tant des règlements généraux que des arrêtés particuliers en matière d'ateliers dangereux, insalubres ou incommodes, doivent être poursuivies ou punies à titre de contraventions, conformément à l'article 471 C. p.* (Voir à ce sujet *Traité pratique des ateliers insalubres, dangereux et incommodes*, de Gabriel Dufour et Ernest Tambour, p. 162 et suivantes.)

7. *Question?* L'autorisation donnée à un industriel pour un établissement classé appartient-elle à l'établissement, et par conséquent est-elle cessible avec lui, ou bien est-elle, au contraire, seulement donnée à l'industriel, et par conséquent obligatoirement renouvelable en cas de transmission par décès ou par vente à une autre personne?

Cette question, soulevée par certains hygiénistes, nous semble complètement résolue par la législation que nous venons d'étudier et qui n'a pour objet, ainsi que nous l'avons dit, que de sauvegarder la sûreté, la salubrité et la commodité publiques. Du moment que ces intérêts sont sauvegardés par l'exécution des prescriptions imposées pour l'exploitation de l'usine, peu importe que cette exploitation soit confiée à tel ou tel industriel. Du reste, si le législateur avait voulu donner l'autorisation à l'industriel et non à l'établissement, il aurait certainement pris soin d'indiquer les conditions de capacité et de moralité qu'il fallait exiger du pétitionnaire, tandis qu'il n'a parlé que des conditions à imposer à l'établissement dont la création est demandée. Pour tous ces motifs, nous pensons que l'autorisation donnée à un industriel pour un établissement classé appartient à l'établissement, est cessible avec lui, et que par conséquent elle n'a pas besoin d'être renouvelée en cas de transmission de l'établissement à une autre personne, par décès ou par vente, échange, etc., etc.

8. *Établissements non classés et qui seraient de nature à l'être.* — Que doit-on faire lorsqu'un industriel demande à former ou à exploiter un établissement nouveau, qui, n'ayant pu être compris dans la momenclature des établissements classés, serait cependant de nature à y être placé, à raison des dangers qu'il peut occasionner?

On lit à l'article 5 de l'ordonnance du 14 janvier 1815, ce qui suit : « Les préfets sont autorisés à faire suspendre la formation ou l'exercice des établissements nouveaux qui, n'ayant pu être compris dans la nomenclature précitée, seraient cependant de nature à y être placés. Ils pourront accorder l'autorisation pour tous ceux qu'ils jugeront devoir appartenir aux deux dernières classes de la nomenclature, en remplissant les formalités prescrites par le décret du 15 octobre 1810, sauf, dans les deux cas, à en rendre compte à notre directeur général des manufactures et du commerce. »

On lit encore, dans le décret de décentralisation du 25 mars 1852 : « Les préfets statueront sur l'autorisation des établissements insalubres de première classe dans les formes déterminées pour cette nature d'établissements, et avec le recours existant aujourd'hui pour les établissements de deuxième classe. » L'attribution faite au préfet, disent MM. Gabriel Dufour et Ernest Tambour, embrasse tout ce qui concerne l'autorisation des établissements de première classe, et elle nous semble avoir eu pour effet de faire disparaître, quant au droit consacré au profit du préfet par l'art. 5 de l'ordonnance de 1815, toute distinction entre les ateliers de la première classe et ceux des deux autres classes.

L'opinion du ministre est différente, ainsi que cela résulte d'une instruction du 15 décembre 1852, signée Heurtier, sur la décentralisation administrative, en ce qui concerne les établissements insalubres de première classe. Nous lisons en effet ce qui suit : « Pour ce qui concerne les établissements nouveaux qui, n'ayant pas été compris dans la nomenclature des ateliers classés, vous sembleraient de nature à être rangés dans la première classe, vous n'aurez point à en déterminer le classement même provisoire ; mais vous en référerez à mon ministère, afin que la mesure puisse être l'objet d'un décret, vous bornant à suspendre au besoin la formation ou l'exploitation de l'usine.

« A l'égard des établissements non encore classés qui vous paraîtraient devoir rentrer dans l'une ou l'autre des deux dernières classes, vous pouvez, d'après l'article 5 de l'ordonnance du 14 janvier 1815, en permettre provisoirement la formation, en portant immédiatement cette décision à ma connaissance. Toutefois, vous comprendrez facilement qu'il convient de n'user de cette faculté que dans les cas urgents, et je vous recommande de me soumettre, en général, la question de classement, avant de laisser ouvrir l'usine, même à titre provisoire. C'est le moyen de prévenir, pour l'administration, l'inconvénient d'avoir à revenir sur ses décisions, et pour les industriels des dépenses qui deviendraient inutiles, si le classement primitif n'était pas maintenu.

« La marche que je viens d'indiquer aura, en outre, l'avantage de permettre à l'administration de procéder par mesure générale, de telle sorte qu'une même industrie ne soit plus rangée dans des classes différentes, suivant les appréciations diverses des autorités départementales. »

Les textes que nous venons de rapporter indiquent les devoirs de l'administration, dans le cas où il s'agit de statuer sur le sort des établissements non classés et qui seraient de nature à l'être.

Voies de recours. — Lorsque le préfet prend un arrêté pour suspendre la formation ou l'exploitation d'une usine, les propriétaires frappés de suspension et qui se croient fondés à soutenir que leur industrie n'est pas *nouvelle*, et que si elle est restée en dehors de la nomenclature de classification, c'est que le gouvernement en a reconnu l'innocuité, ne peuvent en appeler directement au conseil d'État; c'est d'abord devant le ministre que leur réclamation doit se produire. (Voy. Ord., 4 décembre 1841, Gravier.)

La règle est la même pour les tiers. (Voir arrêté du conseil d'État rapporté à la page 145 par G. Dufour et Tambour : *Traité pratique des ateliers insalubres.*)

Si le préfet veut user du droit d'autorisation qui lui est accordé par l'article 5 de l'ordonnance de 1815, il doit, avant de prendre son arrêté, faire procéder aux formalités prescrites pour les demandes d'autorisation des établissements classés (enquêtes, plans, etc.). — C'est ce que disent MM. Dufour et Tambour : « L'arrêté qui prononce sur la question d'autorisation pour un établissement non classé émane de la même autorité, est pris dans la même forme et après la même instruction, et est destiné à produire les mêmes effets que s'il s'agissait d'un établissement classé. » Voir p. 147, *Traité pratique des ateliers insalubres*, etc.)

NOMENCLATURE DES ÉTABLISSEMENTS DANGEREUX, INSALUBRES OU INCOMMODES.

La nomenclature de ces établissements, annexée au décret de 1810, successivement modifiée par les ordonnances royales du 14 janvier 1815, des 29 juillet-22 août 1818, du 5 novembre 1826, du 20 septembre 1828, du 31 mai 1833, du 30 novembre 1837, du 27 mai 1838, par les décrets du 25 mars 1852, du 31 décembre 1866, du 9 février 1867, du 31 janvier 1872, du 19 mai 1873, est aujourd'hui établie conformément aux tableaux que nous indiquerons plus loin.

Avant de donner cette nomenclature, il nous a paru utile de rapporter les conditions habituellement prescrites pour remédier aux principaux inconvénients présentés par les établissements industriels.

Les conditions que nous allons essayer de résumer ne présentent en général rien d'absolu ; elles sont toujours subordonnées à l'importance de l'usine, à sa situation, aux circonstances locales, et aux différents modes de fabrication qu'il n'est pas toujours possible de prévoir ; il peut donc en résulter, dans les conditions à prescrire, des modifications essentielles laissées à l'appréciation personnelle des membres des conseils d'hygiène, qui devront, pour s'éclairer dans l'examen des affaires qui leur seront déférées, consulter les ouvrages suivants indiqués à la bibliographie annexée aux tableaux :

Bunel.......	Établissements insalubres, incommodes et dangereux........	Édit. 1876. Paris, Berthoud frères, lib.
Tardieu.....	Dictionnaire d'hygiène publique et de salubrité............	Édit. 1862. Paris, J.-B. Baillière et fils.
Trebuchet ..	Rapport général sur les travaux du Conseil d'hygiène publique et de salubrité du département de la Seine, depuis 1849 jusqu'à 1858 inclusivement......... (premier rapport) Depuis 1859 jusqu'à 1861 inclusivement.... (deuxième rapport)	Paris, Boucquin, imprimeur de la préfecture de police, 5, rue de la Sainte-Chapelle.
Lasnier.....	Rapport du Conseil d'hygiène de la Seine de 1862 à 1866.....	Idem.
Vernois.....	Traité pratique d'hygiène industrielle et administrative.....	Édit. 1860. Paris, J.-B. Baillière et fils.
Wurtz......	Dictionnaire de chimie.	
Bareswil et Girard....	Dictionnaire de chimie industrielle.	
Laboulaye ..	Dictionnaire des arts et manufactures.	
De Freycinet.	Traité d'assainissement industriel.	
Layet.......	Hygiène des professions et des industries..................	Édit. 1875. Paris, J.-B. Baillère et fils.
Dufour et Tambour..	Traité pratique des ateliers insalubres, dangereux et incommodes......................	Édit. 1869. Paris, Delamotte.

En examinant les tableaux, on peut voir que les différentes industries présentent un ou plusieurs des inconvénients suivants : *odeur ; altération des eaux ; émanations nuisibles ; fumée ; danger d'incendie ; danger d'explosion ; bruit ; danger des animaux.*

Pour remédier à ces inconvénients, on conseille les prescriptions que nous allons indiquer :

Prescription n° 1 contre l'odeur. — 1° Construire les murs des établissements en meulières et ciment, ou autres matériaux analogues lisses et faciles à nettoyer ;

2° Revêtir les murs intérieurement d'enduits en ciment, et rendre imperméable le sol des ateliers ;

3° Peindre à l'huile les charpentes et les bois apparents afin qu'ils ne s'imprègnent pas d'odeur ;

4° Opérer de fréquents lavages dans les ateliers avec de l'eau pure ou de l'eau chlorurée, de manière à les tenir dans le plus grand état de propreté ;

5° Les ventiler énergiquement en les surmontant de lanternons à lames de persiennes ou de larges trémies d'aération ;

6° Enlever tous les jours et porter loin de l'établissement tous les résidus des opérations.

Prescription n° 2 contre l'altération des eaux. — Conduire les eaux souterrainement à l'égout, et ne les déverser dans les cours d'eau qu'après leur avoir fait subir les différents traitements indiqués au chapitre : *Assainissement des localités et des habitations*, sous le titre : *Altération des eaux par les établissements industriels.*

Prescription n° 3 contre les émanations nuisibles.

1° Déterminer avec soin l'emplacement de l'usine en vue de diminuer l'action de ses dégagements sur la salubrité extérieure. Les principaux éléments dont il faut tenir compte dans ce cas sont : la possibilité d'isolement, le relief du sol, la direction des vents, la nature du voisinage, et subsidiairement la convenance de créer quelques obstacles au parcours des gaz (planter un rideau d'arbres, de peupliers particulièrement, du côté où chasse le vent).

2° Ventiler énergiquement les ateliers par de larges trémies d'aération, ou les surmonter de lanternons à lames de persiennes.

3° Rendre leur sol imperméable, et opérer de fréquents lavages avec de l'eau pure ou de l'eau chlorurée.

4° Opérer la condensation des gaz et des vapeurs toutes les fois que cela sera possible. Cette condensation s'opère ordinairement en faisant agir l'eau de trois manières différentes, qui donnent naissance à autant de types d'appareils appelés *condenseurs* : 1° en faisant déboucher le gaz au sein du liquide ; — 2° en mettant les gaz en contact avec des surfaces humides ; — 3° en injectant l'eau, sous forme de pluie divisée, au sein de la masse gazeuse. (Ch. de FREYCINET.)

5° Brûler les gaz et les vapeurs dans des foyers ; on arrive ainsi à remplacer un élément nuisible par un produit qui le soit moins ; exemple, quand on brûle l'hydrogène sulfuré, on le remplace par de l'acide sulfureux qui est notablement moins insalubre. Suivant les convenances de la fabrique, on peut : 1° brûler les gaz dans des chambres *ad hoc* ; 2° les brûler concurremment avec du charbon dans un foyer ordinaire ; 3° les employer, dans certains cas, à l'éclairage de l'usine. (Ch. de FREYCINET.)

6° Surmonter tous les appareils de hottes avec tabliers mobiles, de manière à recueillir toutes les émanations gazeuses qui doivent être dirigées dans une cheminée centrale, ayant au moins de 20 à 40 mètres de hauteur, suivant les localités.

Prescription n° 4 contre la fumée. — 1° Prescrire aux industriels de brûler la fumée conformément à l'ordonnance du 11 novembre 1854, et à l'instruction du 27 avril 1855, sur les moyens d'empêcher la production de la fumée et d'en opérer la combustion, rapportées dans Trébuchet (premier rapport), pages 487,

488, 489 et suivantes, et dans Vernois, t. I, p. LXIX, LXXIII, LXXIV, LXXVIII.

2° Rappeler aux industriels le principe essentiel sur lequel repose la fumivorité ou destruction de la fumée, indiqué dans les termes suivants par M. Ch. de Freycinet dans son *Traité d'assainissement industriel :* « Il s'agit de ramener à l'état de gaz transparents certains éléments tenus en suspension dans la fumée et qui lui communiquent son opacité et sa couleur. C'est moins un acte d'assainissement dans la véritable acception du mot, qu'un acte de *décoloration.* Les quantités d'acide sulfureux, d'acide carbonique et autres gaz nuisibles qui se trouvent dans la fumée ne sont pas changées, mais le courant perd son aspect fuligineux et la propriété qu'il avait de salir les objets par des dépôts de suie. Or, l'excès de matière charbonneuse qui souille le courant et dont on se propose de le dépouiller tient invariablement à une combustion incomplète ; c'est donc à compléter cette combustion que doivent tendre les appareils fumivores. On y parviendra en mettant les gaz combustibles en présence d'une quantité suffisante d'oxygène à une température convenable. »

3° Ordonner également les mesures proposées par M. Rabot, pharmacien à Versailles, indiquées en ces termes au *Recueil des travaux du Comité consultatif d'hygiène publique de France*, tome V, p. 241 :

La destruction de la fumée et des vapeurs plus ou moins nuisibles qu'elle entraîne avec elle dans les cheminées d'usine est effectivement un des problèmes les plus ardus qu'ait eu à résoudre l'hygiène publique, et jusqu'à présent ses efforts ont eu si peu de succès, semble-t-il, que les règlements imposant à toute usine l'obligation de brûler la fumée de ses machines sont, pour ainsi dire, tombés en désuétude, à la suite des mécomptes constatés avec tous les appareils.

Cependant M. Rabot, dont le comité entend citer les travaux depuis tant d'années et dont l'infatigable ardeur nous est encore attestée cette fois par le rapport général sur les travaux du conseil central de Seine-et-Oise pendant les années 1872 et 1873, M. Rabot, disons-nous, ne s'est pas découragé ; il s'est livré à de nouvelles recherches et il nous paraît avoir résolu d'une manière décisive la combustion complète des gaz.

Lorsque l'on n'a à faire disparaître que des traces de matières charbonneuses, la plupart des dispositions spéciales, imaginées, à cet effet, dans les diverses industries, suffisent, en ce sens que, grâce à elles, on obtient une fumée brune, plus ou moins transparente, au lieu d'une fumée noire couvrant tout le voisinage de flocons fuligineux. Mais si les gaz produits et entraînés avec la fumée ne viennent pas du foyer, résultant du traitement de matières organiques ou autres, ils ont une odeur assez désagréable pour offenser l'odorat ou sont assez irritants pour agir sur les organes ou même simplement sur la végétation ; il faut absolument chercher à les détruire, et c'est ce résultat que l'on n'était pas encore parvenu à obtenir.

« Ces conditions d'insalubrité, dit très justement M. Rabot, ne sont généralement inhérentes qu'à de grandes usines dont le travail fait la prospérité de toute une contrée. Il y a donc en présence deux intérêts : l'intérêt matériel des populations ouvrières et l'intérêt de la santé de ces mêmes populations ; on est obligé de sacrifier l'un à l'autre. Pour ceux qui ont un intérêt direct au maintien de ces usines incommodes, le sacrifice est tout naturel ; mais pour les autres, qui ne connaissent l'industrie que par les mauvais côtés, la situation est plus délicate et plus embarrassante. » Et il cite en exemple la papeterie d'Essonnes. Cette usine, qui n'occupe pas moins de 1200 ouvriers, avait suscité de nombreuses plaintes à cause des gaz insalubres qui, lancés par ses hautes cheminées, allaient porter dans un rayon de plusieurs kilomètres une odeur suffocante. De nombreux essais avaient été faits pour remédier à cet état de choses, mais ils avaient été aussi infructueux que coûteux et, devant l'imminence de poursuites judiciaires, l'usine se voyait menacée de fermeture; c'était la ruine pour toute la contrée.

M. Rabot, qui faisait partie de la commission d'enquête déléguée par le conseil central de Seine-et-Oise, avait précisément entrepris, à cette époque, quelques expériences relatives à la destruction des gaz odorants ; aussi, dès sa première visite, se prononça-t-il pour le maintien de l'usine, en indiquant les mesures qu'il convenait de prendre pour assurer la combustion des gaz. Après quelques hésitations que justifiait trop bien l'inefficacité de tant d'autres essais, le propriétaire de l'usine appliqua le système de M. Rabot, et le résultat fut aussi complet que possible; toute odeur avait disparu dès les premiers jours, à tel point que tout d'abord les principaux plaignants crurent qu'il avait été fait droit à leurs réclamations et que le travail de l'usine était arrêté ; et, depuis lors, la papeterie fonctionne sans que jamais il se produise la moindre odeur désagréable.

Quel que soit notre désir de ne pas donner à notre rapport des proportions démesurées, nous croyons cependant ne pouvoir nous dispenser de résumer ici au moins les données scientifiques qui ont guidé M. Rabot dans ses intéressantes recherches.

Les expériences qu'il avait faites sur les produits de la combustion des matières organiques lui avaient appris que les gaz les plus odorants et les plus désagréables ne peuvent être absorbés par condensation dans l'eau. L'eau n'absorbe, en effet, que les gaz ou vapeurs qui se condenseraient par refroidissement ; ce sont surtout les composés à types moléculaires fixes et bien définis tels que les acides, l'ammoniaque. Les hydrocarbures infects produits par la combustion sont, au contraire, incoercibles par les condensateurs ; avant donc d'adopter un système de destruction, il faut analyser les [gaz à détruire. C'est ce qu'a fait M. Rabot, afin d'appliquer aux uns les moyens bien connus de condensation et de chercher le moyen de brûler les autres. Or, il a reconnu que les gaz qui doivent être brûlés sont de deux sortes : les uns sont combustibles par eux-mêmes et il suffit, pour les faire disparaître, de les faire arriver dans le foyer, avant de les rejeter dans la cheminée d'appel ; les autres, non combustibles par eux-mêmes, ne peuvent être brûlés par leur simple passage dans un foyer, à quelque température que ce soit. Pour les détruire, ou les transformer en composés inoffensifs et exempts d'odeur désagréable, il faut les mélanger aussi intimement que possible avec de l'oxygène en excès, c'est-à-dire avec de l'air. Ils doivent donc, dans le parcours qu'ils auront à faire avant d'arriver à la chambre de combustion, rencontrer des prises d'air, agissant, autant que possible, de manière à briser le courant de gaz pour s'y mélanger complètement.

C'est sur ces données, et en tenant compte de la

quantité approximative de gaz produite dans un temps donné, de la composition de ces gaz, ainsi que la vitesse de leur courant, que M. Rabot a fait construire, à la papeterie d'Essonnes, un appareil dont nous ne pouvons décrire la disposition, mais qui a marché, dès le début, et continue à marcher maintenant avec le succès le plus complet.

Prescription n° 5 contre l'incendie. — 1° Construire les ateliers en matériaux incombustibles avec combles en fer, ou tout au moins, revêtir de plâtre ou de mortier tous les bois apparents.

2° Rendre le sol imperméable et le disposer en cuvette pour éviter la dispersion au dehors des liquides répandus.

3° Isoler les ateliers, où se pratiquent les opérations, des magasins dans lesquels on conserve les matières premières et les produits fabriqués.

4° Recouvrir le sol de l'atelier d'une couche de sable fin ayant au moins 5 centimètres d'épaisseur.

5° Établir en fer les portes des ateliers, des étuves et magasins.

6° Placer extérieurement l'ouverture du foyer des chaudières, les munir de couvercles, et les surmonter de larges hottes mobiles pouvant les recouvrir complètement.

7° Construire les étuves en matériaux incombustibles, les bien ventiler, et diriger les vapeurs qui s'en échappent à un foyer d'appel.

8° Avoir en provision, dans tous les ateliers, des baquets d'eau et une certaine quantité de sable, en cas d'incendie.

9° Établir un paratonnerre avec conducteur isolé.

10° Ne jamais pénétrer dans les ateliers ou magasins avec une lumière, et recommander aux ouvriers de n'avoir sur eux ni briquets, ni pipes, ni allumettes chimiques.

11° Éclairer les ateliers par des lampes placées en dehors, et séparées de l'intérieur par des châssis dormants.

Prescription n° 6 contre le danger d'explosion. — 1° Opérer la fabrication dans un atelier spécial n'ayant qu'un étage de rez-de-chaussée, complètement isolé des autres magasins et habitations.

2° Construire cet atelier en matériaux incombustibles, avec toiture légère; le bien ventiler par de larges trémies d'aération ; les portes de l'atelier seront toutes battantes, sans fermetures et ouvrant au dehors, de manière à permettre une évacuation rapide en cas d'accident; et le sol sera rendu imperméable à l'aide d'un dallage ou d'un cimentage.

3° Opérer la fabrication dans des appareils parfaitement construits, éprouvés et contrôlés.

4° Ne conserver dans les ateliers que la quantité de matière nécessaire au travail de la journée, et porter aux magasins de dépôt les produits aussitôt fabriqués.

5° Recommander aux ouvriers de n'avoir sur eux ni briquets, ni pipes, ni allumettes chimiques.

6° Éclairer les ateliers par des lampes placées au dehors et séparées de l'intérieur par des châssis dormants.

7° Placer des paratonnerres qui devront être établis suivant les principes contenus dans l'instruction adoptée par l'Académie des sciences.

Prescription n° 7 contre le bruit. — 1° N'établir les moutons, presses, laminoirs, balanciers, coupoirs mus par machines que sur terre-plein ou fondations indépendantes des fondations de l'atelier, les éloigner des murs mitoyens et les disposer de telle sorte qu'ils ne puissent ébranler les constructions voisines ni incommoder le voisinage.

2° Les placer dans des ateliers à rez-de-chaussée sans étages au-dessus habités par des tiers.

3° Composer le massif des fondations d'une plate-forme en charpente reposant sur béton ou sur pilotis.

4° Creuser autour de ces fondations des fosses d'au moins un mètre de large et les remplir de sciure de bois ou de toute autre matière isolante.

5° Interposer entre les presses, moutons et balanciers, des coussins de paille ou de caoutchouc pour amortir le choc.

6° Limiter le poids et la course des moutons, la longueur des bras des balanciers, et n'autoriser que s'il ne peut y avoir aucune cause d'incommodité pour le voisinage.

Prescription n° 8 contre le danger des animaux. — Prendre toutes les précautions nécessaires dans la construction des écuries, étables, ou cages pour que les animaux ne puissent pas s'échapper ; et, lorsqu'il s'agit d'animaux dangereux, il faut établir des cages en fer avec des tambours d'entrée avec double porte, dans l'intérêt de la sécurité publique.

Prescriptions spéciales n° 9. — Sous ce titre, nous réunissons les *conditions à insérer dans les arrêtés d'autorisation de certains établissements rangés dans la première catégorie des ateliers dangereux, insalubres ou incommodes, et contenues dans l'*ANNEXE A A LA CIRCULAIRE MINISTÉRIELLE DU 15 OCTOBRE 1852.

§ 1. — *Fabriques d'acide sulfurique.*

1° Élever la cheminée de l'usine servant au dégagement du gaz à une hauteur convenable qui sera déterminée d'après l'examen de la localité.

2° Condenser complètement les vapeurs ou gaz odorants ou nuisibles.

§ 2. — *Fabriques d'allumettes chimiques.*

1° N'employer dans la confection des allumettes ni chlorate de potasse ni aucun autre sel rendant les mélanges explosibles.

2° Broyer à sec et séparément les matières premières dont on fait usage.

3° Ne jamais préparer à la fois au delà de 1 litre de matières mélangées de phosphore, lesquelles devront être conservées à la cave, dans un vase plongé dans l'eau.

4° Se livrer à cette fabrication dans un atelier légèrement construit, plafonné et non planchéié, et isolé de toute communication.

5° Recouvrir en plâtre tous les bois apparents dans les pièces où l'on confectionne les allumettes.

6° Déposer les objets fabriqués dans un local séparé, qui ne présente aucun danger sous le rapport du feu.

7° Opérer le transport des allumettes fabriquées dans des boîtes en métal, telles que fer-blanc, zinc, etc.

8° Se conformer en outre à toutes les dispositions des règlements existants, et à toutes celles qui pourraient être prescrites ultérieurement sur le fait des fabriques d'allumettes chimiques.

N. B. *L'autorisation devra être limitée à cinq ans.*

§ 3. — *Fabrique d'amorces fulminantes.*

1° Se conformer à toutes les dispositions prescrites par les ordonnances du 25 juin 1823 et du 30 octobre 1836, pour les fabriques de poudre ou matières fulminantes.

2° Construire le séchoir et l'atelier de tamisage en matériaux légers, et la poudrière en maçonnerie ; séparer les diverses parties de l'établissement par des talus en terre de 3 mètres de hauteur.

3° Établir en dehors des talus, pour l'élévation de la température, les fourneaux du séchoir pour lequel il ne sera employé que la vapeur d'eau ou l'eau chaude.

N. B. *L'autorisation devra être limitée à cinq ans.*

§ 4. — *Artificiers.*

1° Établir la poudrière au-dessous du niveau du sol, et la couvrir d'une toiture légère.

2° Ne jamais avoir en dépôt plus de 4 à 5 kilogrammes de poudre à la fois pour les besoins de la fabrication.

N. B. *L'autorisation devra être limitée à cinq ans.*

§ 5. — *Boyauderies.*

1° Tenir l'atelier dans un grand état de propreté au moyen de fréquents lavages soit à l'eau pure, soit à l'eau chlorurée.

2° Ne recevoir que des menus convenablement préparés ou nettoyés.

3° Ne conserver aucun des résidus susceptibles de fermenter ou de se putréfier.

4° Donner un écoulement rapide aux eaux de lavage.

§ 6. — *Calcination des os.*

1° Clore l'établissement de murs.

2° Apporter les os dans l'établissement complètement décharnés, et limiter les approvisionnements aux besoins de la fabrication.

3° Opérer la calcination des os dans des vases clos, et diriger la fumée des fours dans une cheminée commune, construite en briques et élevée de 10 mètres au-dessus du sol.

§ 7. — *Ateliers d'équarrissage et de cuisson de débris d'animaux.*

1° Clore l'établissement de murs et l'entourer d'arbres.

2° Paver les cours intérieures, daller les caves à abattre les animaux, et y opérer de fréquents lavages.

3° Garnir de dalles cimentées à la chaux hydraulique, jusqu'à 1 mètre de hauteur, le pourtour de l'atelier d'abatage et celui des ateliers de cuisson.

4° Recevoir les matières liquides résultant du travail de l'équarrissage dans des citernes voûtées et closes; soumettre les chairs et les autres matières animales à une dessiccation suffisante pour qu'elles ne soient plus sujettes à se corrompre.

5° Ne faire dans l'établissement aucune accumulation d'os ou de résidus.

6° Faire la cuisson des chairs en vases clos, dans les vingt-quatre heures de l'abatage.

7° Ne transporter les animaux morts à l'équarrissage que dans des voitures couvertes et munies d'une plaque indiquant leur destination.

§ 8. — *Dépôts d'engrais, de poudrette*, etc.

1° Désinfecter les matières fécales dans les fosses d'aisances, et les transporter au moyen de tonneaux hermétiquement fermés.

2° Déposer les matières dans des fosses recouvertes

de hangars, et les couvrir de charbon afin d'éviter toute émanation désagréable.

3° Construire les fosses destinées à recevoir les matières fécales en maçonnerie, et les cimenter de façon à empêcher le liquide de filtrer à travers les terres et d'infecter les puits ou citernes.

4° Déposer sous les hangars, et à l'abri de l'humidité, les matières converties en engrais.

§ 9. — *Fonderies de suif.*

1° Recouvrir la chaudière dans laquelle la graisse est mise en fusion d'une hotte en planches parfaitement jointes.

2° Mettre cette hotte en communication avec la cheminée de tirage, et luter les joints de manière à forcer les vapeurs de se rendre dans le tuyau d'appel.

§ 10. — *Gaz d'éclairage.*

1° Se reporter aux conditions prescrites par le décret du 9 février 1867, portant règlement sur les usines et les établissements d'éclairage par le gaz.

N. B. L'extension que prennent la plupart de ces usines exige qu'elles *soient éloignées le plus possible des habitations, et même qu'elles soient établies hors des villes.*

§ 11. — *Fabrique de toiles cirées, de cuirs vernis, de vernis.*

1° Faire construire l'étuve en matériaux incombustibles.

2° Construire en plâtre et moellons le local où l'on fait cuire les huiles, et surmonter les chaudières d'une hotte avec un tuyau pour le dégagement des vapeurs.

Nous terminerons ces prescriptions en donnant quelques indications pratiques sur la manière de rédiger les rapports qui sont journellement demandés aux membres des conseils d'hygiène.

Lorsqu'un conseil d'hygiène est appelé à donner son avis sur une demande en autorisation, translation ou révocation des établissements insalubres ou incommodes, il doit :

1° Examiner le dossier de l'affaire qui lui est soumise et s'assurer si toutes les formalités prescrites par le décret du 15 octobre 1810 et les ordonnances royales du 14 janvier 1815 et du 30 novembre 1837 ont été remplies.

2° Étudier le mode de fabrication proposé par l'industriel, et rechercher si les opérations futures peuvent être nuisibles soit à la santé publique, soit à la santé des ouvriers.

3° Signaler les causes d'insalubrité et d'incommodité de l'industrie, et indiquer les moyens de les combattre.

4° Conclure en donnant l'avis du conseil. — Si cet avis est favorable, il importe d'énumérer les conditions à insérer dans l'arrêté d'autorisation. Si cet avis est défavorable, il faut donner les motifs du refus.

NOMENCLATURE

DES ÉTABLISSEMENTS DANGEREUX, INSALUBRES ET INCOMMODES.

Nomenclature

PAR LETTRES ALPHABÉTIQUES DES ÉTABLISSEMENTS DANGEREUX, INSALUBRES ET INCOMMODES.

DÉSIGNATION des INDUSTRIES.	CLASSES de l'industrie.	DATES des décrets et ordonnances de classement.	INCONVÉNIENTS.	PRESCRIPTIONS ADMINISTRATIVES.	BIBLIOGRAPHIE A CONSULTER.	
					AUTEURS.	PAGES.
Abattoirs publics.	1.	15 avr. 1838.	Odeur et altération des eaux.	Prescription n. 1. — n. 2.		Ordonn. du 29 avril 1825, du 25 mars 1830, du 15 avr. 1838, du 12 avril 1841.
					Bunel.......	53 et suiv.
					Tardieu.....	Tome I, p. 1.
					Trébuchet...	313 et suiv. (1er rapp.).
					id.	161 et suiv. (2e rapp.).
					Lasnier......	171 et suiv.
					Vernois.....	74 et suiv. (t. I).
Absinthe (Voir *Distilleries*).						
Acide arsénique (fabrication au moyen de l'acide arsénieux et de l'acide azotique).				Prescription n. 3.	Bunel.......	56 et suiv.
					de Freycinet.	116 et suiv.
					Layet.......	123, 128, 133, 153, 182, 183, 197, 286, 298, 307, 439, 444, 449, 456, 506, 523, 524.
1° Quand les pro-						

			Vap. nuisibles.			
2° Quand les produits nitreux sont absorbés	2.		id.			
Acide chlorhydrique (production d') par la décomposition des chlorures de magnésium d'aluminium et autres.				Prescription n. 3.	Bunel....... de Freycinet. Wurtz...... Vernois....	57 et suiv. 207 et suiv. Article *Chlore*. 151, tome I.
1° Quand l'acide n'est pas condensé............	1.	14 janv. 1815	Émanat. nuis.			
2° Quand l'acide est condensé........	2.	id.				
Acide nitrique.	2.	31 déc. 1866.	Émanat. nuis.	Prescription n. 3.	Bunel....... Wurtz...... Tardieu..... Vernois.....	59. Acide azotique. 150, t. III. 148, t. I.
Acide oxalique.			Fumée.	Prescription n. 4.	Bunel....... Trébuchet... de Freycinet. Wurtz...... Vernois.....	60. 405 (1er rapport). 243. Acide oxalique. 156, t. I.
1° Par l'acide nitrique sans destruction des gaz nuisibles........	1.					
Par l'acide nitrique avec destruction des gaz nuisibles........	3.	14 janv. 1815.				

Nomenclature

PAR LETTRES ALPHABÉTIQUES DES ÉTABLISSEMENTS DANGEREUX, INSALUBRES ET INCOMMODES (*suite*).

DÉSIGNATION des INDUSTRIES.	CLASSES de l'industrie.	DATES des décrets et ordonnances de classement.	INCONVÉNIENTS.	PRESCRIPTIONS ADMINISTRATIVES.	BIBLIOGRAPHIE A CONSULTER. AUTEURS.	PAGES.
3° Par la sciure de bois et la potasse..........	2.		Fumée.			
Acide picrique, sans destruction des gaz nuisibles.	1.	31 déc. 1866	Vap. nuisibles.	Prescription n. 3.	Bunel...... Wurtz....... Vernois..... Bareswil et Girard....	62. Phénol. 159, t. I. Acides organiques, t. I.
Avec destruction des gaz nuisibles.	3.					
Acide pyroligneux (fabrication de l').			Fumée, odeur.	Prescription n. 1. — n. 4.	Bunel....... Trébuchet... de Freycinet. Vernois.....	62, 63. 408 (1er rapport). 477. 145, t. I.
1° Quand les produits gazeux ne sont pas brûlés..	2.	31 déc. 1866.				
2° Quand les produits gazeux sont brûlés.........	3.	id.				
Acide pyroligneux (purification de l')	2	id	Odeur.			

Acide stéarique.			Odeur et danger d'incend.	Prescription n. 1.	Bunel.......	64.
par distillation..	1.			— n. 5.	Trébuchet...	363 (1er rapport).
par saponification.	2.				de Freycinet.	282.
					Bareswil et Girard....	Acide stéarique.
					Wurtz......	Acide stéarique.
					Vernois.....	160, t. I.
					Tardieu.....	294, t. I; — 85, t. II; — 222, t. IV.
Acide sulfurique (fabrication de l').			Éman. nuisib.	Prescription n. 3.	Bunel.......	66 et 67.
1° Par combustion du soufre et des pyrites.........	1.	15 octob. 1810.		— n. 9.	Trébuchet...	181 (2e rapport).
					Lasnier......	266.
					Wurtz......	Soufre.
					Vernois.....	164, t. I.
					Tardieu.....	429, t. III.
2° de Nordhausen, par la décomposition du sulfate de fer........	3.					
Acide urique (Voir *Murexyde*).						
Acier (fabrication de l')...........	3.	31 oct. 1866.	Fumée.	Prescription n. 4.	Bunel.......	67.
					Trébuchet...	220 (2e rapport).
					Vernois.....	178, t. I.
					Tardieu.....	66, t. I.
Affinage de l'or et de l'argent par les acides.......	1.	9 févr. 1825.	Éman. nuisibl.	Prescription n. 3.	Bunel.......	68.
					Trébuchet...	497 (1er rapport).
					de Freycinet.	233.
					Bareswil et Girard....	Affinage, t. III.
					Vernois.....	189, t. I.

Nomenclature

PAR LETTRES ALPHABÉTIQUES DES ÉTABLISSEMENTS DANGEREUX, INSALUBRES ET INCOMMODES (*suite*).

DÉSIGNATION des INDUSTRIES.	CLASSES de l'industrie.	DATES des décrets et ordonnances de classement.	INCONVÉNIENTS.	PRESCRIPTIONS ADMINISTRATIVES.	BIBLIOGRAPHIE A CONSULTER.	
					AUTEURS.	PAGES.
Affinage des métaux au fourneau. (Voir *Grillages des minerais*).						
Agglomérés ou briquettes de houille (fabrication des) au brai gras.... au brai sec.....	2. 3.		Odeur, danger d'incendie.	Prescriptions n. 1 et n. 5.	Bunel....... Trébuchet... Bareswil et Girard.... Vernois..... Tardieu.....	74. 27 (1er rapport); — 533 (2e rapport). Charbon artificiel, t. II. 454, t. I. 364, 563, t. I; — 127, t. III.
Albumine (fabrication de l') au moyen du sérum du sang)........	3.	31 déc. 1866.	Odeur.	Prescription n. 1.	Bunel....... Trébuchet... Vernois..... Tardieu.....	70. 328 (1er rapport). 194, t. I. 41, t. I.
Alcali volatil (Voir *Ammoniaque*).		id.				

Alcools autres que du vin, sans travail de rectification.	3.	id.	Altération des eaux et danger d'incendie.	Prescriptions n. 2 et n. 5.	Bunel....... Trébuchet... Bareswil et Girard.... Vernois..... Tardieu.....	71, 72. 73. 465 (1er rapport). Alcool, t. IV. 208, t. I. 41, t. 1.
Alcools (distillerie agricole)........	3.					
Alcools (rectification)...........	2.					
Aldéhyde (fabrication)...........	1.	id.	Danger d'incendie et d'explosion.	Prescriptions n. 5 et n. 6.	Bunel....... Bareswil et Girard.... Wurtz......	75. 240, introduction. Hydrure d'acétyle.
Allumettes chimiques...........	1.	25 juin 1823.	Danger d'incendie, d'explosion et d'empoisonn.	Prescriptions n. 5, n. 6 et n. 9.	Bunel....... Trébuchet... Lasnier..... de Freycinet. Vernois..... Tardieu.....	76. 253 (1er rapport). 254 (2e rapport). 265. 90. 292, t. II. 72, t. 1.
Amidonneries, par fermentation....	1.	14 janv. 1815.	Odeur, émanat. nuisibles, altération des eaux.	Prescriptions n. 1, n. 2, n. 3.	Bunel....... Trébuchet...	178. 456 (1er rapport); — 244 (2e rapport).
par séparation du gluten et sans fermentation.......	2.	id.	Altér. des eaux.	Prescription n. 2.	Lasnier..... Girardin.... Vernois..... Tardieu.....	285. Rapport sur l'altération et la corruption des rivières. 238, t. I. 269, t. II.
Ammoniaque (fa-	3.	31 mai 1833.	Odeur.	Prescription n. 1.	Bunel.......	79.

Nomenclature

PAR LETTRES ALPHABÉTIQUES DES ÉTABLISSEMENTS DANGEREUX, INSALUBRES ET INCOMMODES (*suite*).

DÉSIGNATION des INDUSTRIES.	CLASSES de l'industrie.	DATES des décrets et ordonnances de classement.	INCONVÉNIENTS.	PRESCRIPTIONS ADMINISTRATIVES.	BIBLIOGRAPHIE A CONSULTER.	
					AUTEURS.	PAGES.
brication en grand de l') par la décomposition des sels ammoniacaux...........					Vernois..... Tardieu.....	196, t. I. 111, t. I.
Amorces fulminantes.........	1.	31 janv. 1872.	Danger d'explosion et d'incendie.	Prescriptions n. 5, 6 et 9.	Ordonn. du roi du 30 oct. 1836. Ordonn. de police du 21 mai 1838. Bunel....... de Freycinet. Trébuchet... Vernois..... Tardieu.....	 8 . 99. 1er et 2e rapports. 350, 357, t. II. 314, t. II.
Appareils de réfrigération, à am-					Bunel	82.

moniaque (procédé Carré).....	3.		Odeur.	Prescription n. 1.		
A éther ou autres liquides volatils et combustibles (éther sulfurique. méthylique, procédés Tellier, Harrisson et Siebe)..	3.		Danger d'explosion et d'incendie.	Prescriptions n. 5 et 6.		
Arcansons (V. *Résines*).						
Argenture sur métaux (Voir *Dorure et Argenture*).						
Arséniate de potasse (fabrication de l') au moyen du salpêtre.				Prescription n. 3.	Bunel...... Wurtz...... de Freycinet.	84. Arséniate. 256.
1° Quand les vapeurs ne sont pas absorbées.......	1.		Émanat. nuisib.			
2° Quand les vapeurs sont absorbées...........	2.		Émanat. accidentelles nuisibles.			
Artifices (fabrication des pièces d').	1.	15 oct. 1810.	Danger d'incendie et d'explosion.	Prescription n. 5, 6 et 9.	Bunel...... Trébuchet... Lasnier.....	 257. 258.

Nomenclature

PAR LETTRES **ALPHABÉTIQUES** DES ÉTABLISSEMENTS DANGEREUX, INSALUBRES ET INCOMMODES (*suite*).

DÉSIGNATION des INDUSTRIES.	CLASSES de l'industrie.	DATES des décrets et ordonnances de classement.	INCONVÉNIENTS.	PRESCRIPTIONS ADMINISTRATIVES	BIBLIOGRAPHIE A CONSULTER.	
					AUTEURS.	PAGES.
					Ordonn. du 25 juin 1823. et du 7 juin 1856. Vernois..... Tardieu.....	 351, t. II. 129, t. I.
Asphaltes, bitumes, brais et matièresbitumineuses solides (dépôts de).	3.		Odeur, danger d'incendie.	Prescriptions n. 1 et n. 5.	Bunele..... Trébuchet... Fonssagrives Vernois..... Tardieu.....	87. 338 (1er rapport). Assainissement des villes. 280, t. I. 221, t. I.
Asphaltes et bitumes (travail des) à feu nu...	2.					
Ateliers de construction de machines et wagons (Voir *Wagons et Machines*).						

bles (fabrication des).				Prescription n. 3.	Bunel......	89.
					Trébuchet...	423 (1er rapport).
					Lasnier.....	281.
1° avec cuisson des huiles..........	1.		Dang. d'incend.			
2° sans cuisson des huiles..........	2.		id.			
Baleines (travail des fanons de). Voir *Fanons de baleine*.						
Baryte (décoloration du sulfate de) au moyen de l'acide chlorhydrique............	2.		Émanat. nuisib.	Prescription n. 3.	Bunel.......	90.
					Wurtz......	Fabrication du sulfate de baryte.
					Bareswil et Girard....	Sulfate de baryte.
Battage, cardage et épuration des laines, crins et plumes de literie.	3.	31 mai 1833.	Odeur, poussière et bruit.	Prescriptions n. 1 et n. 7.	Bunel.......	91.
					Lasnier.....	298.
					de Freycinet.	31.
					Layet.......	285.
					Vernois.....	272, t. I.
					Tardieu.....	199, t. I.
Battage des cuirs (Marteaux).	3.		Bruit.	Prescription n. 7.	Bunel.......	92.
					Damourette, anc. élèv. de l'Ecole polytechn.	Industrie des cuirs.

Nomenclature

PAR LETTRES ALPHABÉTIQUES DES ÉTABLISSEMENTS DANGEREUX, INSALUBRES ET INCOMMODES (*suite*).

DÉSIGNATION des INDUSTRIES.	CLASSES de l'industrie.	DATES des décrets et ordonnances de classement.	INCONVÉNIENTS.	PRESCRIPTIONS ADMINISTRATIVES.	BIBLIOGRAPHIE A CONSULTER.	
					AUTEURS.	PAGES.
Battage et lavage (ateliers spéciaux pour le) des fils de laine, bourres et déchets de filature de laine et de soie dans les villes.	3.	31 mai 1833.	Bruit et poussière.	Prescription n. 7.	Bunel....... Trébuchet... de Freycinet. Vernois..... Tardieu.....	94. 348 (1er rapport). 158. 268 et 272, t. I. 199, t. I.
Battage des tapis en grand.	3.	31 mai 1833.	Bruit et poussière.	Prescription n. 7.	Bunel....... Trébuchet... Lasnier..... Layet.......	94. 252 (2e rapport). 298. 287 et 291.
Batteurs d'or et d'argent.	3.	14 janv. 1815.	Bruit.	Prescription n. 7.	Bunel....... Trébuchet... Lasnier..... Layet....... Vernois.....	95. 505 (1er rapport). 277. 18 et 210. 274, t. I.

Battoirs à écorces. dans les villes.	3.	20 sept. 1828.	Bruit et poussière.	Prescriptions n. 3 et n. 7.	Bunel...... de Freycinet. Vernois.....	96. 43 et 124. 128, t. I.
Benzine (fabrication et dépôts de). Voir *Huiles de pétrole, de schiste*, etc.						
Bitumes et asphaltes (fabrication et dépôt de). Voir *Asphaltes et Bitumes*).						
Blanc de plomb, (Voir *Céruse*).						
Blanc de zinc (fabrication du) par la combustion du métal.	2.	Ordonn. du 21 février 1848.	Fumée métallique.	Prescription n. 3.	Bunel....... Trébuchet... Bareswil et Girard.... Wurtz...... Vernois..... Tardieu..... Layet.......	98. 132 (1er rapport). 86, t. II. Oxyde de zinc. 648, t. II. 493, t. IV. 546.
Blanchiment : 1° des fils, des toiles et de la pâte					Bunel....... Trébuchet... id.	98. 474 (1er rapport). 245 (2e rapport).

Nomenclature

PAR LETTRES ALPHABÉTIQUES DES ÉTABLISSEMENTS DANGEREUX, INSALUBRES ET INCOMMODES (*suite*).

DÉSIGNATION des INDUSTRIES.	CLASSES de l'ind	DATES des décrets et ordonnances de classement.	INCONVÉNIENTS.	PRESCRIPTIONS ADMINISTRATIVES.	BIBLIOGRAPHIE A CONSULTER.	
					AUTEURS.	PAGES.
à papier par le chlore.	2.	14 janv. 1815 et 5 nov. 1826.	Odeur, émanat. nuisibles.	Prescriptions n. 1 et n. 3.	de Freycinet. Wurtz...... Laboulaye... Bareswil et Girard....	158. Blanchiment. Blanchiment. Blanchiment.
2° des fils et tissus de lin, de chanvre et de coton par les hypochlorates alcalins.........	3.	5 nov. 1826.	Odeur, altération des eaux.	Prescriptions n. 1 et 2.	Vernois..... Tardieu..... Layet.......	156, 136, 137, t. II. 223, t. I. 161.
3° des fils et tissus de laine et de soie par l'acide sulfureux.	2.	5 nov. 1826.	Émanat. nuisib.	Prescription n. 3.		
Bleu de Prusse, (fabrication du).						
Boues et immondices (dépôts de) et voiries).	1.	9 févr. 1825.	Odeur insalub.	Prescription n. 1.	Fonssagrives Ordonn. du 8 novemb. 1839. Bunel	Assainissement des villes. 101

					Vernois..... Tardieu.....	107, t. I. 401, t. IV.
Bougies de paraffine et autres d'origine minérale. (moulage des).	3.	9 février 1825.	Danger d'incendie.	Prescription n. 5.	Voir la bibliographie de l'acide stéarique.. Layet.......	166.
Bougie et autres objets en cire et en acide stéarique.	3.	9 févr. 1825.	Dang. d'incend.	Prescription n. 5.		
Bouillon de bière (distillation du). Voir *Distillerie*.						
Bourre (Voir *Battage*).						
Boutonniers et autres emboutisseurs de métaux par moyens mécaniques.	3	Décr. de 1866.	Bruit.	Régis par l'ordonnance du 4 prairial an IX (24 mai 1801) concernant l'usage et l'emploi des laminoirs, presses et moutons, balanciers et coupoirs.	Bunel.......	104.

Nomenclature

PAR LETTRES ALPHABÉTIQUES DES ÉTABLISSEMENTS DANGEREUX, INSALUBRES ET INCOMMODES (*suite*).

DÉSIGNATION des INDUSTRIES.	CLASSES de l'industrie.	DATES des décrets et ordonnances de classement.	INCONVÉNIENTS.	PRESCRIPTIONS ADMINISTRATIVES.	BIBLIOGRAPHIE A CONSULTER.	
					AUTEURS.	PAGES.
Boyauderies (travail des boyaux frais pour tous usages).	1.	15 oct. 1810, 14 janv. 1815.	Odeur, émanat. nuisibles.	Pescriptions n. 1, n. 3 et n. 9.	Bunel....... Ordonn. du 14 avril 1819. Trébuchet... Lasnier...... de Freycinet. Vernois..... Tardieu..... Layet.......	105. Concernant les boyaudiers. 339 (1er rapport). 182. 127. 318, t. I. 315, t. I. 372.
Boyaux et pieds d'animaux abattus (dépôts de). Voir *Chairs et débris*.						
Brasseries.	3.	14 janv. 1815.	Odeur, altération des eaux.	Prescriptions n. 1 et n. 2.	Bunel....... Trébuchet...	107. 461 (1er rapport).

					Wurtz......	Bière.
					Bareswil et Girard....	587, t. III.
					Vernois.....	295, t. I.
					Tardieu.....	320, t. I.
					Layet.......	176.
Briqueteries, avec fours non fumivores.	3.	14 janv. 1815.	Fumée.	Prescription n. 4.	Bunel.......	108.
					Trébuchet...	514 (1er rapport).
					Lasnier.....	279.
					de Freycinet.	266.
					Vernois.....	329, t. I.
					Tardieu.....	323, t. I.
riquettes, ou agglomérés de houille (Voir *Agglomérés*).						
Brûleries des galons et tissus d'or et d'argent (Voir *Galons*).						
Buanderies et lavoirs publics.	3.	14 janv. 1815. 5 nov. 1825.	Altér. des eaux.		Bunel.......	109.
					Trébuchet...	468 (1er rapport).
					Lasnier.....	298.
					Vernois.....	130 et 141, t. II.
					Tardieu.....	326, t. I.
					Lasnier.....	22, 27, 29, 157.

Nomenclature

PAR LETTRES ALPHABÉTIQUES DES ÉTABLISSEMENTS DANGEREUX, INSALUBRES ET INCOMMODES (*suite*).

DÉSIGNATION des INDUSTRIES.	CLASSES de l'industrie.	DATES des décrets et ordonnances de classements.	INCONVÉNIENTS.	PRESCRIPTIONS ADMINISTRATIVES.	BIBLIOGRAPHIE A CONSULTER. AUTEURS.	PAGES.
Café (torréfaction en grand du).	3.	6 octob. 1858.	Odeur et fumée.	Prescriptions n. 1 et n. 4.	Bunel....... Vernois..... Tardieu.....	111. 347, t. I. 337, t. I.
Caillettes et Caillons pour la confection des fromages (Voir *Chairs et débris*).						
Cailloux (fours pour la calcination des).	3.	5 nov. 1826. 31 décemb. 1866.	Fumée.	Prescription n. 4.	Bunel....... Salvétat .... Vernois.....	112. Technologie céramique t. II, p. 35. 356, t. I.
Carbonisation du bois : 1° A l'air libre dans des établis-			Odeur et fumée.	Prescriptions n. 1 et n. 4.	Bunel....... Trébuchet... Vernois..... Tardieu.....	113. 532 (1er rapport). 440, t. I. 364, t. I.

2° En vases clos.	2.	id.	id.	id		
Carbonisation des matières animales en général (os, sang, chairs et débris d'animaux, cornes, sabots).	1.	9 fév. 1825.	Odeur.	Prescriptions n. 1 et n. 9.	Bunel....... Trébuchet... Lasnier..... Vernois..... Tardieu.....	114. 349 (1er rapport). 194. 240, t. II. 166, t. III.
Caoutchouc (travail du) avec emploi d'huiles essentielles, ou de sulfure de carbone.	2.	9 août 1844	Odeur, danger d'incendie.	Prescriptions n. 1 et n. 7.	Bunel....... Trébuchet... Lasnier..... Wurtz....... Vernois..... Tardieu..... Layet.......	116. 378 et 423 (1er rapport). 282. Caoutchouc. 653, t. I. 340, t. I. 35, 62, 187.
Caoutchouc (application des enduits du).	2.	id.	id.	id.		
Cartonniers.	3.	15 oct. 1810. 14 janv. 1815.	Odeur.	Prescription n. 1.	Bunel....... Trébuchet... Lasnier..... Vernois..... Tardieu.....	118. 479 (1er rapport). 291. 278, t. II. 350, t. I.
Cendres d'orfèvre (traitement des) par le plomb.	3.	14 janv. 1815. 31 décemb. 1866.	Fumées métall.	Prescription n. 2.	Bunel....... Trébuchet.. de Freycinet. Vernois..... Tardieu.....	119. 510 (1er rapport). 71. 353, t. I. 21 et 731, t. I.

Nomenclature

PAR LETTRES ALPHABÉTIQUES DES ÉTABLISSEMENTS DANGEREUX, INSALUBRES ET INCOMMODES (*suite.*)

DÉSIGNATION des INDUSTRIES.	CLASSES de l'industrie.	DATES des décrets et ordonnances de classement.	INCONVÉNIENTS.	PRESCRIPTIONS ADMINISTRATIVES.	BIBLIOGRAPHIE A CONSULTER.	
					AUTEURS.	PAGES.
					Layet.....	151.
					Wurtz.....	Argent.
Cendres gravelées :					Bunel......	120.
					Trébuchet...	419 (1er rapport).
					Tardieu.....	353, t. I.
					Vernois....	347, t. II.
1° Avec dégagement de la fumée au dehors.	1.	14 janv. 1815.	Fumée, odeur.	Prescriptions n. 1 et n. 4.		
2° Avec combustion ou condensation des fumées.	2.	id.	id.	id.		
Céruse ou blanc de plomb (fabrication de la).	3.	14 janv. 1815. 31 déc. 1866.	Éman. nuisib.	Prescription n. 2.	Bunel......	122.
					Trébuchet...	127 (1er rapport).
					Lasnier.....	61.
					de Freycinet.	37, 72.
					Wurtz......	Céruse.
					Bareswil et Girard....	78, t. II.

Chairs, débris et issues (dépôts de), provenant de l'abatage des animaux. Voyez *Engrais* et *Equarrissage*.						
Chamoiseries.	2.	14 janv. 1815.	Odeur.	Prescription n. 1.	Bunel....... Trébuchet... Bareswil et Girard.... Vernois..... Tardieu..... Layet.......	121. 336 (1er rapport). 470, t. III. 503, t. I. 354, t. I. 441.
Chandelles (fabrication de).	3.	14 janv. 1851. 31 déc. 1866.	Odeur, danger d'incendie.	Prescriptions n. 1 et n. 5.	Bunel....... Trébuchet... Lasnier..... Vernois..... Tardieu.....	123. 366 (1er rapport). 192. 528, t. II. 361, t. I.
Chantiers de bois à brûler dans les villes.	3.	9 févr. 1825.	Danger d'incendie.	Prescription n. 5.	Ordonn. de police du 30 germin. an X, 1er sept. 1834. Bunel.......	 123.

Nomenclature

PAR LETTRES ALPHABÉTIQUES DES ÉTABLISSEMENTS DANGEREUX, INSALUBRES ET INCOMMODES (*suite*).

DÉSIGNATION des INDUSTRIES.	CLASSES de l'industrie.	DATES des décrets et ordonnances de classement.	INCONVÉNIENTS	PRESCRIPTIONS ADMINISTRATIVES.	BIBLIOGRAPHIE A CONSULTER.	
					AUTEURS.	PAGES.
					Trébuchet... Vernois..... Tardieu.....	528 (1er rapport). 456, t. I. 362, t. I.
Chanvre (teillage et rouissage du, en grand. Voir *Teillage* et *Rouissage*.						
Chanvre imperméable (voir *Feutres goudronnés*.						
Chapeaux de feutre (fabrication des).	3.	14 janv. 1815. 31 décemb.	Odeur et poussière.	Prescriptions n. 1 et n. 3.	Bunel....... Trébuchet... Lasnier..... de Freycinet. Vernois	125. 395 (1er rapport). 212. 120. 388, t. I

					Layet……	196.	
Chapeaux de soie et autres (fabrication de), préparés au moyen d'un vernis.	2.	27 janv. 1837.	Danger d'incendie.	Prescription n. 5.	Même bibliographie que *ut suprà*.		
Charbons agglomérés (Voir *Agglomérés*).							
Charbon animal (fabrication ou revivification du). Voir *Carbonisation des matières animales*.							
Charbon de bois dans les villes (dépôts ou magasins de).	3.	5 juill. 1834.	Danger d'incend. et poussière.	Prescription n. 5 et prescr. spéc indiquée p. 128 Bunel.	Bunel…… Tardieu….. Vernois….. Layet……	127. 560, t. I. 457, t. I. 200.	
Charbons de terre. (Voir *Houille* et *Coke*).							
Chaudronnerie (V. *Forges de grosses œuvres*).							

Nomenclature

PAR LETTRES ALPHABÉTIQUES DES ÉTABLISSEMENTS DANGEREUX, INSALUBRES ET INCOMMODES (*suite*).

DÉSIGNATION des INDUSTRIES.	CLASSES de l'industrie.	DATES des décrets et ordonnances de classement.	INCONVÉNIENTS.	PRESCRIPTIONS ADMINISTRATIVES.	BIBLIOGRAPHIE A CONSULTER. AUTEURS.	PAGES.
Chaux, fours à chaux :		15 oct. 1810. 14 janv. 1815. 29 juill. 1818.		Prescriptions n. 4 et n. 3.	Bunel.......	129.
					Trébuchet...	518 (1er rapport).
1° Permanents.	1.		Fumée et poussière.		Lasnier.....	279.
					Wurtz......	Chaux.
2° Ne travaillant pas plus d'un mois par an.	3.				Vernois.. ..	396, t. I.
					Layet.......	460.
					Tardieu.....	399, t. I.
Chiens (infirmerie de).	1.		Od u bruit.	Prescriptions n. 1 et n. 7.	Bunel.......	130.
					Trébuchet...	175 (2e rapport).
					Lasnier......	533.
					Lettre du ministre de l'agriculture et du commerce, relative aux infirmeries d'animaux, du 8 sept. 1854	

de).	3.	14 janv. 1815. 31 déc. 1866.	Odeur.	Prescription n. 1.	Bunel....... Trébuchet... Lasnier..... Vernois..... Tardieu..... Layet.......	131. 351 (1er rapport). 297. 404, t. I. 145, t. I. 219.
Chlore (fabrication du.	2.	9 févr. 1825.	Odeur.	Prescription n. 1.	Bunel....... Wurtz....... de Freycinet. Vernois..... Tardieu..... Layet.......	133. Chlore. 34 et 145. 407, t. I. 446, t. I. 160, 162, 182, 279, 282, 435, 478.
Chlorure de chaux (fabrication du) : 1° En grand. 2° Dans les ateliers fabriquant au plus 300 kil. par jour.	2. 3.	31 mai 1833. id.	Odeur.	Prescription n. 1.	Bunel....... Trébuchet... Lasnier..... de Freycinet. Tardieu..... Vernois.....	134. 478 (1er rapport). 269. 34 et 145. 446, t. I. 409, t. I.
Chlorures alcalins eau de javelle (fabrication des).	2.	9 févr. 1825, 31 mai 1833.	Odeur	id.	Comme *ut suprà.*	
Chromate de potasse (fabrication du).	2.	31 mai 1833.	Odeur.	id.	Bunel....... Trébuchet... Wurtz......	135. 417 (1er rapport). Chrôme.

Nomenclature

PAR LETTRES ALPHABÉTIQUES DES ÉTABLISSEMENTS DANGEREUX, INSALUBRES ET INCOMMODES (*suite*).

DÉSIGNATION des INDUSTRIES.	CLASSES de l'industrie.	DATES des décrets et ordonnances de classement.	INCONVÉNIENTS.	PRESCRIPTIONS ADMINISTRATIVES.	BIBLIOGRAPHIE A CONSULTER.	
					AUTEURS.	PAGES.
					Tardieu..... Vernois..... Layet..	499, t. I. 412. t. I. 62, 222.
Chrysalides (ateliers pour l'extraction des parties soyeuses des).	1.	20 sept. 1828.	Odeur.	Prescription n. 1.	Tardieu..... Bunel ...... de Freycinet. Vernois..... Layet.......	499, t. I. 136. 156. 415, t. I. 488.
Cire à cacheter (fabrication de la).	3.	14 janv. 1815.	Danger d'incendie.	Prescription n. 5.	Bunel....... Trébuchet... Tardieu..... Vernois.....	137. 379 (1er rapport). 522, t. I. 418, t. I.
Cochenille ammoniacale (fabrication de la).	3.		Odeur.	Prescription n. 1.	Bunel....... Wurtz......	138. Cochenille.
Cocons, traitement			Altération des	Prescription n. 2.	Bunel.......	139.

des frisons de cocon.	2.	15 oct. 1810. 27 mai 1838.			de Freycinet. Vernois..... Tardieu.... Layet.......	156. 424, t. I. 150, t. IV. 31, 488.
Cocons (Filature de). Voir *Filatures*.						
Coke (fabrication).					Bunel.......	140.
En plein air, ou en fours non fumivores.	1.		Fumée et poussière.	Prescription n. 4.	Lasnier..... Vernois.....	218. 446, t. I; 31, t. II.
En fours fumivores.	2.					
Colle forte (fabrication de la).	1.	14 janv. 1815.	Odeur, altération des eaux.	Prescriptions n. 1 et n. 2.	Bunel....... Trébuchet... de Freycinet. Tardieu..... Vernois.....	141. 342 (1er rapport). 41. 557, t. I. 433, t. I.
Combustion des plantes marines dans les établissements permanents.	1.	27 mai 1838.	Odeur, fumée, éman. nuis.	Prescriptions n. 1 n. 3, n. 5.	Bunel....... Vernois....	142. 440, 449, 453, t. II.
Construction (ateliers de). Voir *Machines* et *Wagons*).						
Corroieries.	2.	14 janv. 1815.	Odeur.	Prescription n. 1.	Bunel....... Trébuchet... Lasnier.....	143. 333 (1er rapport). 208.

Nomenclature

PAR LETTRES ALPHABÉTIQUES DES ÉTABLISSEMENTS DANGEREUX, INSALUBRES ET INCOMMODES (*suite*).

DÉSIGNATION des INDUSTRIES.	CLASSES de l'industrie.	DATES des décrets et ordonnances de classement.	INCONVÉNIENTS.	PRESCRIPTIONS ADMINISTRATIVES.	BIBLIOGRAPHIE A CONSULTER.	
					AUTEURS.	PAGES.
Corroieries (suite).					Tardieu..... Vernois..... Layet.......	245, t. IV. 511, t. I. 18, 45, 442.
Coton et coton gras (blanchisserie des déchets de).	3.		Altération des eaux.	Prescription n. 2.	Bunel....... Vernois.....	144. 494, t. I.
Cretons (fabrication de). Voir *Suif en branches*.						
Crins (teinture des). Voyez *Teintureries*.						
Crins et soies de porc (préparation des), sans fermentation.	2.	27 mai 1838.	Odeur.	Prescription n. 1.	Bunel....... Trébuchet... Vernois..... Tardieu..... Layet.......	145. 348 (1er rapport). 516, t. I. 657, t. I. 185.

Cristaux (fabrication de). Voir *Verreries*.						
Cuirs vernis (fabrication de).	1.	15 oct. 1810. 14 janv. 1815.	Odeur, danger d'incendie.	Prescriptions n. 1 et n. 5. Prescription n. 9.	Bunel....... Trébuchet... id......... Lasnier..... Vernois..... Tardieu..... Layet.......	147. 390 (1er rapport). 248 (2e rapport). 207. 521, t. I. 660, t. I. 441.
Cuirs verts et peaux fraîches (dépôts de).	2.	14 janv. 1815.	Odeur infecte.	Prescription n. 1.	Bunel....... Trébuchet... Lasnier..... Vernois..... Tardieu.....	148. 330 (1er rapport). 207. 524, t. I. 660, t. I.
Cuivre (dérochage par les acides). Voir *Dorure et argenture*.	3.	20 sept. 1828. 31 déc. 1866.	Odeur, émanat. nuisibles.	Prescriptions n. 1 et n. 3.	Vernois..... Tardieu..... Layet.......	566, t. I. 661, t. I. 430.
Cuivre (fonte du). Voir *Fonderies*.						
Cyanure de potassium et bleu de Prusse (fabrication du). 1° Par calcination			Odeur.		Bunel....... Trébuchet... id......... Wurtz....... Vernois..... Tardieu.....	150. 420 (1er rapport). 177 (2e rapport). Cyanures de fer. 289, t. I. 249, t. I.

Nomenclature

PAR LETTRES ALPHABÉTIQUES DES ÉTABLISSEMENTS DANGEREUX, INSALUBRES ET INCOMMODES (*suite*).

DÉSIGNATION des INDUSTRIES.	CLASSES de l'industrie.	DATES des décrets et ordonnances de classement.	INCONVÉNIENTS.	PRESCRIPTIONS ADMINISTRATIVES.	BIBLIOGRAPHIE A CONSULTER.	
					AUTEURS.	PAGES.
directe des matières animales avec la potasse. Voir *Carbonisation des matières animales*.	1.	15 oct. 1810. 14 janv. 1815.		Prescription n. 1.		
2° Par l'emploi de matières préalablement calcinées en vases clos.	2.	id.	Odeur.	id.		
Cyanure rouge de potassium ou prussiate rouge de potasse.	3.		Émanat. nuisib.	Prescription n. 3.	Bunel...... Vernois.....	150. 290, t. I.
Débris d'animaux (dépôts de). Voir *Chairs*.						
Déchets de matiè						

res filamenteuses (dépôts de) en grand dans les villes.	3.					
Dégraissage des tissus et déchets de laine par les huiles de pétrole et autres hydrocarbures.	1.		Odeur, danger d'incendie et d'explosion.	Prescriptions n. 1, n. 5, n. 6.	Bunel.......	153.
Dégras ou huile épaisse à l'usage des chamoiseurs et corroyeurs (fabrication de).	1.	9 févr. 1825.	Odeur, danger d'incendie.	Prescriptions n. 1 et n. 5.	Bunel....... Trébuchet... Tardieu..... Vernois.....	152. 371 (1er rapport). 686, t. I. 525, t. I.
Distilleries en général, eau-de-vie, genièvre, kirsch, absinthe et autres liqueurs alcooliques.	3.	31 déc. 1866.	Danger d'incendie.	Prescription n. 5.	Bunel....... Trébuchet... Vernois..... Tardieu.....	155. 465 (1er rapport). 221, t. I. 713, t. I.
Dorure et argenture sur métaux.	3.	15 oct. 1810. 14 janv. 1815.	Éman. nuisib.	Prescription n. 3.	Bunel....... Trébuchet... de Freycinet. Lasnier..... Vernois..... Tardieu..... Layet.......	156. 504 (1er rapport). 114. 272. 583, t. I. 731, t. I. 39, 262.

Nomenclature

PAR LETTRES **ALPHABÉTIQUES** DES ÉTABLISSEMENTS DANGEREUX, INSALUBRES ET INCOMMODES (*suite*).

DÉSIGNATION des INDUSTRIES.	CLASSES de l'industrie.	DATES des décrets et ordonnances de classement.	INCONVÉNIENTS.	PRESCRIPTIONS ADMINISTRATIVES.	BIBLIOGRAPHIE A CONSULTER.	
					AUTEURS.	PAGES.
Eau de javelle (fabrication d'). Voir *Chlorures alcalins*.						
Eau-de-vie (Voir *Distilleries*).						
Eau-forte (Voir *Acide nitrique*.						
Eaux grasses (extraction, pour la fabrication du savon et autres usages, des huiles contenues dans les).					Bunel...... Trébuchet... Tardieu..... Vernois.....	158. 361 (1er rapport). 370, t. II. 55, 434, t. II.
1° En vases ouverts.	1.	20 sept. 1828.	Odeur, danger d'incendie.	Prescriptions n. 1 et n. 5.		
2° En vases clos.	2.	id.				

Eaux savonneuses des fabriques (Voir *Huiles extraites des débris d'animaux*).						
Échaudoirs. 1° Pour la préparation industrielle des débris d'animaux.	1.	14 janv. 1815. 3 mai 1833.	Odeur.	Prescription n. 1.	Bunel....... Trébuchet... id........ Lasnier.. ... Vernois..... Tardieu.....	160. 324 (1er rapport). 173 (2e rapport). 175. 590, t. I. 1, t. I.
2° Pour la préparation des parties d'animaux propres à l'alimentation.	3.	id.	Odeur.	Prescription n. 1.	Voir ord. de pol. du 21 avril 1865 sur les triperies dans Paris, dans Bunel.....	450.
Émail (application de l'), sur les métaux.	3.					
Émaux (fabrication d') avec fours non fumivores.	1.	14 janv. 1815.	Fumée.	Prescription n. 4.	Bunel....... Trébuchet... de Freycinet. Tardieu..... Vernois..... Layet.......	162. 511 (1er rapport). 49 et 86. 352, t. IV. 355, t. I. 61, 62, 273, 473.

Nomenclature

PAR LETTRES ALPHABÉTIQUES DES ÉTABLISSEMENTS DANGEREUX, INSALUBRES ET INCOMMODES (*suite*).

DÉSIGNATION des INDUSTRIES.	CLASSES de l'industrie.	DATES des décrets et ordonnances de classement.	INCONVÉNIENTS.	PRESCRIPTIONS ADMINISTRATIVES.	BIBLIOGRAPHIE A CONSULTER.	
					AUTEURS.	PAGES.
Encre d'imprimerie.	1.	14 janv. 1815.	Odeur et danger d'incendie.	Prescriptions n. 1 et n. 5.	Bunel....... Trébuchet... Laboulaye... Vernois..... Tardieu....	163. 392 (1er rapport). Encre. 600, t. I. 110, t. II.
Engrais (fabrication des) au moyen des matières animales.	1.	9 févr. 1825.	Odeur.	Prescriptions n. 1 et n. 9.	Bunel....... Trébuchet... id........ Tardieu..... Vernois.....	163. 110 (1er rapport). 248 (2e rapport). 136, t. II. 601, t. I.
Engrais (dépôts d') au moyen des matières provenant de vidanges ou de débris d'animaux. 1° Non préparés ou en magasin non couvert. 2° Desséchés ou dé-	1.	9 févr. 1825.	Odeur.	Prescriptions n. 1 et n. 9.	Bunel....... Trébuchet... Lasnier..... Tardieu..... Vernois.....	165. 109 (1er rapport). 204. 136, t. II. 601, t. I.

sinfectés et en magasin couvert quand la quantité excède 25,000 kil.	2.	id.				
3° Les mêmes, quand la quantité est inférieure à 25,000 kilog.	3.	id.				
Engraissement des volailles dans les villes (établissements pour l').	3.	31 mai 1833.	Odeur.	Prescription n. 1.	Bunel....... Trébuchet... Vernois.....	166. 53 (2e rapport). 610, t. I.
Éponge (lavage et séchage des éponges).	3.	27 janv. 1837, 31 déc. 1866.	Odeur, altération des eaux.	Prescriptions n. 1 et n. 2.	Bunel ...... Trébuchet... Vernois..... Tardieu.....	167. 474 (1er rapport). 612, t. I. 215, t. II.
Équarrissage des animaux.	1.	15 oct. 1810, 14 janv. 1815.	Odeur.	Prescription n. 1 et prescription n. 9.	Ordonnance concernant les équarrisseurs du 15 septembre 1842. Bunel....... Lasnier..... Vernois..... Tardieu.....	 168. 378. 613, t. I. 215, t. II.
Étamage des glaces.	3.	14 janv. 1815.	Émanat. nuisib.	Prescription n. 3.	Bunel.......	170.

Nomenclature

PAR LETTRES ALPHABÉTIQUES DES ÉTABLISSEMENTS DANGEREUX, INSALUBRES ET INCOMMODES (*suite*).

DÉSIGNATION des INDUSTRIES.	CLASSES de l'industrie.	DATES des décrets et ordonnances de classement.	INCONVÉNIENTS.	PRESCRIPTIONS ADMINISTRATIVES.	BIBLIOGRAPHIE A CONSULTER.	
					AUTEURS.	PAGES.
					Trébuchet... Tardieu..... Vernois..... Layet.......	507 (1er rapport). 666, t. II. 625, t. I. 398.
Éther (fabrication et dépôts d'). *Dépôts :* si la quantité emmagasinée est de 1,000 litres ou plus.	1.	27 janv. 1837.	Danger d'incendie et d'explosion.	Prescriptions n. 5 et n. 6.	Bunel....... Trébuchet... Lasnier..... Wurtz...... Vernois..... Tardieu.....	170. 380 (1er rapport). 288. Oxyde d'éthyle. 643, t. I. 261, t. II.
	1.	Décret du 31 janv 1872.				
Si la quantité emmagasinée est inférieure à 1,000 litres.	2.	id.				
Étoupilles (fabriques d') avec matières explosives (Voyez *Pièces d'artifices*).	1.	25 juin 1835.	Dang. d'incend. et d'explos.	Prescriptions n. 5 et n. 6.	Vernois..... Tardieu..... Layet.......	355, t. II. 261, t. II. 138.

Faïence (fabriques de) : 1° Avec fours non fumivores.	2.	14 janv. 1815.	Fumée.	Prescription n. 4.	Bunel....... Trébuchet... Lasnier..... Salvétat.....	172. 513 (1er rapport). 278. Chimie technologique (article *Porcelainier*).
2° Avec fours fumivores.	3.	id.	Fumée accidentelle.		Vernois..... Tardieu..... Layet.......	357, t. I. 264, t. II. 470.
Fanons de baleine (travail des).	2.	27 mai 1838.	Émanations incommodes et fumée.	Prescriptions n. 3 et n. 4.	Bunel....... Trébuchet... Lasnier..... Vernois..... Tardieu.....	173. 348 (1er rapport). 247. 501, t. I. 196, t. I.
Farines (moulins à). Voir *Moulins*.						
Féculeries (Voyez *Amidonneries*).	3.	9 févr. 1825.	Odeur, altération des eaux.	Prescriptions n. 1 et n. 2.	Trébuchet.. id........ Lasnier..... Bereswil et Girard.... Tardieu..... Vernois..... Layet.......	658 (1er rapport). 245 (2e rapport). 287. 413, t. II (fécules). 269, t. II. 233, t. I. 119.
Fer-blanc (fabrication de).	3.	14 janv. 1815.	Fumée.	Prescription n. 4.	Bunel....... Bareswil et Girard....	375. 149, t. II (fer-blanc).

Nomenclature

PAR LETTRES ALPHABÉTIQUES DES ÉTABLISSEMENTS DANGEREUX, INSALUBRES ET INCOMMODES (*suite*).

DÉSIGNATION des INDUSTRIES.	CLASSES de l'industrie.	DATES des décrets et ordonnances de classement.	INCONVÉNIENTS.	PRESCRIPTIONS ADMINISTRATIVES.	BIBLIOGRAPHIE A CONSULTER.	
					AUTEURS.	PAGES.
					Tardieu..... Vernois..... Layet.......	272, t. II. 629, t. I. 209, 279, 283.
Feutres et visières vernis (fabrication de).	1.	5 nov. 1826.	Odeur, danger d'incendie.	Prescriptions n. 1 et n. 5.	Bunel....... Tardieu..... Vernois.....	176. 274, t. II. 394, t. I; 596, t. II.
Feutres goudronnés (fabrication de).	2.	31 mai 1833.	Odeur, danger d'incendie.	Prescriptions n. 1 et n. 5.	Bunel....... Tardieu..... Vernois.....	177. 274, t. II. 398, t. II.
Filature de cocons (ateliers dans lesquels la) s'opère en grand, c'est-à-dire employant au moins six tours.	3.	15 oct. 1810. 27 mai 1838. 31 déc. 1866.	Odeur, altération des eaux.	Prescriptions n. 1 et n. 2.	Bunel....... Trébuchet... de Freycinet. Vernois..... Tardieu..... Layet.......	178. 486 (1er rapport). 156. 424, t. I. 276, t. II. 31, 488, 285.

Fonderies de cuivre, laiton et bronze.	3.	14 janv. 1815. 31 déc. 1866.	Fumées métalliques.	Prescriptions n. 3 et n. 4.	Bunel....... Trébuchet... Lasnier..... Vernois..... Tardieu..... Layet.......	179. 499 (1er rapport). 274. 25, t. II. 283, t. II. 303.
Fonderies en deuxième fusion.	3	31 déc. 1866.	Fumée.	Prescription n. 4.	Bunel....... Lasnier.....	181. 275.
Fonte et laminage du plomb, du zinc et du cuivre.	3.	15 oct. 1810. 14 janv. 1815. 31 déc. 1866.	Fumée et bruit.	Prescriptions n. 4 et n. 7.	Ordonnance du 4 prairial an IX (21 mai 1801) sur les laminoirs..... Bunel....... de Freycinet Vernois..... Layet.......	 183. 69 et 153. 324, 25, t. II. 303.
Forges et chaudronneries de grosses œuvres, employant des marteaux mécaniques.	2.	5 nov. 1826.	Fumée et bruit.	Prescriptions n. 4 et n. 7.	Bunel....... Trébuchet... Lasnier..... Vernois..... Tardieu..... Layet.......	193. 496 (1er rapport). 306. 7, t. II. 287, t. II. 8, 19, 22, 30, 316.
Formes en tôle pour raffineries. Voir *Tôles vernies.*						

Nomenclature

PAR LETTRES ALPHABÉTIQUES DES ÉTABLISSEMENTS DANGEREUX, INSALUBRES ET INCOMMODES (*suite*)

DÉSIGNATION des INDUSTRIES.	CLASSES de l'industrie.	DATES des décrets et ordonnances de classement.	INCONVÉNIENTS.	PRESCRIPTIONS ADMINISTRATIVES.	BIBLIOGRAPHIE A CONSULTER.	
					AUTEURS.	PAGES.
Fourneaux à charbon de bois (Voir *Carbonisation du bois*).						
Fourneaux (hauts).	2.	14 janv. 1815. 31 déc. 1866.	Fumée poussière et bruit.	Prescriptions n. 3, n. 4 et n. 7.	Bunel....... Loi du 21 avril 1810 sur les mines et minières.... Vernois..... Tardieu..... Layet.......	185. 13, t. I. 271, t. II 35; t. III. 30 et 304.
Fours pour la calcination des cailloux (Voir *Cailloux*).						
Fours à plâtre et						

fours à chaux (Voyez *Plâtre* et *Chaux*).						
Fromage (dépôts dans les villes).	3.	14 janv. 1815.	Odeur.	Prescription n. 1.	Bunel....... Tardieu..... Vernois.....	86. 283, t. II. 28, t. II.
Fulminate de mercure (Voir *Amorces fulminantes*).	1.					
Galipots ou résines de pins (Voir *Résines*.						
Galons et tissus d'or et d'argent (brûleries en grand des) dans les villes.	2.	14 janv. 1815.	Odeur.	Prescription n. 1.	Bunel...... Vernois.....	187. 345, t. I.
Gaz (goudron des usines à). Voir *Goudron*.						
Gaz d'éclairage et de chauffage (fabrication du) : 1° Pour l'usage public. 2° Pour l'usage particulier.	 2. 3.	Ces établissements, régis par le décret du 27 janv. 1846, puis classés dans la deu-	Odeur, danger d'incendie.	Prescriptions n. 1 et n. 5.	Bunel....... Trébuchet... Vernois..... Tardieu..... Layet.......	188. 428 (1er rapport). 39, t. II. 389, t. I. 330.

Nomenclature

PAR LETTRES ALPHABÉTIQUES DES ÉTABLISSEMENTS DANGEREUX, INSALUBRES ET INCOMMODES (*suite*).

DÉSIGNATION des INDUSTRIES.	CLASSES de l'industrie.	DATES des décrets et ordonnances de classement.	INCONVÉNIENTS.	PRESCRIPTIONS ADMINISTRATIVES.	BIBLIOGRAPHIE A CONSULTER.	
					AUTEURS.	PAGES.
		xième et la troisièm. cl. par le décret du 31 déc. 1866, sont maintenant réglementés par décret spécial en date du 9 février 1867. On trouvera dans Bunel, page 184, le texte du décret et instructions pour l'exécution.				

Gazomètres, pour l'usage particulier, non attenant aux usines de fabrication.	3.	Décret du 31 déc. 1866.	Odeur, danger d'incendie et d'explosion.	Prescriptions n. 1 n. 5 et n. 6.	Bunel....... Trébuchet .. Vernois.....	195. 446 (1er rapport). 45, t. II.
Gélatines alimentaires et gélatines provenant de peaux blanches et de peaux fraîches non tannées (fabrication des).	3.	9 févr. 1825.	Odeur.	Prescriptions n. 1 et n. 9.	Bunel...... Trébuchet... Tardieu..... de Freycinet. Wurtz...... Bareswil et Girard ... Vernois.....	195. 342 (1er rapport). 347, t. II. 278. Gélatine. Gélatine. 425, t. I.
Générateurs à vapeur.		Ces appareils sont régis par un régime spécial déterminé par le décret impérial du 25 janv. 1865, relatif aux chaudières à vapeur autres que celles qui sont placées à bord des ba-				

Nomenclature

PAR LETTRES ALPHABÉTIQUES DES ÉTABLISSEMENTS DANGEREUX, INSALUBRES ET INCOMMODES (*suite*).

DÉSIGNATION des INDUSTRIES.	CLASSES de l'industrie.	DATES des décrets et ordonnances de classement.	INCONVÉNIENTS.	PRESCRIPTIONS ADMINISTRATIVES.	BIBLIOGRAPHIE A CONSULTER.	
					AUTEURS.	PAGES.
		teaux, et dont le texte se trouve rapporté dans Bunel, pages 355, 356, 364, etc.				
Genièvre. Voir *Distilleries*).						
Glaces (étamage des). Voir *Étamage*.						
Glace (Voir *Appareils à réfrigération*).						
Goudrons et brais végétaux d'origines diverses	1.		Odeur, danger d'incendie.	Prescriptions n. 1 et n. 5.	Bunel....... Trébuchet... Lasnier.....	197. 383 (1er rapport). 221.

(élaboration des).		14 janv. 1815.			de Freycinet. Wurtz...... Vernois..... Tardieu....	261. Goudrons. 400, t II. 368, t. II.
Goudrons (traitement des) dans les usines à gaz où ils se produisent.		Voir le décret du 9 février 1867, p. 188 Bunel.				
Goudrons et matières bitumineuses fluides (dépôts de).	2.		Odeur, danger d'incendie.	Prescriptions n. 1 et n. 5.	Bunel......	199.
Graisses à feu nu (fonte des).	1.	31 mai 1833.	Odeur, danger d'incendie.	Prescriptions n. 1 et n. 5.	Bunel...... Trébuchet... Lasnier..... Tardieu..... Vernois..... de Freycinet.	200. 361 (1er rapport). 184. 370, t. II. 56, t. II. 279.
Graisses pour voitures (fabrication des).	1.		Odeur, danger d'incendie.	Prescriptions n. 1 et n. 5.	Bunel......	201.
Grillages des minerais sulfureux.	1.		Fumée, émanations nuisib.	Prescriptions n. 4 et n. 3.	Bunel...... de Freycinet. Wurtz...... Layet.......	202. 225. Métallurgie du cuivre, du plomb. 427.

Nomenclature

PAR LETTRES ALPHABÉTIQUES DES ÉTABLISSEMENTS DANGEREUX, INSALUBRES ET INCOMMODES (*suite*).

DÉSIGNATION des INDUSTRIES.	CLASSES de l'industrie.	DATES des decrets et ordonnances de classement.	INCONVÉNIENTS.	PRESCRIPTIONS ADMINISTRATIVES.	BIBLIOGRAPHIE A CONSULTER. AUTEURS.	PAGES.
Guano (dépôts de).			Odeur.	Prescription n. 1.	Bunel.......	203.
					Vernois.....	604, t. I.
1° Quand l'approvisionnement excède 25,000 kilos.	1.	4 févr. 1862.				
2° Pour la vente au détail.	3.					
Harengs (saurage des harengs). Voir pour les salaisons et le saurage des poissons.	3	31 déc. 1866.				
Hongroieries.	3.	15 oct. 1810. 14 janv. 1815. 31 déc. 1866.	Odeur.	Prescription n. 1.	Bunel.......	204.
					Trébuchet...	336 (1er rapport).
					Lasnier.....	208.
					Vernois.....	527, t. I.
					Tardieu.....	245, t. IV.
					Layet.......	111.
Houilles (agglomé-						

rés de). Voir *Agglomérés*.						
Huile de Bergues (fabrique d'). Voir *Dégras*.						
Huile épaisse ou dégras (Voir *Dégras*).						
Huileries ou moulins à huile.	3.	14 janv. 1815.	Odeur, danger d'incendie.	Prescriptions n. 1 et n. 5.	Bunel....... Trébuchet...	220. 372 (1er rapport).
Huiles (épuration des).	[illegible].	14 janv. 1815. 31 déc. 1866.	id. id.	id. id.	id......... Vernois.....	247 (2e rapport). 80, et 62, t. II.
Huiles de pétrole, de schiste et de goudron, essences et autres hydrocarbures employés pour l'éclairage, le chauffage, la fabrication des couleurs et vernis, le dégraissage des étoffes et autres ouvrages.					Bunel....... Ordonnance du 15 juillet 1864 du préfet de police..... Bunel....... Arrêté du ministre de l'agriculture, du commerce pour constater le degré d'inflammabilité des li-	206. 436.
1° Fabrication, distillation et travail en grand.	1.	25 nov. 1849.	Odeur, danger d'incendie.	Prescriptions n. 1, n. 5 et décret concernant les		

Nomenclature

PAR LETTRES ALPHABÉTIQUES DES ÉTABLISSEMENTS DANGEREUX, INSALUBRES ET INCOMMODES (*suite*).

DÉSIGNATION des INDUSTRIES.	CLASSES de l'industrie.	DATES des décrets et ordonnances de classement.	INCONVÉNIENTS.	PRESCRIPTIONS ADMINISTRATIVES.	BIBLIOGRAPHIE A CONSULTER.	
					AUTEURS.	PAGES.
2° Dépôts.	1.			huiles de pétrole, essences et autres hydrocarbures, du 19 mai 1873 dont le texte se trouve rapporté page 208 et suiv. dans Bunel.	quides à classer, du 5sept.1875. Décret sur le transport par eau des matières dangereuses, du 12 août 1874.	
					Bunel......	439.
					de Freycinet.	269.
					Wurtz......	Pétrole.
					Vernois.....	81, t. II.
					Tardieu.....	240, t. II.
					Trébuchet...	376 (1er rapport).
Huiles de pied de bœuf (fabrication des).						
1° **Avec emploi de**			Odeur.	Prescription n. 1	Bunel	21[illegible]

matières en putréfaction.	1.	15 oct. 1810. 14 janv. 1815.			Trébuchet... Wurtz...... Vernois.....	346 (1er rapport). Huiles. 82, t. II.
2° Quand les matières employées ne sont pas putréfiées.	2.					
Huiles de poisson (fabriques d').	1.	14 janv. 1815.	Odeur, danger d'incendie.	Prescriptions n. 1 et n. 5.	Bunel....... Trébuchet... Vernois.....	218. 372 (1er rapport). 83, t. II.
Huiles de résine (fabrication des).	1.	9 févr. 1825.	Odeur, danger d'incendie.	Prescriptions n. 1 et n. 5.	Bunel....... Trébuchet... Vernois..... Tardieu.....	219. 378 (1er rapport). 86, t. II. 524, t. III.
Huiles essentielles ou essences de térébenthine, d'aspic et autres, (Voir *Huiles de pétrole, de schiste*, etc).						
Huiles et autres corps gras extraits des débris de matières animales, eaux savonneuses des fabriques.	1.		Danger d'incendie.	Prescription n. 5.	Bunel....... de Freycinet.	224. 281, 406.

Nomenclature

PAR LETTRES ALPHABÉTIQUES DES ÉTABLISSEMENTS DANGEREUX, INSALUBRES ET INCOMMODES (*suite*).

DÉSIGNATION des INDUSTRIES.	CLASSES de l'industrie.	DATES des décrets et ordonnances de classements.	INCONVÉNIENTS.	PRESCRIPTIONS ADMINISTRATIVES.	BIBLIOGRAPHIE A CONSULTER.	
					AUTEURS.	PAGES.
Huiles extraites des schistes bitumineux (Voir *Huiles de pétrole, de schiste*, etc.						
Huiles (mélange à chaud ou cuisson des).			Odeur, danger d'incendie.	Prescriptions n. 1 et n. 5.	Trébuchet... Vernois.....	3'0 (1er rapport). 78, t. II.
1° En vases ouverts.	1.	31 mai 1833.				
2° En vases clos. (Voir *Bâches imperméables* et *Vernis gras*).	2.	id.				
Huiles rousses (fabrication des) par extraction des cretons et débris			Odeur, danger d'incendie.	id.		

de graisse à haute température. (Voir *Acide stéarique* par distillation, extraction des corps gras. des débris de matières animales.)	1.	14 janv. 1815.				
Impressions sur étoffes (Voir *Toiles peintes*).						
Jute (teillage du). Voir *Teillage*.						
Kirsch (Voir *Distilleries*).						
Laines (Voir *Battage*).						
Laiteries en grand dans les villes.	2.		Odeur.	Prescription n. 1.	Bunel....... Vernois..... Tardieu.....	226. 103, 104, etc. 510.
Lard (atelier à enfumer le).	3.	14 janv. 1815. 31 déc. 1866.	Odeur et fumée.	Prescriptions n. 1 et n. 4.	Bunel....... Vernois..... Tardieu.....	227. 462, 473. t. I. 534, t. II.
Lavage des cocons (Voir *Cocons*).						

Nomenclature

PAR LETTRES ALPHABÉTIQUES DES ÉTABLISSEMENTS DANGEREUX, INSALUBRES ET INCOMMODES (*suite*).

DÉSIGNATION des INDUSTRIES.	CLASSES de l'industrie.	DATES des décrets et ordonnances de classement.	INCONVÉNIENTS.	PRESCRIPTIONS ADMINISTRATIVES.	BIBLIOGRAPHIE A CONSULTER.	
					AUTEURS.	PAGES.
Lavage et séchage des éponges (Voir *Éponges*).						
Lavoirs à houille.	3.		Altération des eaux.	Prescription n. 2.	Bunel......	227.
Lavoirs à laines.	3.	9 févr. 1825.	Altération des eaux.	Prescription n. 2.	Bunel ...... Vernois.....	228. 147, t. II.
Lignites (incinération des). Voir *Grillage des terres pyriteuses et alumineuses*.	1.		Fumée, émanations nuisibles.			
Lin (rouissage du) Voir *Rouissage*.						
Lin (teillage en grand du lin). Voir *Teillage*.						

Liqueurs alcooliques (Voir *Distilleries*).						
Liquides pour l'éclairage (Voir *Huiles de pétrole*).						
Litharge (fabrication de).	3.	14 janv. 1815. 31 déc. 1866.	Émanat. nuisib.	Prescription n. 3.	Bunel....... Vernois..... Tardieu..... Wurtz...... Bareswil et Girard.... de Freycinet. Layet.......	230. 325, t. II. 334, t. III. Plomb. 90, t. II. 83, 267. 529, 466.
Machines à vapeur (Voir *Générateurs à vapeur*).						
Machines et wagons (ateliers de construction de).	2.		Fumée et bruit.	Prescriptions n. 4 et n. 7.	Bunel.	232.
Maroquineries.	3.	14 janv. 1815. 31 déc. 1866.	Odeur.	Prescription n. 1.	Bunel....... Trébucht... Vernois..... Tardieu..... Layet......	233. 336 (1er rapport). 533, t. I. 655, t. II. 441.
Massicot (fabr. du). V. *Litharge*.						

Nomenclature

PAR LETTRES ALPHABÉTIQUES DES ÉTABLISSEMENTS DANGEREUX, INSALUBRES ET INCOMMODES (*suite*).

DÉSIGNATION des INDUSTRIES.	CLASSES de l'industrie.	DATES des décrets et ordonnances de classement.	INCONVÉNIENTS.	PRESCRIPTIONS ADMINISTRATIVES.	BIBLIOGRAPHIE A CONSULTER.	
					AUTEURS.	PAGES.
Mégisseries.	3.	14 janv. 1815. 31 déc. 1866.	Odeur.	Prescription n. 1.	Bunel...... Trébuchet... Vernois..... Tardieu..... Layet....... Bareswil et Girard....	234. 334 (1er rapport). 536. 245, t. II. 445. 468, t. III.
Mélanges d'huile (Voir *Cuisson des huiles*).						
Ménageries.	1.	14 janv. 1815.	Danger des animaux.	Prescription n. 8.	Bunel....... Vernois..... Tardieu.....	235. 235, t. II. 662, t. II.
Métaux (ateliers de) pour constructions de machines et appareils (V. *Machines*).						

Minium (fabr. du). V. *Litharge*.						
Morues (sécheries).	2.	31 mai 1833.	Odeur et émanations putrides.	Prescriptions n. 1 et n. 3.	Bunel....... Vernois..... Tardieu.....	236. 473, t. I. 119, t. IV.
Moulins à broyer le plâtre, la chaux, les cailloux, les pouzzolanes.	3.	9 fév. 1825. 31 déc. 1866.	Émanat. nuisib.	Prescription n. 3.	Bunel....... Vernois..... Bibliographie des fours à chaux.	238. 311, t. II.
Moulins à huile (Voir *Huileries*).						
Murexide (fabrication de la) en vases clos par la réaction de l'acide azotique et de l'acide urique guano).	2.	16 oct. 1857.	Émanat. nuisib.	Prescription n. 3.	Bunel....... Trébuchet... id. Wurtz...... Vernois..... Tardieu.....	238. 410 (1er rapport). 182 (2e rapport). Murexide. 173, t. I. 377, t. III; 256, t. IV.
Nitrate de fer (fabrication du) :					Bunel....... Vernois.....	239. 18, t. II.
1° Lorsque les vapeurs nuisibles ne sont pas absorbées ou décomposées.	1.	14 janv. 1815.	Émanat. nuisib.	Prescription n. 3.		

Nomenclature

PAR LETTRES ALPHABÉTIQUES DES ÉTABLISSEMENTS DANGEREUX, INSALUBRES ET INCOMMODES (*suite*).

DÉSIGNATION des INDUSTRIES.	CLASSES de l'industrie.	DATES des décrets et ordonnances de classement.	INCONVÉNIENTS.	PRESCRIPTIONS ADMINISTRATIVES.	BIBLIOGRAPHIE A CONSULTER — AUTEURS.	PAGES.
2° Dans le cas contraire.	3.					
Nitro-benzine, aniline et matières dérivant de la benzine.	2.		Odeur, émanations nuisibles, et dang. d'incendie.	Prescript. n. 1, n. 3, n. 5.	Bunel...... Trébuchet .. Lasnier..... Wurtz...... Vernois.... Tardieu..... Layet.......	240. 178 (2e rapport). 224. Aniline et nitrobenzine. 279, t. I. 222, t. II. 120, 131.
Noir de fumée (fabrication du) par la distillation de la houille, des goudrons, bitumes, etc.	2.	15 oct. 1810. 14 janv. 1815.	Odeur, fumée.	Prescript. n. 1 et n. 4.	Bunel...... Trébuchet... Lasnier..... Vernois.....	243. 387 (1er rapport). 222. 247, t. II.
Noir des raffineries et des sucreries (revivifi-	2.	20 sept. 1828.	Odeur, émanations nuisibl.	Prescript. n. 1 et n. 3.	Bunel....... de Freycinet. Vernois.....	242. 291. 242, 407, t. II.

cation du).					Tardieu.....	172, t. III.
Noir d'ivoire et noir animal (distillation des os ou fabrication du):		27 janv. 1851.	Odeur.	Prescription n. 1.	Bunel....... Trébuchet... Lasnier..... Vernois..... Tardieu.....	244. 349 (1er rapport). 194. 245, t. II. 166, t. III.
1° Lorsqu'on n'y brûle pas les gaz.	1.					
2° Lorsque les gaz sont brûlés.	2.					
Noir minéral (fabrication du) par le broyage des résidus des schistes bitumineux.	2.	31 mai 1833.	Odeur et poussière.	Prescript. n. 1 et n. 3.	Bunel....... Vernois.....	246. 249, t. II.
Oignons (dessiccation des) dans les villes.	2.		Odeur.	Prescription n. 1.	Bunel.......	246.
Olives (Confiserie des).	3.		Odeur, altération des eaux.	Prescript. n. 1 et n. 2.	Bunel.......	247.
Orseille (fabrication de l').			Odeur, altération des eaux.	Prescript. n. 1 et n. 2.	Bunel....... Trébuchet... Wurtz...... Laboulaye... Vernois..... Tardieu.....	248. 417 (1er rapport). Orseille. Orseille. 254, t. II. 166, t. III.
1° En vases ouverts.	1.	14 janv. 1815				
2° En vases clos, et en employant de l'ammoniaque à l'exclusion de l'urine.	2.	6 mai 1849.				

Nomenclature

PAR LETTRES ALPHABÉTIQUES DES ÉTABLISSEMENTS DANGEREUX, INSALUBRES ET INCOMMODES (*suite*).

DÉSIGNATION des INDUSTRIES.	CLASSES de l'industrie.	DATES des décrets et ordonnances de classement.	INCONVÉNIENTS.	PRESCRIPTIONS ADMINISTRATIVES.	BIBLIOGRAPHIE A CONSULTER.	
					AUTEURS.	PAGES.
Os (torréfaction des) pour engrais:						
1° Lorsque les gaz ne sont pas brûlés.	1.					
2° Lorsque les gaz sont brûlés. (Voir *Distillation des os*, *Fabrication du noir animal*, *Superphosphate*, *Suif d'os*).	2.					
Os d'animaux (calcination des). Voir *Carbonisation des matières animales*.						
Os frais (dépôt d').	1.		Odeur, éman. nuisibles.	Prescriptions n.1 et 3.	Bunel...... Vernois.....	249. 404, t. I.
Ouates (fabrication d').	2		Poussière, dan-	Prescriptions n.3	Bunel......	250.

du). Pâte à papier (préparation de la) au moyen de la paille et autres matières combustibles.	2.	id. id.	Altération des eaux.	Prescription n. 2.	[illegible] Vernois..... Tardieu..... Layet......	[illegible] 260, t. II. 224, t. III. 434.
Parchemineries. .	2.	14 janv. 1815.	Odeur.	Prescription n. 1.	Bunel...... Vernois..... Tardieu..... Layet......	253. 537, t. I. 226, t. III. 441.
Peaux de lièvre et de lapin (Voir *Sécrétage*).						
Peaux de moutons (séchage des).	3.		Odeur et poussière.	Prescriptions n. 1 et n. 3.	Bunel......	268.
Peaux fraîches (Voir *Cuirs verts*).						
Perchlorure de fer par dissolution du peroxyde de fer (fabrication de).	3.		Émanat. nuisib.	Prescription n. 3.	Bunel...... Wurtz......	254. Fer.
Pétrole (Voir *Huiles de pétrole*).						
Phosphore (fabrication du) : 1° Phosphore blanc.	2.	5 nov. 1826.	Danger d'incendie.	Prescription n. 5.	Bunel...... Tardieu..... id.	255. 313, t. III. 97, t. I.

Nomenclature

PAR LETTRES ALPHABÉTIQUES DES ÉTABLISSEMENTS DANGEREUX, INSALUBRES ET INCOMMODES (*suite*).

DÉSIGNATION des INDUSTRIES.	CLASSES de l'industrie.	DATES des décrets et ordonnances de classement.	INCONVÉNIENTS.	PRESCRIPTIONS ADMINISTRATIVES.	BIBLIOGRAPHIE A CONSULTER.	
					AUTEURS.	PAGES.
2° Phosphore rouge amorphe.		1857			Vernois..... Wurtz...... Layet.......	283, t. II. Phosphore. 108.
Pileries mécaniq. des drogues.	3.		Bruit et poussière.	Prescriptions n. 7 et n. 3.	Bunel....... de Freycinct.	257. 43 et 124.
Pipes à fumer :						
1° Avec fours non fumivores.	2.					
2° Avec fours fumivores. (Voir *Faïences*).	3.					
Plantes marines (Voir *Combustion des*).						
Plâtres (fours à).		15 oct. 1810. 20 juill. 1818.	Poussière et fumée.	Prescriptions n. 3 et n. 4.	Bunel....... Vernois..... Layet.......	258. 307, t. II. 460.
1° Permanents.	2.					
2° Ne travaillant pas plus d'un mois.	3.					

Plomb (fonte et laminage). V. *Fonte*.						
Poêliers fournalistes, poêles et fourneaux en faïence et terre cuite (V. *Faïence*).						
Poils de lièvre et de lapin (Voir *Sécrétage*).						
Poissons salés (dépôts de).	2.	9 févr. 1825.	Odeur.	Prescription n. 1.	Bunel. . . . . . Vernois. . . . Layet.	259. 477, t. I. 455.
Porcelaine (fabrication de). 1° Avec fours non fumivores.	2.	15 janv. 1815.	Fumée.	Prescription n. 4.	Bunel. . . . . . . Vernois. . . . . Tardieu. . . . . Layet	260. 366, t. I. 428, t. III. 473.
2° Avec fours fumivores. (V. *Faïence*.	3.		Fumée accidentelle.			
Porcheries.	1.	15 oct. 1810. 14 janv. 1815.	Odeur.	Prescription n. 1.	Bunel. . . . . . . Trébuchet. . . id. Lasnier. . . . . Vernois. . . . . Tardieu.	261. 320 (1er rappport). 172 (2e rapport). 213. 117. 1, 369, 426, t. I. 215, t. II. 157, t. III. 1, 210, t. IV.

Nomenclature

PAR LETTRES ALPHABÉTIQUES DES ÉTABLISSEMENTS DANGEREUX, INSALUBRES ET INCOMMODES (*suite*).

DÉSIGNATION des INDUSTRIES.	CLASSES de l'industrie.	DATES des décrets et ordonnances de classement.	INCONVÉNIENTS.	PRESCRIPTIONS ADMINISTRATIVES.	BIBLIOGRAPHIE A CONSULTER.	
					AUTEURS.	PAGES.
Potasse (fabrication de la) par calcination des résidus de mélasse.	1.	19 fév. 1853.	Odeur et fumée	Prescriptions n. 1 et n. 4.	Bunel....... Trébuchet... Bareswil et Girard. Wurtz...... Vernois.....	261. 419 (1er rapport). 264. Potassium. 342, t. II.
Potasse (V. *Chromate de potasse*).						
Poteries de terre (fabrication de, avec fours non fumivores. (Mêmes prescriptions que pour les briqueteries.)	3.					
Poudre et **matières fulminantes** : 1° Poudres de guerre, de mine et de						

chasse ; 2° **Fulminate de mercure** (**V.** *Amorces fulminantes*) ; 3° **Fulmi-coton** (**V.** *Collodion*); 4° **Dynamite** (**V.** la **loi du 8 mars 1875** et le décret du 29 février 1876 dont le texte se trouve rapporté dans Bunel, p. 339, 340, 341, 342, etc.).						
Poudrette (fabrication ; dépôts de).	1.	15 oct. 1810. 14 janv. 1815.	Odeur, altération des eaux.	Prescriptions n. 1 et n. 2.	Bunel...... Vernois.....	263. 601, t. I.
Pouzzolane artificielle (fours à). V. *Fours à chaux et à plâtre*.	3.	31 déc. 1866.	Fumée.	Prescription n. 4.	Bunel...... Vernois.....	266. 402, t. I.
Protochlorure d'étain ou **sel d'étain** (fabrication du).	2.	14 janv. 1814.	Émanat. nuisib.	Prescription n. 3.	Bunel...... Wurtz...... Vernois.....	266. Étain. 640, t. I.
Prussiate de potasse (V. *Cyanure de potassium*).						

Nomenclature

PAR LETTRES ALPHABÉTIQUES DES ÉTABLISSEMENTS DANGEREUX, INSALUBRES ET INCOMMODES (*suite*).

DÉSIGNATION des INDUSTRIES.	CLASSES de l'industrie.	DATES des décrets et ordonnances de classement.	INCONVÉNIENTS.	PRESCRIPTIONS ADMINISTRATIVES.	BIBLIOGRAPHIE A CONSULTER.	
					AUTEURS.	PAGES.
Pulpes de pommes de terre (V. *Féculeries*).						
Raffineries et fabriques de sucre.	2.	14 janv. 1815.	Odeur, fumée.	Prescriptions n. 1 et n. 4.	Bunel....... Trébuchet... Id........ Bareswil et Girard.... Vernois..... Tardieu..... Layet.......	267. 463 (1er rapport). 246 (2e rapport). Sucre. 465, t. II. 215, t. IV. 482.
Résines, galipots et arcansons (travail en grand pour la fonte et l'épuration des).	1.	9 févr. 1825.	Dang. d'incend.	Prescription n. 5.	Bunel....... Vernois..... Tardieu.....	269. 396, t. II. 524, t. III.
Rogues (dépôts de salaisons liquides	2.	14 janv. 1815. 5 nov. 1826.	Odeur.	Prescription n. 1.	Vernois..... Id........	479, t. I. 410, t. II.

connues sous le nom de). V. *Salaisons*.						
Rouges de Prusse et d'Angleterre.	1.	14 janv. 1815.	Émanat. nuisib.	Prescription n. 3.	Bunel....... Trébuchet... Wurtz...... Vernois.....	271. 398, 401 (1er rapport). Fer. 19, 411, t. II.
Rouissage en grand du chanvre et du lin.	1.	14 janv. 1815. 5 nov. 1826.	Émanat. nuisib. altération des eaux.	Prescriptions n. 2 et n. 3.	Bunel....... Trébuchet... de Freycinet. Circulaire du 15 mars 1873 du ministre de l'agriculture et du commerce, relative au rouissage. Vernois..... Tardieu....	271. 479 (1er rapport). 419. Text. p. 460 dans Bunel. 381, t. I. 529, t. III.
Sabots (atelier à enfumer les) par la combustion de la corne ou d'autres matières animales dans les villes.	1.	4 févr. 1825.	Odeur et fumée.	Prescriptions n. 1 et n. 4.	Bunel...... Vernois.....	274 411, t. II.
Salaison et prépa-	3.	14 janv. 1815.	Odeur.	Prescription n. 1.	Bunel.......	274.

Nomenclature

PAR LETTRES ALPHABÉTIQUES DES ÉTABLISSEMENTS DANGEREUX, INSALUBRES ET INCOMMODES (*suite*).

DÉSIGNATION des INDUSTRIES.	CLASSES de l'industrie.	DATES des décrets et ordonnances de classement.	INCONVÉNIENTS.	PRESCRIPTIONS ADMINISTRATIVES.	BIBLIOGRAPHIE A CONSULTER.	
					AUTEURS.	PAGES.
ration des viandes.					Vernois..... Tardieu.....	493, t. I. 1, t. IV.
Salaisons (ateliers pour les) et le saurage des poissons.	2.	9 févr. 1825.	Odeur.	Prescription n. 1.	Bunel....... Vernois.....	275. 177.
Salaisons (dépôts de) dans les villes. V. *Dépôts de poissons salés, Salaisons.*	3.					
Sang : 1° Ateliers pour la séparation de la fibrine, de l'albumine ; 2° Dépôts de sang pour la fabrica-	1.					

tion du bleu de Prusse et autres industries ; 3° Fabrique de poudre de sang pour la clarification des vins.	1.	9 févr. 1825.	Odeur.		Prescription n. 1.	Bunel....... Trébuchet... Vernois.....	277. 110 (1er rapport). 412, t. II.
Sardines (fabrique de conserves de) dans les villes.	2.	19 févr. 1853.	Odeur.		Prescription n. 1.	Bunel....... Vernois.....	278. 480 et 481, t. I.
Saucissons (fabrication en grand de) dans les villes. V. *Salaisons des viandes.*	2.					Bunel.......	279.
Savonneries......	3.	15 oct. 1810. 14 janv. 1815.	Odeur.		Prescription n. 1.	Bunel....... Trébuchet... Lasnier..... Bareswil et Girard.... Wurtz...... Vernois..... Tardieu..... Layet.......	279. 369 (1er rapport). 193. Savons. Savons. 425, t. II. 117, t. IV. 18, 487.
Schistes bitumineux (V. *Huiles de pétrole et de schiste*).							

Nomenclature

PAR LETTRES ALPHABÉTIQUES DES ÉTABLISSEMENTS DANGEREUX, INSALUBRES ET INCOMMODES (*suite*).

DÉSIGNATION des INDUSTRIES.	CLASSES de l'industrie.	DATES des décrets et ordonnances de classement.	INCONVÉNIENTS.	PRESCRIPTIONS ADMINISTRATIVES.	BIBLIOGRAPHIE A CONSULTER.	
					AUTEURS.	PAGES.
Séchage des éponges (V. *Éponges*).						
Sécheries des morues (V. *Morues*).						
Sécrétage des peaux ou poils de lièvre ou de lapin.	2.	20 sept. 1828.	Odeur.	Prescription n. 1.	Bunel....... Trébuchet... Lasnier..... de Freycinet Vernoi Tardieu..... Layet.......	281. 337 (1er rapport). 210. 120. 538, t. I. 362, t. I. 196.
Sel ammoniac et **sulfate d'ammoniaque** (fabrication du) par l'emploi des matières animales.	2.	15 oct. 1810. 14 janv. 1815. 31 déc. 1866.	Odeur, émanat. nuisibles.	Prescriptions n. 1 et n. 3.	Bunel....... Trébuchet... Vernois..... Tardieu..... Wurtz......	283. 412 (1er rapport). 200, t. I. 111, t. I. Ammoniaque.

Sel ammoniac extrait des eaux d'épuration du gaz (fabrique spéciale de). Voir *ut suprà*.	2.					
Sel d'étain (V. *Protochlorure d'étain*).						
Sel de soude (fabrication du) avec le sulfate de soude.	3.	14 janv. 1815.	Fumée, émanat. nuisibl.	Prescriptions n. 3 et n. 4.	Bunel....... Vernois..... de Freycinet. Layet.......	284. 444, t. II. 379. 475.
Sirops de fécule et glucose (fabrication des).	3.	9 févr. 1835.	Odeur.	Prescription n. 1.	Bunel....... Trébuchet... Vernois..... Tardieu.....	285. 461 (1er rapport). 238, t. I. 349, t. II.
Soie (V. *Chapeaux, Filatures*).						
Soies de porc (préparation des) par fermentation.	1.	27 mai 1828.	Odeur.	Prescription n. 1.	Bunel....... Vernois.....	287. 516, t. I.
Soude (V. *Sulfate de soude*).					Vernois.....	444, t. II.
Soudes brutes de	1.				Vernois.....	449, t. II.

Nomenclature

PAR LETTRES ALPHABÉTIQUES DES ÉTABLISSEMENTS DANGEREUX, INSALUBRES ET INCOMMODES (*suite*).

DÉSIGNATION des INDUSTRIES.	CLASSES de l'industrie.	DATES des décrets et ordonnances de classement.	INCONVÉNIENTS.	PRESCRIPTIONS ADMINISTRATIVES.	BIBLIOGRAPHIE A CONSULTER. AUTEURS.	PAGES.
varech (fabrication de) dans les établissements permanents. V. *Combustion des plantes marines*.						
Soufre (fusion ou distillation du).	2.	9 févr. 1825. 31 déc. 1866.	Émanat. nuisib. danger d'incendie.	Prescriptions n. 3 et n. 5.	Bunel....... de Freycinet. Vernois..... Layet.......	288. 227. 456, t. II. 479.
Soufre (pulvérisation et blutage du).	3.	9 févr. 1825.	Poussières, dang. d'incend.	Prescriptions n. 3 et n. 5.	Bunel....... de Freycinet. Vernois..... Tardieu..... Layet.......	288. 227. 456. t. II. 157, t. IV. 479.
Suif brun (fabrication du).	1.	14 janv. 1815.	Odeur et dang. d'incendie.	Prescriptions n. 1. n. 5 et n. 9.	Bunel....... Trébuchet...	289. 356 (1er rapport).

Suif d'os (fabrication du).	1.	14 janv. 1815.	Odeur et dang. d'incendie.	Prescriptions n. 1 et n. 5.	Bunel....... Trébuchet... Lasnier..... de Freycinet. Vernois.....	291. 360 (1er rapport). 185. 279. 530, t. II.
Suif en branches (fonderies de) :					Lasnier..... Vernois..... Tardieu.....	184. 524, t. II. 222, t. IV.
1° A feu nu.......	1.	14 janv. 1815.				
2° Au bain-marie ou à la vapeur.	2.	14 janv. 1815.				
Sulfate de baryte (V. *Baryte*).						
Sulfate de cuivre (fabrication du) au moyen du grillage des pyrites. Voir *Grillage des minerais sulfureux*.	1.					
Sulfate de fer, d'alumine et alun (fabrication du) par le grillage des terres pyriteuses et alumineuses.	3.	14 janv. 1815.	Fumée, altération des eaux.	Prescriptions n. 2 et n. 4.	Bunel....... Bareswil et Girard.... Wurtz......	296. 531, t. I. Aluminium.
Sulfate de mercure (fabrication du) :			Émanat. nuisib.	Prescription n. 3.	Bunel....... Wurtz......	293. Mercure.

Nomenclature

PAR LETTRES ALPHABÉTIQUES DES ÉTABLISSEMENTS DANGEREUX, INSALUBRES ET INCOMMODES (*suite*).

DÉSIGNATION des INDUSTRIES.	CLASSES de l'industrie.	DATES des décrets et ordonnances de classement.	INCONVÉNIENTS.	PRESCRIPTIONS ADMINISTRATIVES.	BIBLIOGRAPHIE A CONSULTER.	
					AUTEURS.	PAGES.
1° Quand les vapeurs ne sont pas absorbées ;	1.				de Freycinet.	229.
2° Quand les vapeurs sont absorbées.	2.					
Sulfate de péroxyde de fer (fabrication du) par le sulfate de protoxyde de fer et l'acide nitrique.	2.		Émanat. nuisib.	Prescription n. 3.	Bunel....... Wurtz.... . de Freycinet.	274. Fer. 242.
Sulfate de protoxyde de fer ou Couperose verte (fabrication en grand du) par l'action de l'acide sulfurique sur la	3.	14 janv. 1815. 31 déc. 1866.	Fumée, émanations nuisib.	Prescriptions n. 4 et n. 3.	Bunel....... Trébuchet... Lasnier..... Bareswil et Girard.... Wurtz...... Vernois.....	295. 415 (1er rapport). 271. 343, t. I. Fer. 21, t. II.

terraine.						
Sulfate de soude (fabrication du) :		14 janv. 1815.	Émanat. nuisib.	Prescription n. 1.	Vernois.....	453.
1° Par la décomposition du sel marin par l'acide sulfurique sans condensation de l'acide chlorhydrique ;	1.					
2° Avec condensation de l'acide chlorhydrique.	2.					
V. *Acide chlorhydrique.*						
Sulfure de carbone (fabrication du).	1.	27 janv. 1837.	Odeur, danger d'incendie.	Prescriptions n. 1 et n. 5.	Bunel....... Trébuchet... Lasnier..... Bareswil et Girard.... Vernois..... Tardieu..... Layet.......	297. 399, 422 (1er rapport). 253. 396, t. III. 462, t. II. 340, t. I. 132, 188, 190, 286, 455
Sulfure de carbone (manufactures dans lesquelles on emploie en grand le) : *Extraction d'acides,*	1.	27 janv. 1837.	Odeur et dang. d'incendie.	Prescriptions n. 1 et n. 5.	Bunel....... Bibliographie ci-dessus.	299.

Nomenclature

PAR LETTRES ALPHABÉTIQUES DES ÉTABLISSEMENTS DANGEREUX, INSALUBRES ET INCOMMODES (*suite*).

DÉSIGNATION des INDUSTRIES.	CLASSES de l'industrie.	DATES des décrets et ordonnances de classement.	INCONVÉNIENTS.	PRESCRIPTIONS ADMINISTRATIVES.	BIBLIOGRAPHIE A CONSULTER.	
					AUTEURS.	PAGES.
de graisses et d'huile : 1° de la glycérine goudronneuse ; 2° des cambouis bruns ; 3° des étoupes et chiffons gras ; 4° des tourteaux de sciure de bois ; 5° des fèces acides ; 6° des os ; 7° des pains de cretons ; 8° des tourteaux de graines oléagineuses ; 9° des détritus de cacao ; 10° des résidus ou marcs d'olives.						

Sulfure de carbone (dépôts de).					Bunel.......	300
Sulfures métalliques (V. *Grillage des minerais sulfureux*).						
Tabac (incinération des côtes de).	1.	14 janv. 1815.	Odeur et fumée	Prescriptions n. 1 et n. 4.	Bunel....... Vernois.....	301. 549, t. II.
Tabacs (manufactures de). (L'État ayant le monopole de la fabrication des tabacs, nous n'avons pas à indiquer les prescriptions à imposer à ces établissements.)	2.				Bunel....... Vernois..... Layet.......	301. 543, t. II. 45, 496.
Tabatières en carton (fabrication des). (V. *Cartonniers.*)	3.	14 janv. 1815. 31 déc. 1866.	Odeur et dang. d'incendie.	Prescriptions n. 1 et n. 5.	Bunel....... Vernois.....	302. 280, t. II.
Taffetas (fabrication de) en toiles vernies ou cirées.	1.	16 oct. 1810. 14 janv. 1815. 9 févr. 1825.	Odeur et dang. d'incendie.	Prescriptions n. 1 et n. 5.	Bunel....... Trébuchet... Lasnier..... Vernois..... Layet.......	303. 390 (1er rapport). 280. 597, t. II. 418.

Nomenclature

PAR LETTRES ALPHABÉTIQUES DES ÉTABLISSEMENTS DANGEREUX, INSALUBRES ET INCOMMODES (*suite*).

DÉSIGNATION des INDUSTRIES.	CLASSES de l'industrie.	DATES des décrets et ordonnances de classement.	INCONVÉNIENTS.	PRESCRIPTIONS ADMINISTRATIVES.	BIBLIOGRAPHIE A CONSULTER.	
					AUTEURS.	PAGES.
Tan (moulins à)...	3.		Bruit et poussière.	Prescriptions n. 3 et n. 7.	Bunel.......	304.
Tanneries........	2.	14 janv. 1815.	Odeur.	Prescription n. 1.	Bunel....... Trébuchet... Lasnier..... Vernois..... de Freycinet. Layet......	305. 331 (1er rapport). 208. 541, t. I. 129. 11, 29, 45, 443.
Teintureries de peaux (V. *Teinturiers* et *Maroquineries*).	3.					
Teinturiers......	3.	15 oct. 1810. 14 janv. 1815.	Odeur et altérat. des eaux.	Prescriptions n. 1 et n. 2.	Bunel....... Trébuchet... Lasnier..... de Freycinet. Bareswil et Girard.... Vernois..... Layet.......	306. 496 (1er rapport). 302. 374 et 391. 476, t. III. 557, t. II. 126, 11, 27, 29, 35, 62.

Teillage du lin, du chanvre et du jute (en grand).	2.	Décision ministérielle du 2 sept. 1836.	Poussière et bruit.	Prescriptions n. 3 et n. 7.	Bunel...... Vernois..... Layet.......	309. 387, t. I. 285.
Térébenthine (distillation et travail en grand de la). V. *Huiles de pétrole et Résines.*					Vernois.....	406, t II.
Terres émaillées (fabrication de) :						
1° Avec fours non fumivores ;	2.					
2° Avec fours fumivores. V. *Fours à faïence.*	3.					
Terres pyriteuses et alumineuses (grillage des). V. *Grillage des minerais sulfureux.*	1.				Vernois.....	62, t. II.
Tissus d'or et d'argent (brûlerie en grand des). V. *Galons.*						
Toiles (blanchissement des). V. *Blanchissement.*						

Nomenclature

PAR LETTRES ALPHABÉTIQUES DES ÉTABLISSEMENTS DANGEREUX, INSALUBRES ET INCOMMODES (*suite*).

DESIGNATION des INDUSTRIES.	CLASSES de l'industrie.	DATES des décrets et ordonnances de classement.	INCONVÉNIENTS.	PRESCRIPTIONS ADMINISTRATIVES.	BIBLIOGRAPHIE À CONSULTER.	
					AUTEURS.	PAGES.
Toiles cirées (V *Taffetas et Toiles vernies*).						
Toiles grasses pour emballage, tissus, cordes goudronnées, papiers goudronnés, cartons et tuyaux bitumés (fabriques de) :		8 janv. 1844.	Odeur, danger d'incendie.	Prescriptions n. 1 et n. 5.	Bunel....... Vernois.....	310. 408, t. II.
1° Travail à chaud ;	2.					
2° Travail à froid.	3.					
Voir *Feutre goudronné*.						
Toiles peintes (fabriques de). Impressions sur étoffes.	3.	9 févr. 1823.	Odeur, danger d'incendie.	Prescriptions n. 1 et n. 5.	Bunel....... Trébuchet... Vernois..... Layet.......	311. 477 (1er rapport). 599, t. II. 128.

Toiles vernies (fabriques de). V. *Taffetas et toiles cirées.*						
Tôles et métaux vernis.	3.	9 févr. 1825. 31 déc. 1866	Odeur et dang. d'incendie.	Prescriptions n. 1 et n. 5.	Bunel....... Trebuchet... Vernois.....	312. 393 (1er rapport). 593, t. II.
Tonnellerie en gand, opérant sur des fûts imprégnés de matières grasses et combustibles.	2.		Odeur, fumée et bruit.	Prescriptions n. 1, n. 4 et n. 7.	Bunel.......	313.
Torches résineuses (par assimilation, bûches résineuses, allume-feux).	1.		Odeur et dang. d'incendie.	Prescriptions n. 1 et n. 5.	Bunel....... Vernois.....	314. 409, t. II.
Tourbe (carbonisation de la) : 1° A vases ouverts; 2° A vases clos....	 1. 2.	15 oct. 1810. 14 janv. 1815.	Odeur et fumée	Prescriptions n. 1 et n. 4.	Bunel....... Vernois..... Trébuchet...	315. 444, t. I. 532 (1er rapport).
Tourteaux d'olives (traitement des) par le sulfure de carbone. V. *Manufactures*	1.					

Nomenclature

PAR LETTRES ALPHABÉTIQUES DES ÉTABLISSEMENTS DANGEREUX, INSALUBRES ET INCOMMODES (*suite*).

DÉSIGNATION des INDUSTRIES.	CLASSES de l'industrie.	DATES des décrets et ordonnances de classement.	INCONVÉNIENTS.	PRESCRIPTIONS ADMINISTRATIVES.	BIBLIOGRAPHIE A CONSULTER.	
					AUTEURS.	PAGES.
dans lesquelles on emploie en grand le sulfure de carbone.)						
Tréfileries........	3.	20 sept. 1828.	Fumée et bruit.	Prescriptions n. 4 et n. 7.	Bunel....... Trébuchet... Lasnier..... Vernois.....	316. 509 (1er rapport). 277. 572, t. II.
Triperies (annexes des abattoirs). V. *Abattoirs, Échaudoirs.*	1.	15 oct. 1810. 14 janv. 1815.			Ordonnance sur les triperies, rapportée dans Vernois.... Vernois.....	80, t. I. 574, t. II.
Tueries d'animaux (abattoirs particuliers, brûloirs à porcs).	2 et 3	15 oct. 1810. 14 juill. 1815.	Odeur, danger des animaux.	Prescriptions n. 1 et n. 8.	Bunel....... Trébuchet.. Id........ Lasnier.....	317. 318 (1er rapport). 170 (2e rapport). 174.

					Vernois.....	74, t. I.
					Tardieu.....	1, t. I.
					Layet.......	163.
					Ord. du 4 flor. an XII, sur le comm. de la charcut. rap. dans Vernois	113, t. I.
					Ord. du 19 décemb. 1835, rapp. dans Vernois....	114, t. I.
Tuileries avec fours non fumivores. V. *Briqueteries*.	3.					
Urates (fabriques d'). V. *Engrais préparés*.						
Vacheries dans les villes de plus de 5,000 habitants.	3.	15 oct. 1810. 15 janv. 1815.	Odeur et écoulement des urines.	Prescriptions n. 1, n. 2 et n. 3.	Bunel.......	319.
					Trébuchet...	325 (1er rapport).
					Lasnier.....	214.
					Vernois.....	126, t. I.
Varech (V. *Soude de varech*).						
Vernis (ateliers où l'on applique le)						

Nomenclature

PAR LETTRES ALPHABÉTIQUES DES ÉTABLISSEMENTS DANGEREUX, INSALUBRES ET INCOMMODES (*suite*).

DÉSIGNATION des INDUSTRIES.	CLASSES de l'industrie.	DATES des décrets et ordonnances de classement.	INCONVÉNIENTS.	PRESCRIPTIONS ADMINISTRATIVES.	BIBLIOGRAPHIE A CONSULTER.	
					AUTEURS.	PAGES.
sur les cuirs, taffetas, toiles, chapeaux, etc. (V. ces mots).						
Vernis à l'esprit-de-vin (fabriques de).	2.	31 mai 1813.	Odeur, danger d'incendie.	Prescriptions n. 1 et n. 5.	Bunel....... Trébuchet... Vernois.....	322. 393. 587, t. II.
Vernis gras (fabriques de).	1.	15 oct. 1810.	Odeur, danger d'incendie.	Prescriptions n. 1 et n. 5.	Bunel....... Trébuchet... Lasnier..... Vernois..... Layet.......	320. 391 (1er rapport). 280. 589, t. II. 462.
Vernissage sur métaux (V. *Tôles et métaux vernis*).						

Verreries (cristalleries et manufactures de glaces) : 1° Avec fours non fumivores; 2° Avec fours fumivores.	 2. 3.	14 janv. 1815. 20 sept. 1828. 31 déc. 1866.	Fumée et dang. d'incendie.	Prescriptions n. 4 et n. 5.	Bunel....... Trébuchet... Lasnier..... de Freycinet. Vernois..... Tardieu..... Layet.......	322. 511 (1er rapport). 278. 311. 370, t. I. 352, t. IV. 523.
Viandes (salaisons des). V. *Salaisons.*						
Visières et feutres vernis (fabriques de). V. *Feutres et visières.*						
Voiries (V. *Boues et immondices*).						
Wagons et machines (construction de). V. *Machines.*						

Nomenclature des établissements classés par le décret du 31 janvier 1872.

Nomenclature supplémentaire des établissements insalubres, dangereux ou incommodes (addition à la nomenclature annexée au décret du 31 décembre 1866).

DÉSIGNATION des INDUSTRIES.	CLASSES de l'industrie.	DATES des décrets et ordonnances de classement.	INCONVÉNIENTS.	PRESCRIPTIONS ADMINISTRATIVES	BIBLIOGRAPHIE A CONSULTER — AUTEURS.	BIBLIOGRAPHIE A CONSULTER — PAGES.
Amorces fulminantes pour pistolets d'enfants (fabrication d').	2.	31 janv. 1872.	Danger d'explosion et d'incendie.	Prescriptions n. 5 et n. 6.	Bunel .... Vernois..... ...	325. 350, 357, t. II.
Bocards à minerais ou à crasses.	3.	31 janv. 1872.	Bruit.	Prescription n. 7.	Bunel..........	326.
Ciments (fours à) Permanents .. Ne travaillant pas plus d'un mois.	2. 3.	31 janv. 1872.	Mêmes inconvénients et mêmes prescriptions que pour les fours à chaux. (Voir ce mot.)			
Déchets des filatures de lin, de chanvre et de jute (lavage et séchage en grand des).	2.	31 janv. 1872.	Odeur. Altération des eaux.	Prescriptions n. 1 et n. 2.	Bunel.......... Vernois........ id...........	327. 494, 668, t. I. 147, t. II.
Éthers (dépôts d'). (Voir ETHER).						
Graisses de cuisine (traitement des).	1.	31 janv. 1872.	Mêmes inconvénients et mêmes pres-			

			fabrication de l'acide stéarique par distillation. (Voir ce mot.)			
Graisses et suifs (refonte des).	3.	31 janv. 1872.	Mêmes inconvénients et mêmes prescriptions que pour la fabrication des chandelles. (Voir ce mot.)			
Huile de ressence (fabrication de l').	2.	31 janv. 1872.	Odeur. Altération des eaux.	Prescriptions n. 1 et n. 2.	Bunel..........	329.
Huiles lourdes créosotées (injection des bois à l'aide des). Ateliers opérant en grand et d'une manière permanente.	2.	31 janv. 1872.	Odeur. Danger d'incendie	Prescriptions n. 1 et n. 5.	Bunel..........	330.
Lavoirs à minerai en communication avec des cours d'eau.	3.	31 janv. 1872.	Altération des eaux.	Prescription n. 2.	Bunel..........	332.
Os secs en grand (dépôts d').	3.	31 janv. 1872.	Odeur.	Prescription n. 1.	Bunel.......... Vernois........	332. 104, t. I.
Peaux (planage et séchage des).	2.		Odeur.	Prescription n. 1.	Bunel.......... Vernois........	332. 501, t. I.
Superphosphaste de chaux et de potasse (fabrication du).	2.	31 janv. 1872.	Émanations nuisibles.	Prescription n. 3.	Bunel..........	333.

Nomenclature des établissements classés postérieurement au décret du 31 janvier 1872.

DÉSIGNATION des INDUSTRIES.	CLASSES de l'industrie.	DATES des décrets et ordonnances de classement	INCONVÉNIENTS.	PRESCRIPTIONS ADMINISTRATIVES.	BIBLIOGRAPHIE A CONSULTER	
					AUTEURS.	PAGES.
Pulpes de betteraves (dépôts de).	3.	Circulaire du ministre de l'agriculture et du commerce en date du 14 avril 1873.	Odeur.	Prescription n. 1.	Bunel..........	335.
Séchage des lies de vin.	2.	Arrêté ministériel du 9 sept. 1873.	Odeur.	Prescription n. 1.	Bunel..........	336.
Lustrage et apprêtage des peaux.	3.	Arrêté ministériel du 22 octobre 1873.	Odeur et poussière.	Prescriptions n. 1 et n. 3.	Bunel.......... Trébuchet...... Vernois........	338. 338 (1er rapport). 531, t. I.
Collodion (fabriques spéciales de).	1.	Arrêté ministériel du 21 janvier 1874.	Danger d'explosion et d'incendie.	Prescriptions n. 5 et n. 6.	Bunel.......... Trébuchet...... Vernois........ Wurtz..........	338. 426 (1er rapport). 661, t. I. Collodion.

CHAPITRE XII

LES GRANDS TRAVAUX D'UTILITÉ PUBLIQUE, CONSTRUCTIONS D'ÉDIFICES, ÉCOLES, PRISONS, CASERNES, PORTS, CANAUX, RÉSERVOIRS, FONTAINES, HALLES, ÉTABLISSEMENTS DE MARCHÉS, ÉGOUTS, VOIRIES, CIMETIÈRES.

Les grands travaux d'utilité publique pourront, dit Tardieu (Instructions sur les attributions des conseils d'hygiène publique et de salubrité), être soumis par l'administration à l'examen des conseils dont le contrôle s'exercera sur tout ce qui touche à la salubrité, et dont il est fort à désirer que les études et les avis soient exactement transmis à l'autorité supérieure par les soins de l'administration locale.

Nous pensons, avec l'honorable M. Drouinaud de la Rochelle (voir *Revue d'hygiène et de police sanitaire* du 15 mars 1879, n° 3) que le commentaire du comité consultatif sur les attributions des conseils d'hygiène aurait dû être libellé ainsi : « Les grands travaux d'utilité publique, constructions d'édifices, écoles, etc., etc., *devront être soumis à l'examen des conseils*, etc., etc. »

Ainsi, l'obligation au lieu de la faculté, voilà le changement utile, dans l'intérêt de tous. On modifie aisément un plan ou un devis, mais non pas une construction achevée. — Est-il donc irrationnel de supposer qu'un ingénieur, un architecte, préoccupés par des soucis nombreux, aient pu avoir oublié ou méconnu un progrès ou un besoin de l'hygiène ?

Si le désideratum que nous exprimons venait à se réaliser, les membres des conseils d'hygiène pourraient, en s'inspirant des indications contenues au chapitre VII intitulé *Salubrité des ateliers, hospices, écoles*, etc., fournir à l'administration des renseignements précieux sur les règles hygiéniques qu'il convient d'observer dans l'exécution de ces grands travaux d'utilité publique.

Avant de terminer ce que nous avions à dire sur cette douzième attribution, nous croyons devoir traiter la question des cimetières, parce que les membres des conseils d'hygiène sont fréquemment consultés par l'administration, relativement à la création, à l'agrandissement, à la translation ou à la suppression de ces établissements d'utilité publique.

DES CIMETIÈRES.

Les cimetières sont des terrains découverts destinés à la sépulture des morts. Situés autrefois, comme les tombeaux des Romains, le long des chemins les plus fréquentés, puis transférés autour des églises, ils doivent être placés aujourd'hui hors des enceintes des villes.

Dans l'état actuel de la législation, les cimetières sont régis par le décret du 23 prairial an XII (12 juin 1804), par le décret du 4 thermidor an XIII (23 juillet 1805), par le décret du 7 mars 1808, par l'ordonnance du décret du 6 décembre 1843, dont nous reproduisons le texte plus bas.

A. *Décret du* 23 *prairial an XII* (12 *juin* 1804).

TITRE I. — DES SÉPULTURES ET DES LIEUX QUI LEUR SONT CONSACRÉS.

Art. 1er. — Aucune inhumation n'aura lieu dans les églises, temples, synagogues, hôpitaux, chapelles publiques, et généralement dans aucun des édifices clos et fermés où les citoyens se réunissent pour la célébration de leur culte, ni dans l'enceinte des villes et bourgs.

Art. 2. — Il y aura, hors de chacune de ces villes ou bourgs, à la distance de 35 à 40 mètres au moins, des terrains spécialement consacrés à l'inhumation des morts.

Art. 3. — Les terrains les plus élevés et exposés au nord seront choisis de préférence; ils seront clos de murs de 2 mètres au moins d'élévation. On y fera des plantations en prenant les précautions convenables pour ne point gêner la circulation de l'air.

Art. 4. — Chaque inhumation aura lieu dans une fosse séparée; chaque fosse qui sera ouverte aura 1m,50 à 2 mètres de profondeur, sur 0m,80 de largeur, et sera ensuite remplie de terre bien foulée.

Art. 5. — Les fosses seront distantes les unes des autres de 0m,3 à 0m,4 sur les côtés, et de 0m,3 à 0m,5, à la tête et aux pieds.

Art. 6. — Pour éviter le danger qu'entraîne le renouvellement trop rapproché des fosses, l'ouverture des fosses pour de nouvelles sépultures n'aura lieu que de cinq années en cinq années; en conséquence les terrains destinés à former les lieux de sépulture seront cinq fois plus étendus que l'espace nécessaire pour y déposer le nombre présumé de morts qui peuvent y être enterrés chaque année.

TITRE II. — DE L'ÉTABLISSEMENT DES NOUVEAUX CIMETIÈRES.

Art. 7. — Les communes qui seront obligées en vertu des articles 1 et 2 du titre 1er d'abandonner les cimetières actuels et de s'en procurer de nouveaux hors de l'enceinte de leurs habitations, pourront, sans autre autorisation que celle qui leur est accordée par la déclaration du 10 mars 1776, acquérir les terrains qui leur seront nécessaires en remplissant les formalités voulues par l'arrêté du 7 germinal an IX.

Art. 8. — Aussitôt que les nouveaux cimetières seront disposés pour recevoir les inhumations, les cimetières existants seront fermés, et ils resteront dans l'état où ils se trouveront, sans que l'on puisse en faire usage pendant cinq ans.

Art. 9. — A partir de cette époque, les terrains servant maintenant de cimetières pourront être affermés par les communes auxquelles ils appartiennent, mais à la condition qu'ils ne seront qu'ensemencés ou plantés, sans qu'il puisse y être fait aucune fouille ou fondation pour des constructions de bâtiment, jusqu'à ce qu'il en soit autrement ordonné.

TITRE III. — DES CONCESSIONS DE TERRAINS DANS LES CIMETIÈRES.

Art. 10. — Lorsque l'étendue des lieux consacrés aux inhumations le permettra, il pourra y être fait des concessions de terrains aux personnes qui désirent y posséder une place distincte et séparée, pour y fonder leur sépulture et celle de leurs parents ou successeurs, et y construire des caveaux, monuments et tombeaux.

Art. 11. — Les concessions ne seront néanmoins accordées qu'à ceux qui offriraient de faire des fondations ou donations en faveur des pauvres et des hôpitaux, indépendamment d'une somme qui sera donnée à la commune, et lorsque ces fondations ou donations auront été autorisées par le gouvernement dans les formes accoutumées, sur l'avis des conseils municipaux et des préfets.

Art. 12. — Il n'est point dérogé par les deux articles précédents aux droits qu'a chaque particulier, sans besoin d'autorisation, de faire placer sur la fosse de son parent ou de son ami, une pierre sépulcrale et autre signe indicatif de sépulture, ainsi qu'il a été pratiqué jusqu'à présent.

Art. 13. — Sans intérêt.

Art. 14. — Toute personne pourra être enterrée sur sa propriété, pourvu que ladite propriété soit hors et à la distance prescrite de l'enceinte des villes et bourgs.

TITRE IV. — De la police des lieux de sépulture.

Art. 15. — Dans les communes où l'on professe plusieurs cultes, chaque culte doit avoir un lieu d'inhumation particulier; et, dans le cas où il n'y aurait qu'un seul cimetière, on le partagera par des murs, haies ou fossés, en autant de parties qu'il y aura de cultes différents, avec une entrée particulière pour chacune, et en proportionnant cet espace au nombre d'habitants de chaque culte.

Art. 16. — Les lieux de sépulture, soit qu'ils appartiennent aux communes, soit qu'ils appartiennent aux particuliers, seront soumis à l'autorité, police et surveillance des administrations municipales.

Art. 17. — Les autorités locales sont spécialement

chargées de maintenir l'exécution des lois et règlements qui prohibent les exhumations non autorisées, et d'empêcher qu'il ne se commette dans les lieux de sépulture aucun désordre, ou qu'on s'y permette aucun acte contraire au respect dû à la mémoire des morts.

B. *Décret du 4 thermidor an XIII* (23 *juillet* 1805). — Sans intérêt.

C. *Décret du 7 mars* 1808.

Art. 1er. — Nul ne pourra, sans autorisation, élever aucun bâtiment, ni creuser aucun puits, à moins de 100 mètres des nouveaux cimetières transférés hors des communes en vertu des lois et règlements.

Art. 2. — Les bâtiments existants ne pourront également être restaurés ni augmentés sans autorisation. — Les puits pourront, après visite contradictoire d'experts, être comblés, en vertu d'une ordonnance du préfet du département, sur la demande de la police locale.

D. *Ordonnance du 6 décembre* 1843.

TITRE I. — DE LA TRANSLATION DES CIMETIÈRES.

Art. 1er. — Les dispositions des titres 1 et 2 du décret du 23 prairial an XII qui prescrivent la translation des cimetières hors des villes et bourgs, pourront être appliquées à toutes les communes du royaume.

Art. 2. — La translation du cimetière, lorsqu'elle deviendra nécessaire, sera ordonnée par un arrêté du préfet, le conseil municipal entendu. Le préfet déterminera également le nouvel emplacement du cimetière, sur l'avis du conseil municipal, après enquête *de commodo et incommodo*.

TITRE II. — DES CONCESSIONS DE TERRAIN DANS LES CIMETIÈRES POUR FONDATION DE SÉPULTURES PRIVÉES.

Art. 3. — Les concessions de terrains dans les cimetières communaux, pour fondations de sépultures privées, seront à l'avenir divisées en trois classes : 1° concessions perpétuelles; 2° concessions trentenaires; 3° concessions temporaires. — Aucune concession ne peut avoir lieu qu'au moyen du versement d'un capital dont les deux tiers au profit de la commune, et un tiers au profit des pauvres ou des établissements de bienfaisance. — Les concessions trentenaires seront renouvelables indéfiniment à l'expiration de chaque période de trente ans, moyennant une nouvelle redevance, qui ne pourra dépasser celle de la première. A défaut de payement de cette nouvelle redevance, le terrain concédé fera retour à la commune, mais il ne pourra cependant être repris par elle que deux années révolues après l'expiration de la période pour laquelle il avait été concédé, et, dans l'intervalle de ces deux années, les concessionnaires ou leurs ayant-cause pourront user de leur droit de renouvellement. Les concessions temporaires seront faites pour quinze ans au plus et ne pourront être renouvelées.

Art. 4. — Le terrain nécessaire aux séparations et passages établis autour des concessions devra être fourni par la commune.

Art. 5. — En cas de translation d'un cimetière, les concessionnaires ont droit d'obtenir, dans le nouveau cimetière, un emplacement égal en superficie au terrain qui leur avait été concédé, et les restes qui y avaient été inhumés seront transportés aux frais de la commune.

TITRE III. — DE LA POLICE DES CIMETIÈRES.

Art. 6. — Aucune inscription ne pourra être placée sur les pierres tumulaires ou monuments funèbres, sans avoir été préalablement soumise à l'approbation du maire.

TITRE IV. — DISPOSITIONS TRANSITOIRES, RELATIVES AU PRIX DES TERRAINS CONCÉDÉS (sans intérêt).

Après avoir indiqué les documents législatifs relatifs aux cimetières, nous allons examiner les règles d'hygiène qu'il convient d'observer, pour en assurer la salubrité.

1° *Position des cimetières.* — Si la disposition des lieux et si la direction des vents dominants dans la localité le permettent, il faut établir les cimetières au nord et à l'est des villes, à 35 ou 40 mètres au moins de leur enceinte, à l'abri des montagnes et des forêts. On atténuera ainsi l'intensité des miasmes qui s'échappent des terrains des inhumations, et on les mettra en rapport avec des vents froids et secs, dont l'influence est infiniment moins nuisible que celle des vents chauds et humides (vents du sud et de l'ouest), qui augmentent l'activité de la putréfaction. Si la disposition des lieux ne permet d'établir le cimetière que dans une plaine, il faut placer entre la ville et lui une plantation d'arbres élevés, qui couperait le cours des vents, et préserverait au moins en partie des fâcheux effets d'un pareil voisinage.

Il faut, dans le choix du terrain, tenir compte de la direction des vents dominants dans la localité, et placer le cimetière dans une position telle que ces vents soufflent de la ville vers le cimetière, afin de disséminer les miasmes qui peuvent s'en dégager.

Si la ville s'élève en terrain plat sur le bord d'un fleuve, d'un ruisseau, d'un torrent, il faut choisir, pour établir le cimetière, un terrain situé en aval, et dont le niveau soit assez élevé par rapport aux cours d'eau voisins, pour mettre à l'abri de toute inondation.

2° *Choix des terrains. A. Nature physique.* — On doit préférer les terrains élevés et secs aux terrains bas et humides, parce que l'excès d'humidité autour des cercueils et l'altération des eaux par le mélange de produits de décomposition offriraient, à des degrés divers, de sérieux inconvénients.

B. *Nature chimique.* — La nature chimique du sol est l'un des éléments les plus essentiels à considérer, parce qu'elle exerce une influence très importante sur la destruction des cadavres. Orfila a établi par des expériences très concluantes faites avec le sable, le terreau et le calcaire, que la décomposition marche beaucoup plus vite dans le terreau et la terre végétale que dans les terrains sablonneux ou calcaires, et que les terrains argileux (probablement par l'alumine qui en constitue la base), sont plus conservateurs que tous les autres.

La loi du 23 prairial an XII (art. 6), ayant déterminé pour le service des cimetières un roulement quinquennal, on comprend qu'il y a convenance, à tous les points de vue, de choisir un terrain qui amène une décomposition aussi prompte et aussi complète que possible.

C. *Nature du sous-sol.* — La nature du sous-sol, dit M. Tardieu, doit aussi être soigneusement étudiée dans le choix de l'emplacement d'un cimetière, sous d'autres points de vue. Ainsi, la proximité de l'eau, ou, au contraire, d'une couche rocheuse qui ne permettrait pas de donner aux sépultures la profondeur de 1m,50 à 2 mètres (art. 4 du décret du 23 prairial an XII), rend les terrains tout à fait impropres à servir de cimetière. Un terrain où l'on ne peut creuser à 2 mètres de profondeur sans que l'eau vienne à paraître, en quelque faible quantité que ce soit, doit être absolument rejeté. — Quant à la nature rocheuse du sous-sol, on pourra y suppléer en transportant de la terre friable dans une épaisseur convenable, comme il avait été question de le faire pour un cimetière voisin de Marseille. En 1832, le conseil de salubrité de cette ville constatait que le cimetière du quartier Saint-Louis, très peu étendu, ne présentait que quelques points isolés où l'on pût creuser des fosses à une profondeur convenable ; le rocher était presque à découvert en divers lieux de ce cimetière, et surtout sur les parties latérales. Ainsi la dernière fosse qui avait été creusée n'était qu'à 0m,85 de profondeur, le cercueil, reposant sur le rocher, n'avait pu être recouvert que de 0m,65 de terre ; ce qui est évidemment insuffisant, les émanations putrides résultant de la décomposition des cadavres devant nécessairement s'élever et se répandre dans l'atmosphère, puisqu'il est bien reconnu que, pour éviter cet inconvénient, il faut que chaque fosse ait 2 mètres de profondeur, et que le fond de la fosse repose sur la terre meuble, afin que les liquides puissent s'infiltrer et que les gaz putrides résultant de la décomposition ne puissent pas se dégager dans l'atmosphère (*Dict. hyg. publ. et de salubrité*, 2e édition, 1862, t. I, p. 509).

D. *Étendue du terrain.* — L'étendue des terrains destinés aux cimetières doit être proportionnée à la population qu'ils sont appelés à desservir. Le décret du 23 prairial an XII (art. 6) exige, pour les emplacements des cimetières, des dimensions telles, que le même lieu ne puisse servir à de nouvelles inhumations qu'après un laps de temps de cinq ans, temps qui a paru suffisant pour la destruction des cadavres. — Pour connaître l'étendue que doit avoir le terrain destiné au cimetière, il suffit d'établir une proportion entre la moyenne de la mortalité d'une population donnée et la dimension des fosses. Tardieu estime qu'il faut, en tenant compte des éventualités qui peuvent résulter d'épidémies répétées ou d'un accroissement rapide de la population, 2 mètres carrés de terrain par inhumation. Supposons une ville de 10,000 âmes ayant une mortalité de 3 p. 100 en moyenne; nous trouvons que 600 mètres carrés sont nécessaires pour subvenir aux inhumations d'une année; mais le laps de temps exigé pour procéder, dans le même emplacement, à des inhumations successives étant de cinq ans, il faut multiplier ce chiffre par 5, ce qui donne 3,000 mètres carrés de terrain, pour une population de 10,000 âmes. Il faut, bien entendu, ajouter à cela les allées, les bâtiments de service, les murs, les haies, etc., etc.

Prescriptions nécessaires à observer dans les cimetières.

1° *Drainage.* — Tous les cimetières doivent être drainés, parce que, ainsi que nous l'avons dit tout à l'heure, la nécessité de choisir pour les inhumations une terre profonde, sans sous-sol rocheux, implique en quelque sorte l'état d'humidité de tous les cimetières.

La nécessité du drainage est une pratique salubre qui présente, d'après MM. Ch. de Freycinet et Fonssagrives, le triple avantage : 1° d'imprimer aux eaux chargées de matières organiques une direction inoffensive; 2° de favoriser la prompte décomposition des corps par l'appel d'air que le drainage produit dans le sol ; 3° de donner plus de vigueur et un développement plus rapide aux arbres des cimetières.

2° *Plantations.* — Les arbres dans les cimetières ne sont pas seulement une tradition poétique, dit M. Fonssagrives, ils répondent aussi à un intérêt de salubrité de premier ordre. D'abord, ils déssèchent le sol et jouent, par rapport à l'eau qui l'imprègne, le rôle ingénieusement spécifié par Chevreul de tuyaux de drains verticaux. Nous avons déjà indiqué (voir chapitre Ier, Assainissement des localités et des habitations) les avantages offerts par les plantations pour l'assainissement en général, nous ne reviendrons donc pas sur ce sujet. Les plantations dans les cimetières doivent être faites d'une manière méthodique et discrète.

En effet, des plantations trop serrées et disposées sans réflexion peuvent être nuisibles en recouvrant le sol d'un épais feuillage, qui en entretient l'humidité et fait obstacle à l'évaporation des vapeurs chargées des produits de décomposition, et en opposant une barrière à la libre circulation de l'air et des miasmes qu'il entraîne avec lui.

Les allées des cimetières seront plantées dans la direction des vents les plus habituels ; les arbres droits et élancés, comme les ifs, seront préférés aux cèdres, dont la branchure est horizontale, aux saules pleureurs dont les rameaux flexibles retombent en couche épaisse jusqu'au sol ; les trembles, les peupliers d'Italie, dont les feuilles toujours en mouvement agitent et tamisent l'air en quelque sorte, au feuillage plus lourd et plus épais du tilleul et du marronnier. On se gardera surtout de changer un cimetière en bosquets, car ceux-ci ne pourraient que servir de réceptacles aux miasmes condensés. Des arbres élancés, des troncs dégagés, permettront à l'air de circuler partout (Tardieu). — Il faut, dit Fonssagrives, choisir des arbres à tronc élevé, à feuillage droit, ne gênant pas l'évaporation du sol, et préférer les arbres verts résineux qui présentent ces caractères, parce que, si on s'en rapporte à certaines expériences, ces arbres ont la propriété de produire plus d'ozone que les autres, ce qui est un autre avantage pour la salubrité de l'air, l'air ozonisé brûlant avec activité les matières organiques qu'il tient en dissolution ou en suspension.

3° *Entourer le cimetière de fossés.* — Il faut entourer le pourtour des cimetières d'un fossé à radier régulier, à pente convenable, et d'une profondeur de 3 mètres au moins au-dessous du sol du cimetière. Cette tranchée fait office de collecteur, et empêche en partie les eaux cadavériques d'arriver jusqu'aux puits des villes.

Ce n'est pas en effet seulement par les miasmes dont les cimetières chargent l'air, que la salubrité des villes est menacée, dit M. Fonssagrives ; les eaux des puits peuvent aussi recevoir des infiltrations qui leur communiquent des qualités nuisibles. De 1840 à 1846, les eaux des puits de Ménilmontant ont été altérées par des infiltrations provenant du cimetière du Père-Lachaise. Il y a peu de temps, M. Lefort appelait l'attention de l'Académie de médecine sur cette grave question d'hygiène, et son travail a été, dans le sein de cette compagnie, l'objet d'un rapport de M. Vernois. M. Lefort a analysé l'eau d'un puits unique servant à l'alimentation de toute la commune de Saint-Dizier, dans l'Allier, et placé à 50 mètres seulement du cimetière. L'eau de ce puits a paru d'une saveur désagréable et chargée de matières organiques, l'auteur n'hésite pas à attribuer cette altération au voisinage du cimetière. — J'ai moi-même pu constater, dit encore M. Fonssagrives, dans un village de l'Hérault, une situation semblable du cimetière, et j'ai émis l'avis qu'il devait être abandonné, et que les inhumations devraient se faire, à l'avenir, dans un emplacement plus éloigné et mieux choisi.

Il faut également que la tranchée qui doit entourer les cimetières, pour arrêter les eaux d'infiltration au passage, soit bordée d'un rideau d'arbres placé à l'extérieur, faisant abri par leur feuillage, et détruisant par leurs racines une partie des eaux saturées de matières organiques qui baignent leurs pieds.

Une précaution excellente consiste à placer le long des murs des cimetières un rideau de cyprès serrés les uns contre les autres, ils ajoutent leur abri à celui du mur de clôture, dont ils dépassent la hauteur.

Création, agrandissement des cimetières.

Les membres des conseils d'hygiène, avant de donner leur avis sur la création ou l'agrandissement d'un cimetière, doivent s'inspirer des règles que nous venons de tracer, afin de pouvoir vérifier si le terrain que l'on propose remplit les conditions hygiéniques exigées pour sa salubrité, s'il est assez vaste pour suffire aux besoins de la population qu'il est appelé à desservir, et si on a pris pour son assainissement toutes les précautions reconnues utiles par la science. C'est par l'examen attentif du dossier de l'affaire (comprenant en général les pièces suivantes : Délibération des conseils municipaux. — Plan des lieux. — Enquête *de commodo et incommodo* et procès-verbal du commissaire enquêteur. — Rapport de l'architecte ou de toute autre personne chargée d'examiner la nature du terrain choisi), que les membres des conseils d'hygiène pourront exprimer une opinion motivée, sur l'utilité d'adopter ou de refuser le terrain proposé pour la création de nouveaux cimetières.

Abandon et translation des cimetières.

Examinons maintenant une question sur laquelle les membres des conseils d'hygiène sont souvent appelés à se prononcer : nous voulons parler de l'abandon des cimetières et de leur translation dans un autre terrain.

En général, on abandonne les cimetières dans deux circonstances :

1° Ou parce qu'ils sont devenus, par leur insuffisance ou leur encombrement, impropres à servir plus longtemps de lieu de sépulture ;

2° Ou parce que des raisons de convenance y font renoncer pour choisir un autre terrain.

M. Michel Lévy a établi, qu'au bout d'un certain temps qui varie suivant la qualité de leur sol et le rapport de la masse des terres avec celle des cadavres inhumés, les cimetières atteignent *une limite de saturation des matières animales*, et deviennent impropres à provoquer la fermentation putride. Cette saturation s'observe dans deux conditions : soit dans certaines parties de cimetières où un nombre disproportionné de cadavres se trouve accumulé dans un espace donné, soit dans un cimetière tout entier, lorsqu'on a continuellement devancé, dans les inhumations secondaires, le temps nécessaire à la décomposition de cadavres précédemment inhumés.

On comprend que, dans de pareilles conditions, il soit urgent d'abandonner les cimetières et de les transférer dans un autre lieu. Si on prend cette détermination, les membres des conseils d'hygiène consultés doivent, en donnant leur avis, prescrire l'observation des mesures suivantes que nous considérons, avec Tardieu et les autres hygiénistes, comme rigoureusement indispensables :

1° Fermer les anciens cimetières, et empêcher, pendant un temps très long (ce temps fixé à dix ans par les art. 8 et 9 du décret du 23 prairial est trop court (Tardieu), qu'il y soit fait aucune fouille ou fondation.

2° Établir dans ces cimetières des plantations qui, au moyen de l'absorption exercée par leurs racines, hâtent la consommation des produits organiques enfouis dans le sol, et s'en emparent à leur profit. Il faut observer, en faisant ces plantations, de ne pas creuser des trous trop profonds, dans la crainte de tomber sur quelque foyer de décomposition propre à fournir des miasmes délétères.

3. Adopter, pour opérer les exhumations permises par l'art. 5 du titre II de l'ordonnance du 6 décembre 1843, les règles suivantes, tracées par le Conseil de salubrité de la Seine : Veiller à ce que les ouvriers chargés des inhumations ne se livrent pas à la boisson ; leur délivrer deux ou trois fois par jour un verre moyen de boisson légèrement tonique, leur faire souvent laver les mains, d'abord dans de l'eau ordinaire, ensuite dans un liquide désinfectant ; projeter sur les débris humains donnant de l'odeur et sur les terres extraites des fosses, du chlorure de chaux en poudre ; si l'odeur persiste, arroser avec un liquide désinfectant ; mettre les corps que l'on aurait à changer de bière, entre deux couches d'une poudre désinfectante ; couvrir d'un drap imbibé d'un liquide désinfectant, les bières qui donneraient de l'odeur.

Si on abandonne le cimetière pour des raisons de

convenance, il suffira de demander l'application des articles 8 et 9 du décret du 23 prairial qui exigent que les cimetières qui viennent à être fermés ne servent à aucun usage au moins pendant dix ans. Ils peuvent être ensuite affermés, être ensemencés et plantés sans qu'on puisse y faire aucune fouille ni fondation, jusqu'à ce qu'il en soit autrement ordonné.

Bibliographie. — Tardieu, *Dictionnaire d'hygiène publique et de salubrité*, t. Ier, p. 502 et suiv. — Tardieu, *Voiries et cimetières* (Thèse de concours, Paris, 1862). — Dr Proust, *Traité d'hygiène publique et privée* (art. Cimetière, p. 607). — Fonssagrives, *Hygiène et assainissement des villes* (art. Cimetière, p. 268 et suiv. — Ch. de Freycinet, *Assainissement industriel et municipal*, p. 202. — Montfalcon et de Polinière, *Traité de salubrité dans les grandes villes*. — Dr Vingtrinier, *Rapport au conseil de la Seine-Inférieure*, du 20 septembre 1852, et *Congrès général d'hygiène publique de Bruxelles*, 1852, 23 septembre, 4e séance.

ATTRIBUTIONS GÉNÉRALES DES CONSEILS D'HYGIÈNE

Outre les attributions spéciales qui sont déterminées par l'article 9 du décret constitutif du 18 décembre 1848, il en est de plus générales prescrites par l'article 10 ainsi conçu : « *Les conseils d'hygiène publique d'arrondissement réuniront et coordonneront les documents relatifs à la mortalité et à ses causes, à la topographie et à la statistique de l'arrondissement en ce qui touche la salubrité publique. Ils adresseront régulièrement ces pièces au préfet, qui en transmettra une copie au ministre du commerce.* »

Nous empruntons à l'instruction sur les attributions des conseils d'hygiène publique, rédigée par M. le Dr Tardieu, les lignes suivantes qui interprètent d'une manière très précise cette nouvelle attribution prescrite par l'article 10.

Ainsi la mortalité et ses causes, la topographie médicale et la statistique dans ses rapports avec l'hygiène publique, tels sont les sujets généraux d'étude proposés dès leur origine à tous les conseils d'arrondissement et de département ; et certes il n'en est pas qui soient plus dignes de leurs laborieuses investigations, puisque de leurs communs efforts peut sortir une œuvre considérable pour laquelle la France n'aurait pas dû se laisser devancer par d'autres nations, c'est-à-dire une statistique générale destinée à fixer et à éclairer les plus graves questions sanitaires qui puissent intéresser l'existence d'un grand peuple. Cependant cette partie de la mission des conseils est celle qui paraît avoir été jusqu'ici la plus négligée ; dans un très petit nombre d'arrondissements seulement des commissions ont été nommées pour préparer les éléments nécessaires à un tel travail. Il est permis de penser que ce retard prolongé a pour principal motif l'absence de direction et d'ensemble dans les recherches à suivre, et qu'il est tout à fait opportun d'offrir aux conseils un plan d'études uniforme, une sorte de programme d'après lequel les documents pourraient être réunis et coordonnés de manière à acquérir une valeur et une autorité nouvelles.

A. La *mortalité* doit être examinée dans son chiffre total et dans sa répartition proportionnelle, suivant la population, le sexe, l'âge, l'état de mariage, la profession et la cause du décès.

L'état civil fournit quelques-uns de ces renseignements, et des publications officielles les reproduisent pour toute la France. Mais il serait extrêmement important que ces recensements fussent surveillés et rectifiés par les commissions cantonales d'hygiène ou les délégués communaux. Les conseils d'hygiène auraient ensuite à dresser la statistique proportionnelle et à faire ressortir les circonstances locales qui pourront avoir influé sur les chiffres obtenus et les résultats particuliers qui pourront en découler.

Pour la division par âge, sexe et état de mariage, on pourrait adopter le tableau suivant, déjà usité depuis longtemps.

AGE.	HOMMES.				FEMMES.				TOTAL des DEUX SEXES		TOTAL GÉNÉRAL.
	NON MARIÉS.	MARIÉS.	VEUFS.	TOTAL.	NON MARIÉES.	MARIÉES.	VEUVES.	TOTAL.	Masculin.	Féminin.	
Mort-nés.............											
De 0 à 3 mois........											
De 3 à 6 mois........											
De 6 mois à un an....											
De 1 à 2 ans.......											
De 2 à 3 ans.......											
De 3 à 4 ans.......											
De 4 à 5 ans.......											
De 5 à 6 ans.......											
De 6 à 7 ans.......											
De 7 à 8 ans.......											
De 8 à 9 ans.......											
De 9 à 10 ans.......											
De 10 à 15 ans.......											
De 15 à 20 ans.......											
De 20 à 25 ans.......											
De 25 à 30 ans.......											
De 30 à 35 ans.......											
De 35 à 40 ans.......											
De 40 à 45 ans.......											
De 45 à 50 ans.......											
De 50 à 55 ans.......											
De 55 à 60 ans.......											
De 60 à 65 ans.......											
De 65 à 70 ans.......											
De 70 à 75 ans.......											
De 75 à 80 ans.......											
De 80 a 85 ans.......											
De 85 à 90 ans.......											
De 90 à 95 ans.......											
De 95 à 100 ans.......											
Centenaires											
Inconnus.............											

Après la mention des mort-nés, les périodes des âges seraient trimestrielles pour la première moitié de la première année, semestrielles pour la seconde, annuelles d'un à dix ans, quinquennales de dix à cent ans; on noterait à part les centenaires et les inconnus. La mention de la profession des décédés ou de leurs parents, quand ce sont des enfants, qui ne figure pas jusqu'à présent dans les statistiques officielles, aurait pourtant un très grand intérêt pour l'hygiène publique. Sans s'astreindre à des catégories fixes, les conseils sauraient mettre en relief dans les relevés les particularités essentielles qui pourraient résulter de la mortalité comparative dans les principales professions exercées par la population de chaque canton ou de chaque arrondissement.

L'indication de la cause de la mort, si elle pouvait être exactement connue, donnerait à la statistique des décès une incontestable utilité, et tous les efforts de l'administration et des médecins chargés de l'éclairer doivent tendre à l'obtenir. Il ne faut pas se dissimuler que tout ou presque tout, à cet égard, est encore à faire. N'est-il pas inouï, en effet, que non seulement dans les campagnes, mais dans la plupart des villes même de premier ordre, il n'existe pas de vérifications des décès faites régulièrement par un homme de l'art? C'est là certainement une mesure essentiellement protectrice de la santé publique, et dont les conseils d'hygiène doivent, avant tout, faire sentir l'importance et poursuivre l'adoption près des administrations municipales. Quelque bien organisé que soit un service de vérification de décès, il ne peut fournir d'une manière positive la notion des causes de mort, et il ne doit pas dispenser d'un autre moyen de l'obtenir, qui consisterait à inviter les médecins, dans tous les cas où ils ont été appelés, à faire connaître d'une manière aussi exacte que possible à la personne chargée de la vérification, la cause présumée de la mort. Cette désignation, par des raisons qu'il est inutile de développer, laisserait sans doute beaucoup à désirer ; mais les conseils d'arrondissement, sans lui accorder une valeur trop absolue, pourraient néanmoins en tirer d'utiles renseignements ; il ne serait pas nécessaire pour cela de suivre rigoureusement un cadre nosologique, dont l'apparente précision sert seulement à dissimuler d'inévitables erreurs. Jusqu'à ce qu'une division uniforme consacrée dans ce but par la science ait été généralisée, il convient de se borner à l'indication statistique des causes de mort, sans tenter de les catégoriser. Il ne serait pas sans avantage de rapporter à chaque mois de l'année et, s'il était possible, au sexe ou à l'âge, le chiffre de décès fournis par chaque cause particulière, conformément au cadre suivant :

CAUSES DE MORT.	JANVIER.										FÉVRIER.									
	de 0 à 1 an.		de 1 à 5 ans.		de 5 à 15 ans.		de 15 à 45 ans.		au-dessus.		de 0 à 1 an.		de 1 à 5 ans.		de 5 à 15 ans.		de 15 à 45 ans.		au-dessus.	
	Masc.	Fém.	Masc.	Fém.	Masc.	Fém.	Masc.	Fém.	Masc.	Fém.	Masc.	Fém.	Masc.	Fém.	Masc.	Fém.	Masc.	Fém.	Masc.	Fém.

Si, comme on doit l'espérer, l'importance d'une telle mesure était comprise, nul doute qu'avant peu elle ne donnât des résultats du plus haut intérêt ; et l'on peut affirmer que ceux-ci s'obtiendraient facilement avec de la persévérance au début, et le concours éclairé des conseils d'hygiène.

B. La *topographie* de chaque arrondissement, au point de vue de la salubrité publique, offre encore aux conseils un champ d'étude aussi fertile qu'étendu ; elle comprendrait un exposé sommaire, mais précis, de la constitution géologique et hydrographique du sol, la situation géographique, la description succincte et l'exposition des lieux ; l'indication détaillée des causes d'insalubrité qui se rencontrent dans chaque localité, et des maladies endémiques qui en sont la conséquence.

La *statistique*, en ce qui touche la salubrité, devrait, pour être complète, donner, outre la mortalité et ses causes : 1° un résumé des observations thermométriques et des phénomènes météorologiques ; 2° la distribution des habitants suivant la superficie, ou la population spécifique ; 3° un état faisant connaître la nature, le nombre, la situation et les conditions d'existence des établissements industriels ou manufacturiers, notamment de ceux qui sont réputés incommodes ou insalubres, ainsi que la nature des occupations, les mœurs et les habitudes les plus répandues parmi la population ; 4° enfin les provenances et le prix courant des subsistances, la consommation en céréales, viandes, denrées diverses et boissons fermentées ou autres.

En terminant ce commentaire de l'article 10 du décret constitutif, il est bon de faire remarquer que ces documents relatifs à la mortalité, à la topographie et à la statistique, dont le récolement et la coordination sont prescrits aux conseils d'hygiène, ne sont pas un stérile surcroît de travail qui leur serait imposé ; ils constituent à vrai dire la base fondamentale de toutes leurs attributions et le point de départ nécessaire de leurs études journalières. Si l'on se reporte aux questions qui, aux termes du décret, doivent faire l'objet spécial et habituel de leur examen, à celles notamment qui sont comprises sous les nos 1, 6, 7, 9, 10, 11 et 12 de l'article 9, il est facile de voir qu'aucune de ces questions ne peut être résolue avec quelque certitude si l'on ne possède les données générales que peuvent seules fournir les recherches prescrites par l'article dont il est ici question. Ces travaux, on ne saurait trop le répéter, n'ont pas seulement une utilité locale ; ils offrent encore un intérêt plus vaste, en formant, en quelque sorte, pour toute la France un répertoire complet de tous les documents relatifs à l'hygiène publique. C'est pourquoi il importe que, conformément à la lettre du décret, ils soient régulièrement adressés au préfet, et par lui transmis au ministre du commerce.

Enfin, l'article 12 donne au conseil qui réside au chef-lieu du département la mission spéciale de « *centraliser et coordonner les travaux des conseils d'arrondissement, et d'adresser chaque année au préfet un rapport général, qui sera immédiatement transmis avec les pièces à l'appui au ministre du commerce.* » Tout ce qui a été dit précédemment montre assez l'importance que le gouvernement attache à l'exactitude de ces communications. Mais, pour qu'elles remplissent le but que l'on s'est proposé d'atteindre, et qu'elles donnent les bons résultats que l'on est en droit d'en attendre, il importe que les rapports généraux des conseils de département ne consistent pas dans une sèche énumération des travaux des conseils d'arrondissement. Un exposé des principales questions, une appréciation raisonnée des solutions proposées, et enfin une copie conforme des tableaux statistiques ou des mémoires les plus importants doivent être joints à ces rapports, comme pièces à l'appui, ainsi que le veut le décret, et peuvent seuls leur donner une valeur réelle.

CONCLUSION

Au cours de l'étude que nous venons de faire sur l'ensemble des attributions des membres des conseils d'hygiène, nous avons eu occasion d'indiquer les principales améliorations qu'il serait utile d'introduire dans le fonctionnement de ces conseils, nous ne reviendrons donc pas sur ce sujet; mais il est un point sur lequel nous croyons devoir insister, c'est de résumer les conditions qui nous paraissent indispensables pour assurer le succès de nos institutions d'hygiène publique si bien organisées par le décret de 1848.

Avec le savant M. Bergeron, nous dirons :

Il faut que les conseils d'hygiène soient sûrs, à l'avenir, de l'appui de l'administration centrale et du concours actif et persistant des autorités locales; il faut qu'ils puissent compter désormais sur le bon vouloir et la libéralité des conseils généraux, et pour cela il convient d'établir, par une sanction législative, un budget régulier de l'hygiène publique, d'après les bases indiquées par le Dr Drouinand de la Rochelle, dans un mémoire publié *in extenso* dans la *Revue d'hygiène* du 15 octobre 1879, et dont les conclusions ont été adoptées par la section d'économie politique et de statistique au congrès de l'Association française pour l'avancement des sciences tenu à Montpellier en

1879; il faut encore que l'exécution de leurs décisions soit confiée à la surveillance d'un fonctionnaire spécial, et armé d'une sanction pénale; il faut de plus qu'ils aient le droit de provoquer, par la voie hiérarchique, des réunions exceptionnelles pour résoudre d'urgence des questions de salubrité; il est désirable qu'ils puissent échanger entre eux leurs mémoires et leurs rapports, afin de s'éclairer réciproquement, et il ne l'est pas moins qu'ils soient autorisés à se réunir chaque année en congrès formé soit des conseils d'arrondissement d'un même département, soit de ceux de plusieurs départements d'une même région; il faut enfin qu'ils soient invités à étudier, en dehors des questions soulevées par les demandes d'avis des autorités locales, les questions d'hygiène générale qui leur seront proposées par l'administration centrale. Mais, pour que toutes ces conditions de succès ne soient pas vaines, il faut que les membres des conseils aient le sentiment de la haute mission qu'ils sont appelés à remplir, et qu'ils soient soutenus par un amour du bien public aussi ardent que désintéressé.

TABLE ANALYTIQUE DES MATIÈRES

CHAPITRE PREMIER

ASSAINISSEMENT DES LOCALITÉS ET DES HABITATIONS

CHAPITRE II

MESURES A PRENDRE POUR PRÉVENIR ET COMBATTRE LES MALADIES, ENDÉMIQUES, ÉPIDÉMIQUES ET TRANSMISSIBLES.

CHAPITRE III

DES ÉPIZOOTIES ET DES MALADIES DES ANIMAUX.

CHAPITRE IV

PROPAGATION DE LA VACCINE.

CHAPITRE V

ORGANISATION ET DISTRIBUTION DES SECOURS MÉDICAUX AUX MALADES INDIGENTS.

CHAPITRE VI

MOYENS D'AMÉLIORER LES CONDITIONS SANITAIRES DES POPULATIONS INDUSTRIELLES ET AGRICOLES.

CHAPITRE VII

SALUBRITÉ DES ATELIERS, ÉCOLES, HOPITAUX, MAISONS D'ALIÉNÉS, ÉTABLISSEMENTS DE BIENFAISANCE, CASERNES, ARSENAUX, PRISONS, DÉPOTS DE MENDICITÉ, ASILES, ETC.

CHAPITRE VIII

QUESTIONS RELATIVES AUX ENFANTS TROUVÉS.

CHAPITRE IX

QUALITÉS DES ALIMENTS, BOISSONS, CONDIMENTS ET MÉDICAMENTS LIVRÉS AU COMMERCE.

CHAPITRE X

CHAPITRE XI

DEMANDES EN AUTORISATION, TRANSLATION OU RÉVOCATION DES ÉTABLISSEMENTS DANGEREUX, INSALUBRES OU INCOMMODES.

CHAPITRE XII

GRANDS TRAVAUX D'UTILITÉ PUBLIQUE, CONSTRUCTIONS D'ÉDIFICES, ÉCOLES, PRISONS, CASERNES, PORTS, CANAUX, FONTAINES, HALLES, ÉTABLISSEMENT DES MARCHÉS, ROUTOIRS, ÉGOUTS, CIMETIÈRES, ETC., SOUS LE RAPPORT DE L'HYGIÈNE PUBLIQUE.

TABLE ALPHABÉTIQUE DES MATIÈRES

A

B

C

D

E

F

H

I

L

M

Q

R

S

T

Manuel pratique de l'insp...
Répertoire général des attribu...
... d'inspection, etc., par ...

... de pharmacie ga...
l'École supérieure de ...
figures intercalées ...
...né.........

...), profess...
...ment de ...
...res du ...
...tion p...
...on. 1 be...
DE LA ...
...stituteu...
...tion. 1 vol. in...
...T, président ...
...c. Manuel ...
... 1874. Broché, ...
élémentaire ...
...UTEAU, 1re pa...
...ures intercalées ...
...ment du l...
...ratique, par ...
...llège de Lon...
... vol. in-12 av...
...nalyse q...
...la flamme, ...
...ue de Buda-P...
...anche. 1877. ...
... l'analyse chi...
... et des étudiants ...
..., etc. Ouvrage trad...
... WALTER. 1 vol. petit ...
... des herb...
... aux ...
... plantes ...
... lieues autour de ...
... champ...
... corps des ...

...fesseur ...
...G. DARIN, ...
... in-12 ...

...CORBEIL...

www.ingramcontent.com/pod-product-compliance
Ingram Content Group UK Ltd.
Pitfield, Milton Keynes, MK11 3LW, UK
UKHW012141240726
13966UKWH00001B/96